帕金森病相关古代文献

主 编 雒晓东 郑春叶

中医古籍出版社

图书在版编目（CIP）数据

帕金森病相关古代文献/雒晓东，郑春叶主编.—北京：中医古籍出版社，2016.1
ISBN 978 - 7 - 5152 - 1105 - 3

Ⅰ.①帕… Ⅱ.①雒… ②郑… Ⅲ.①帕金森综合征 - 中国医药学 - 文献 - 汇编 - 中国 - 古代 Ⅳ.①R277.725

中国版本图书馆 CIP 数据核字（2015）第 287444 号

帕金森病相关古代文献

雒晓东 郑春叶 主编

责任编辑 黄 鑫

封面设计 韩博玥

出版发行 中医古籍出版社

社 址 北京东直门内南小街 16 号（100700）

印 刷 三河市德辉印刷有限公司

开 本 880mm×1230mm 1/32

印 张 14 印张

字 数 310 千字

版 次 2016 年 1 月第 1 版 2016 年 1 月第 1 次印刷

印 数 0001～2000 册

书 号 ISBN 978 - 7 - 5152 - 1105 - 3

定 价 30.00 元

前　言

　　帕金森病属疑难病证，目前尚不能治愈，也不能够完全控制进展，西医能在一定程度上控制症状，但均需终身服药，药物的副作用也难以避免；中医自古以来无此病名，可大致对应中医的颤、震、抖、拘、痉、挛等病证范畴。目前，早期帕金森病和帕金森病的非运动症状是中医治疗的优势，中晚期则要中西医结合治疗才能取得较好疗效，但也不能治愈此病。

　　我们对帕金森病进行了十余年的临床探索，除了每年诊治2000例以上的帕金森病患者，还查阅了自《黄帝内经》以来的上万本中医古籍文献，将历代医家对帕金森病相关的中医各种认识和治疗手段加以整理，并将文献中与帕金森病相关的症状，如颤、震、振、摇、痉、拘、挛、瘛等相关的并内容予以摘录，然后按病名、病因、病机、诊断、治则、治法、方药、验方、其他疗法、预防调护和预防转归等方面进行了梳理并汇编成书，愿为广大中西医帕金森病临床和科研工作者，也为对此感兴趣的帕金森病患者及家属提供借鉴。

雒晓东

目　录

一、病名

（一）颤

1.《黄帝内经》西汉·作者不详

（1）头重高摇之，谓力弱不胜而颤掉也。

（2）掉，颤摇也。眩，旋转也。巅，顶巅也。风木太过，故其为病如此。

（3）掉为颤掉，眩为眩运，风淫所致也。

2.《难经》先秦·作者不详

则其形病者，气息短促，形体颤摇。

3.《圣济总录》北宋·赵佶

论曰：肺为华盖，……语言用力，颤掉缓弱，少气不足，咽中干，无津液，虚寒乏气，恐怖不乐，咳嗽及喘，鼻有清涕，皮毛焦枯，诊其脉沉缓，此是肺虚之候，虚则宜补也。

4.《三因极一病证方论》宋·陈言

风颤者，以风入于肝脏经络，上气不守正位，故使头招摇，而手足颤掉也。

5.《丹溪手镜》元·朱丹溪

肺虚语嘶，用力掉颤，少气不足，咽中干，无津液，咳喘鼻流清涕，恐怖耳聋。脉沉缓。

6.《医述》元·程杏轩

颤振，有谓作诸禁鼓栗者，非也。诸禁鼓栗，乃斗牙战

摇，似寒而实热也。颤振乃兼木气而言，惟手足肘前战动，外无凛栗之状。（孙一奎）

7.《普济方》明·朱橚、滕硕、刘醇等

（1）风颤者，以风入肝藏，经络之气不守正位，故使头招摇而手足颤掉也。

（2）又嘘吸颤掉，语声嘶塞，身体沉重，四肢痿弱，其脉浮数，皆肺中风之故也。

8.《医学纲目》明·楼英

（1）风颤者，以风入于肝脏经络，上气不守正位，故使头招面摇，手足颤掉也。

（2）颤，摇也。振，动也。风火相乘，动摇之象，比之瘛疭，其势为缓。《内经》云：诸风掉眩，皆属于肝。掉即颤振之谓也。

9.《济阳纲目》明·武之望

楼氏曰：颤，摇也。振，动也。风火相乘，动摇之象，比之瘛疭，其势力缓。《内经》云：诸风掉眩，皆属于肝。掉即颤振之谓也。……纲目云：颤振与瘛疭相类，但瘛疭则手足牵引，而或伸或屈，颤振则但颤动，而不伸屈也。

10.《古今医统大全》明·徐春甫

颤振与瘛疭相类，但瘛疭则手足牵引而或屈或伸；颤振则但战栗眴动而不屈伸是也。

11.《冯氏锦囊秘录》清·冯兆张

颤振者，非寒禁鼓栗，乃木火上盛，肾阴不充，下虚上实，实为痰火，虚为肾亏，法则清上补下。

12.《金匮翼》清·尤怡

颤振，手足动摇，不能自主，乃肝之病，风之象，而脾受

之也。

13.《医碥》清·何梦瑶

颤，摇也；振，战动也。亦风火摇撼之象，由水虚而然。

14.《奉时旨要》清·江涵暾

《经》云：诸风掉眩，皆属于肝。若寒气客于皮肤，阴气盛，阳气虚，则为颤振。

15.《张氏医通》清·张璐

振乃阴气争胜，故为战。栗则阳气不复，故为颤。骨者髓之府，不能久立，行则振掉，骨将惫矣。颤振与瘛疭相类。瘛疭则手足牵引，而或伸或屈。颤振则但振动而不屈也。亦有头动而手不动者，盖木盛则生风生火，上冲于头，故头为颤振。

16.《杂病广要》日本·丹波元坚

（1）颤振者，人病手足摇动，如抖擞之状，筋脉约束不住而莫能任持，风之象也。

（2）颤振与瘛疭相类，但瘛疭则手足牵引而或屈或伸，颤振则但战动而不屈伸也。

（二）瘛

1.《普济方》明·朱橚、滕硕、刘醇等

瘛则急而缩，疭则缓而伸，病至于瘛疭。

2.《证治准绳·伤寒》明·王肯堂

瘛者筋急而缩也；疭者筋缓而伸也；或伸缩而不止者瘛疭也，俗谓之搐搦，乃风热甚之病。

3. 《类经》明·张景岳

（1）诸热瞀瘛，皆属于火。（瞀，昏闷也。瘛，抽掣也。邪热伤神则瞀，亢阳伤血则瘛，故皆属于火。然岁火不及，则民病两臂内痛，郁冒朦昧；岁水太过，则民病身热烦心躁悸，渴而妄冒。此义火之所以有虚实也。瞀，茂、务二音。瘛音翅。）

（2）弗治，肾传之心，病筋脉相引而急，病名曰瘛，当此之时，可灸可药。弗治，满十日法当死。（肾邪克火则传于心，心主血脉，心病则血燥，血燥则筋脉相引而急，手足挛掣，病名曰瘛。邪气至心，其病已极，此而弗治，故不出十日当死。瘛音翅。）

（3）厥阴在泉，客胜则大关节不利，内为痉强拘瘛，外为不便；主胜则筋骨繇并，腰腹时痛。

4. 《内经知要》明·李中梓

诸热瞀瘛，皆属于火（昏闷曰瞀，抽掣曰瘛，邪热伤神则瞀，亢阳伤血则瘛，虽皆属火，亦有虚实之分。）

5. 《素问吴注》明·吴昆

头摇谓之掉，肢动谓之瘛。此风木之证也。土位之下，风气承之，故掉瘛尤甚。

6. 《医学问对》清·高鼎汾

瘛者，蠕动引缩之谓，后人所谓抽掣搐搦，古人所谓瘛也。

7. 《医宗必读》明·李中梓

热极生风，风主动，故瘛疭。瘛则筋急而缩，疭则筋缓而伸，或缩或伸，动而不定。

8. 《类经》明·张景岳

（1）心脉满大，痫瘛筋挛。（心脉满大，火有余也。心主血脉，火盛则血涸，故痫瘛而筋挛。痫音闲，癫痫也。瘛音炽，抽搐也。挛音恋，拘挛也。下同。）肝脉小急，痫瘛筋挛。……痫瘛筋挛，病一也……。

（2）脾病者，身重，善肌肉痿，足不收，行善瘛，脚下痛；……脾主四肢，故足不收、行善瘛。瘛者，手足掉掣也。脾脉起于足大趾，过核骨以上内踝，故为脚下痛。痿，威、蕤二音。瘛，翅、系、寄三音。

（3）病在此者主痫瘛及痉，（痫，癫痫也。瘛，牵急也。痉，坚强反张尤甚于瘛者也。足少阴为天一之经，真阴受伤，故为此病。瘛音炽。痉音敬。）

9. 《药鉴》明·杜文燮

（1）瘛，动也。惕跳动瘛，火之体也。惊属心，而脉亦心所主也。

（2）瞤瘛者，惕跳动也。火主动，况脉乃心火之所养也。

10. 《伤寒括要》明·李中梓

瘛者筋脉急而缩，纵者筋脉缓而申，一申一缩，手足牵引搐搦，风主动摇故也……日久瘛疭。（此虚极生风小续命汤加减）不因汗下瘛疭。

11. 《古今医统大全》明·徐春甫

（1）《原病式》云：瘛，动也。惕跳动瘛，火之体也。又云；瞤瘛惕跳，动也。……成无己云：瘛者，筋脉急也；疭者，筋脉缓也。急者，则引而缩；缓者，则疭而伸。或缩，或伸，动而不止者，名曰瘛疭。俗谓搐搦者是也。

（2）心脉急甚为瘛疭。脾脉急甚为瘛疭。……《脉经》

曰：寒热瘈疭，其脉代绝者，死。

12.《赤水玄珠》明·孙一奎

生生子曰：瘈，缩也；疭，伸也。伸缩不止，手如拽锯搐之类也。汗多不止为虚，无汗能食为实。

13.《灵素节注类编》清·章楠

（1）微涩者，气血皆伤，筋失荣养，为瘈疭，为拘挛，而筋痹也。

（2）脾主四肢，其脉急甚，肝邪盛而犯脾，风动而四肢抽掣，为瘈疭也。

14.《医经原旨》清·薛雪

（1）瘈者，筋之急也。疭者，筋之缓也。

（2）心脉满大，痫瘈筋挛。（心脉满大，火有余也。心主血，脉火盛则血涸，故痫瘈而筋挛。……瘈，抽搐也。挛，拘挛也。）肝脉小急，痫瘈筋挛。（肝藏血，小为血不足，急为邪有余，故为是病。夫痫瘈筋挛，病一也，而心肝二经皆有之，一以内热，一以风寒，寒热不同，血衰一也，故同有是病。）

15.《黄帝素问直解》清·高士宗

（1）热伤血分，则血溢，血不荣筋，则内为瘈疭。

（2）痉强拘瘈，筋不和于内也；不便，乃举止不快，筋不和于外也。……筋骨摇并，犹之内为痉强拘瘈也；腰腹时痛，犹之外为不便也。

（3）脉者心之所主，心者神之所居，心脉满大，则神机不利，故痫瘈惊挛，神气不通于心包则痫，神气不行于骨节则瘈，痫则筋挛于内，瘈则筋挛于外也。

（4）肝脉小急，则血不充身，故亦痫瘈筋挛，是知痫瘈

6

筋挛之病，有因神气之内虚，有因肝血之不足矣。

16.《内经评文》清·周学海

脾脉急甚，为瘛疭。

17.《辨脉平脉章句》清·周学海

阳脉浮阴脉弱者，则血虚，血虚则筋急也。《脉经》作筋惕，即瘛掣是也。

18.《伤寒论纲目》清·沈金鳌

（1）夫瘛疭者，一伸一缩，手足相引，搐搦不已，大抵与婴儿发搐相似。古人以此症多属于风，风主动摇也，风火相扇，则为瘛疭也。

（2）瘛者筋脉急也，疭者筋脉缓也，急则引而缩，缓则纵而伸。或缩或伸，动而不止者，名曰瘛疭。……内经以瘛为契合之契，疭为放纵之纵，以急为瘛，以缓为疭，理至明矣。瘛疭者，风疾也。……伤寒瘛疭者，邪实气极也，热盛则风抟并经络，风主动，故四肢瘛疭而不宁也。风湿被火而瘛疭，言热气之剧盛也。伤寒至于发瘛疭。

19.《松峰说疫》清·刘奎

筋急而缩为瘛；筋缓而伸为疭；或缩或伸而不止者，为瘛疭……亦有嘴眼歪邪，角弓反张，有类于发痉与中风者，皆瘛疭之类。

20.《素问识》日本·丹波元坚

（1）瘛，作痸，……瘛，音炽，抽搐也。疭，音恋，拘挛也。……神气不行于骨节则瘛。痫则筋挛于内，瘛则筋挛于外也。简按：下文云，二阴急为痫厥，通评虚实论云，刺痫惊脉五。灵经筋篇云，痫瘛及痉。……《玉机真脏论》云，筋脉相引而急，病名曰瘛。王注：筋脉受热，而自跳掣，故名曰瘛。《灵枢·邪气脏腑病形篇》云，心脉急甚者，为瘛疭。肝脉微涩，为瘛挛筋痹。

（2）瘛　熊音。尺世反。瘈同。（详义。见《诊要经终篇》。）马云，音异。后世作瘈。吴云，心主血脉，心病则血燥，血燥则筋脉相引而急，手足拘挛，病名曰瘛。

（三）痓

1.《诸病源候论》隋·巢元方

（1）痓之为病，身热足寒，项颈强，恶寒，时头热，面目热，摇头，卒口噤，背直身体反张是也。此由肺移热于肾，传而为痓。痓有刚柔，太阳病，发热无汗，而反恶寒，为刚痓；发热汗出而恶寒，为柔痓。诊其脉沉细，此为痓也。

（2）风痓者，口噤不开，背强而直，如发痫之状。其重者，耳中策策痛；卒然身体痓直者，死也。由风邪伤于太阳经，复遇寒湿，则发痓也。

2.《伤寒括要》明·李中梓

痓症独摇头，卒口噤，项强。（小续命汤）结胸项强，如柔痓状，下之则和。（大陷胸丸）……风痓则独摇头，心绝则头摇。

3.《伤寒论条辨》明·方有执

（1）素问曰：诸痓项强，皆属于湿。

（2）金匮曰：太阳病，发汗太多因致痓。

（3）千金曰：太阳中风，重感于寒湿则变痓也。

4.《医学问对》清·高鼎汾

痓者，强直之谓。后人所谓角弓反张，古人所谓痓也。瘛者，蠕动引缩之谓，后人所谓抽掣搐搦，古人所谓瘛也。

5.《伤寒论注》清·柯琴

（1）太阳病，发汗太多，因致痉。脉沉而细，身热足寒，头项强急，恶寒，时头热面赤，目脉赤，独头面摇，卒口噤，背反张者，痉病也。

（2）太阳病，发热无汗，反恶寒者，名曰刚痉；太阳病，发热汗出，不恶寒者，名曰柔痉。

6.《灵素节注类编》清·章楠

阳郁化火而上炎，乃发喉痹嗌肿，津液不输，则筋脉燥急而痉，痓即痉也。

7.《素问悬解》清·黄元御

厥阴在泉，客胜则大关节不利，内为痉强拘瘛，外为不便，主胜则筋骨繇并，腰腹时痛。

8.《伤寒论纲目》清·沈金鳌

仲景曰：太阳病，发汗太多，因致痉，脉沉而细，身热足寒，头项强急，恶寒，时头热，面赤，目脉赤，独头面摇，卒口噤，背反张者，痉病也。

9.《伤寒贯珠集》清·尤怡

痉为风强病，而筋脉受之。故口噤，头项强，背反张，脉强直。经云：诸暴强直，皆属于风也。

10.《金匮悬解》清·黄元御

（1）太阳病，发热汗出，而不恶寒者，名曰柔痉。太阳病，发热汗出，而不恶寒者，风伤卫也。风性柔和，故名柔痉。

（2）太阳病，发热无汗，反恶寒者，名曰刚痉。太阳病，发热无汗，反恶寒者，寒伤营也。寒性刚急，故名刚痉。

（3）太阳病，发汗太多，因致痉。太阳病，发汗太多，亡其津血，筋脉失养，感于风寒，因成痉病。

（4）疮家，虽身疼痛，不可发汗，汗出则痉。疮家脓血失亡，筋脉不荣，虽感风寒，不可发汗。汗出血枯，筋脉焦缩，则成痉病。

（5）夫风病，下之则痉。复发汗，必拘急。风病木枯血燥，下之津血内亡，则成痉病。复发其汗，津血外亡，必苦拘急。

（6）病者身热足寒，颈项强急，恶寒，时头热，面赤，目赤，独头动摇，卒口噤，背反张者，痉病也。……身热足寒，颈项强急，恶寒头热，面赤目赤，头摇口噤，脊背反张者，是痉病也。……《素问·诊要经终论》：太阳之脉，其终也，戴眼，反折，瘛疭（瘛，急。疭，缓），即痉病之谓也。

11.《类证治裁》清·林佩琴

痉症，体劲直而背反张，病在筋也。筋者血之所荣，伤于邪则成痉。

（四）拘

1.《类经》明·张景岳

（1）诸转反戾，转筋拘挛也。

（2）因于湿，首如裹，湿热不攘，大筋緛短，小筋弛长，緛短为拘，弛长为痿。

（3）……緛短故拘挛不伸，弛长故痿弱无力。

（4）……其气敛，其用聚，（木兼金也，收气胜也。）其动緛戾拘缓，（緛，缩短也。戾，斜曲也。拘，拘急也。缓，不收也。皆厥阴不及之病。緛音软。戾音利。）

2.《素问吴注》明·吴昆

风胜则拘挛，寒胜则缩急，故身体牵拘，足不能伸而令尻以代踵，头不能举而令脊以代头。

3.《症因脉治》明·秦景明

（1）素无筋骨挛缩之候，一旦恶寒身痛，手足拘挛，不能转侧，此外感寒湿筋挛之症也。

（2）或一处麻痹不仁，或四肢手足不举，或半身不能转侧，或湿变为热，热变为燥，收引拘挛作痛，蜷缩难伸，名曰着痹，此湿痹之症也。

4.《叶氏医效秘传》清·叶天士

拘急者，手足屈伸不便，如踡卧恶风之貌。以四肢乃诸阳之本，因发汗亡阳，阳虚而有此症也。

5.《灵素节注类编》清·章楠

经云：液脱者，骨属屈伸不利，故肢节必当拘挛也。

6.《医经原旨》清·薛雪

诸寒收引，皆属于肾；（收，敛也。引，急也。肾属水，其化寒。凡阳气不达则荣卫凝聚，形体拘挛，皆收引之谓。如太阳之胜为筋肉拘苛，血脉凝泣。岁水太过为阴厥，为上下中寒。水之实也；岁水不及为足痿清厥，涸流之纪，其病癃闭，水之虚也。水之虚实，皆本于肾。）

（五）挛

1.《黄帝内经太素》隋·杨上善

（1）缩而挛筋，两胁骨举，（肝足厥阴脉环阴器，故魂肝伤宗筋缩也。肝又主诸筋，故挛也。肝在两胁，故肝病两胁骨举也。平按：缩上《灵枢》有阴字，骨举《灵枢》作骨不举。《甲乙》作令人阴缩而筋挛两胁肋骨不举。）

（2）心脉满大，痫瘛筋挛。……肝脉小急，痫瘛筋挛。（小则阴阳二气不足，急即为寒，是为虚寒热乘为痫，及寒为筋挛。）

（3）三经者，不得相失，搏而勿传，命曰一阳。（惟有太阳关者，则真气行止留滞、骨摇动也。惟有阳明阖者，则肉节败、骨动摇也。）

（4）枢折则骨繇而不安于地，故骨繇者取之少阳，视有余不足。……骨繇者，节缓而不收。所谓骨繇者，摇也，当窍其本。

2. 《普济方》明·朱橚、滕硕、刘醇等

风颤者，以风入肝藏，经络之气不守正位，故使头招摇而手足颤掉也。

3. 《景岳全书》明·张景岳

凡非风口眼歪斜，半身不遂，及四肢无力，掉摇拘挛之属，皆筋骨之病也。

4. 《类经》明·张景岳

（1）挛，急也。……寒多则血脉凝涩，故为筋挛骨痛。

（2）诸寒收引，皆属于肾。（收，敛也。引，急也。肾属水，其化寒，凡阳气不达，则营卫凝聚，形体拘挛，皆收引之谓。）

（3）繎短故拘挛不伸，弛长故痿弱无力。攘，如羊切。繎音软，缩也。弛音矢，废弛也。

（4）屈而不伸者，筋之拘挛也，故治当守筋，不可误求于骨。伸而不屈者，骨之废弛也，故治当守骨，不可误求于筋也。

（5）帝曰：愿闻病机何如？岐伯曰：诸风掉眩，皆属于肝。（风类不一，故曰诸风。掉，摇也。眩，运也。风主动摇，木之化也，其病摇动注恐，（摇动者，筋之病。注：恐者，肝胆之病。）

（六）振

1.《伤寒明理论》金·成无己

振者森然若寒，耸然振动者是也。伤寒振者，皆责其虚寒也。至于欲汗之时，其人必虚，必蒸蒸而振，却发热汗出而解。振近战也，而轻者为振矣，战为正与邪争，争则为鼓栗而战。振但虚而不至争，故止耸动而振也。下后复发汗振寒者，谓其表里俱虚也。亡血家发汗，则寒栗而振者，谓其血气俱虚也。诸如此者，止于振耸尔。其振振欲擗地者，有身为振振摇者。

2.《阴证略例》元·王好古

手足振摇者，为元气无主持也。

3.《普济方》明·朱橚、滕硕、刘醇等

伤寒振者，森然若寒，耸然振动者是也。伤寒振者，皆责其虚也。至于欲汗之时，其人本虚，必蒸蒸而振，却发热汗出而解。振近于战，而轻者为振，战为正与邪争，争则为鼓栗而战，振但虚而不与争，故止耸动而振也。下后复发汗，必振寒者，为其表里俱虚也。亡血家发汗则寒栗而振者，为其血气俱虚也。诸如此，止于振耸耳。其振振欲擗地者，及身为振振摇者，二者皆发汗过多亡阳，经虚不能自主持，故身为振摇也，

又非若振栗之比。

4.《类经》明·张景岳

（1）风胜则动，（风胜者，为振掉摇动之病，即医和云风淫末疾之类。）

（2）骨者髓之府，不能久立，行则振掉，骨将惫矣。

（3）阳明司天，燥气下临，肝气上从，苍起木用而立，……掉振鼓栗，筋痿不能久立。

5.《黄帝素问直解》清·高士宗

（1）骨者髓之府，不能久立，行则振掉，骨将惫矣。得强则生，失强则死。

（2）髓藏骨内，故骨者髓之府。若不能久立，行则振掉，则精髓内枯，而骨将惫矣。

（3）掉振鼓栗，筋痿不能久立。

6.《医宗金鉴》清·吴谦

（1）掉摇振动，筋痿无力

（2）振掉，眩晕，腹满肠鸣，完谷不化之泻，体重食减，肌肉痿瘦，皆其证也。

7.《伤寒指掌》清·吴坤安

振，亦耸动，比战稍轻也。栗，心内发抖也。振轻而战重，战外而栗内也。……振则一身振摇。……振为正气衰，衰则不能争，故止于振耸耳。……振为正气虚弱，不能与邪相争，故不作战而但振摇耳。栗为正气虚弱，邪气正盛，正虚不能胜邪，故不能外战而内栗也。总之，正胜邪衰，则战而邪达。振则正气虚，而邪气亦不盛，故不作战，而但振摇。

8.《金匮玉函经二注》清·周扬俊

膈上病痰满喘咳吐，发则寒热，背痛腰疼，目泣自出。其人振振身瞤剧，必伏饮。

（七）震

1.《本草纲目》明·李时珍

夫震者动也，人感之生足少阳甲胆，是属风木，为生化万物之根蒂。

2.《类证治裁》清·林佩琴

风依于木，木郁则化风，为眩，为晕，为舌麻，为耳鸣，为痉，为痹，为类中，皆肝风震动也。

二、病因病机

（一）五运六气阴阳学说

1.《类经》明·张景岳

（1）阳和布化，阴气乃随，（木火相生，则阳和布化。阳气日进，则阴气日退。乃随，犹言乃后也。）生气淳化，万物以荣。（木气有余，故能淳化以荣万物。）其化生，其气美，（生，发生。美，芳美也。）其政散，（布散和气，风之象也。）其令条舒，（条舒，顺气化而修长畅达也。）其动掉眩巅疾，（掉，颤摇也。眩，旋转也。巅，顶巅也。风木太过，故其为病如此。掉，提料切。）

（2）厥阴之复，少腹坚满，里急暴痛，偃木飞沙，倮虫不荣，厥心痛汗发，呕吐，饮食不入，入而复出，筋骨掉眩清厥，甚则入脾，食痹而吐。（厥阴风木之复，内应肝气。少腹坚满，肝邪实也。里急暴痛，肝主筋膜，其气急也。偃木飞沙，风之甚也。倮虫不荣，木制土也。厥心痛汗发，肝邪乘胃，上凌于心而阳气泄也。饮食不入，入而复出，脾受肝伤也。掉为颤掉，眩为眩运，风淫所致也。风之甚者，必兼承制之化，故手足清冷而厥也。食痹者，食入不化，入则痹痛呕汁，必吐出乃已也。）

2.《华佗神方》汉·华佗

谓人之心肺二经起于手，脾肾肝三经起于足，手则清邪中之，足则浊邪中之，人身之苦者手足耳，而足则最重艰苦，故风寒暑湿之气，多中于足，以此脚气病多也。然而得之也以渐，始误于不明。医家不视为脚气，而目为别疾，治疗不明，因循至大，身居厄矣。本从微起，渐成巨候，流入脏腑，伤于四肢，头项腹背未甚，终不能知觉也。时因地而作，或如伤寒，或如中暑，或腹背疼痛，或肢节不仁，或语言错乱，或精神昏昧，或时喘乏，或暴盲聋，或饮食不入，或脏腑不通，或挛急不遂，或舒缓不收，或口眼牵搐，或手足颤震，种种多状，莫有达者。故使愚俗束手受病，死无告疗。仁者见之，岂不伤哉？今始述本末，略示后学。如醉入房中，饱眠露下，当风取凉，对月贪欢，沐浴未干而熟睡，房室才罢而冲风，久立于低湿，久伫于水湿，冒雨而行，清寒而寝，劳伤汗出，食欲悲生，犯诸所禁，因成疾矣。其于不正之气，中于上则害于头目，害于中则蛊于心腹，形于下则失于腰脚，及于旁则妨于肢节，千状万证，皆属气脚。起于脚膝，乃谓脚气也。形候脉理，亦在详明。

3. 《黄帝内经太素》唐·杨上善

（1）因于湿，首如裹，湿热不攘，大筋濡短，小筋施长，施长者为痿。（如，而也。攘，除也。人有病热，用水湿头而以物裹人，望除其热，是则大筋得寒湿缩，小筋得热缓长。施，缓也，绝尔反。筋之缓疭，四肢不收，故为痿也。平按：《素问》裹下有湿热不三字，濡作緛，施作弛，小筋施长下有緛短为拘四字，为痿上无者字。）

（2）其留于筋骨之间，寒多则筋挛骨痛，热多则筋弛骨消，肉烁腘破，毛直而败矣。（循经入于筋骨之间，留而不去。寒邪不去则为二病：筋挛拘急，一也；骨乃疼痛，二也。）

（3）寒则目纲上下拘急，故开不得合也。

（4）虽寒至骨，二阳犹胜，故不觉寒慄，遂为骨痹之病，是人当为骨节拘挛也。一本挛为变，人有此病，必节操变改也。

（5）外邪入身为病也，初着皮毛，能开腠理也。（平按：泝《甲乙经》作淅。）其入于络也，则络脉盛色变；（能令络盛色变也。）其入客于经也，则减虚乃陷下；（减气为虚，乃血少脉陷也。平按：减《素问》作感，《道藏》本作盛，《甲乙经》亦作盛。）其留于筋骨之间，寒多则筋挛骨痛，热多则筋弛骨消，肉烁腘破，毛直而败矣。（循经入于筋骨之间，留而不去。寒邪不去则为二病：筋挛拘急，一也；骨乃疼痛，二也。）

（6）黄帝问曰：诸痈肿筋挛骨痛，此皆安生？（因于痈肿，有此二病，故请所生。平按：生《甲乙》作在，袁刻作主。）岐伯曰：此寒气之肿也，八风之变也。曰：治之奈何？曰：此四时之病也，以其胜，治其输。（筋骨是阴，加以寒气，故为寒肿也。此乃四时八正虚风变所为也，引其所胜克之则愈也。平按：治其输《素问》作治之愈也。《甲乙》输作俞。）

（7）问曰：人有身寒，汤火不能热也，厚衣不能温也，然不冻慄，此为何病？（人身体冷而不觉寒，其病难知，故须问也。平按：《素问》热温下均无也字，此为作是为，《甲乙》同。）答曰：是人者，素肾气胜，以水为事，太阳气衰，肾脂枯不长，一水不能胜两火，肾者水也而主骨，故肾不生则髓不能满，故寒甚至骨。（素，先也。其人肾气先胜，足太阳肾腑又衰，肾脂枯竭，不能润长，以其一肾脏腑之水，与心肝二阳同在一身，为阳所击，一水不胜二阳，故反为寒，至于骨髓，衣火不能温也。平按：而主骨《素问》作而生于骨。）所以不能冻慄者，肝一阳也，心二阳也，肾孤脏也，一水不能胜上二火，故不能冻慄者，病名曰骨痹，是人当挛节。（虽寒至骨，二阳犹胜，故不觉寒慄，遂为骨痹之病，是人当为骨节拘挛也。一本挛为变，人有此病，必节操变改也。平按：上二火《甲乙》作上下火，《素问》无上字。）

4.《圣济总录》宋·赵佶

论曰风注者，由体虚风邪之气，客于营卫，邪气行游，连滞停住，故名风注，其状皮肉掣振，痛无常处，一年之后，则有头发堕落，颈项掣痛，骨拉解鸣，目疼鼻酸牙䘌之证，又十二风所注不同，温风所注，头痛欲解发，汗风所注，头痛体热，骨节两强，柔风所注，游肿在腹，或在手脚，水风所注，唉食，眠卧汗出，九风所注，脑转肉裂，目系痛，恶闻人声，绝风所注，暴倒仆，口有白沫，癫风所注，被发狂走，遇物击破，狂风所注，叫呼骂詈，独语谈笑，寄风所注，口噤面㖞，四肢不遂，纠风所注，体生疮，眉毛堕落，蛅风所注，瘤痹如蛅蟊疮，或痒或痛，罩风所注，举身战动，或鼻塞，其状虽异，其为邪气停注则一也。

5.《太平圣惠方》北宋·王怀隐等

夫刀箭所伤，针疮灸烙，蹉折筋骨，痈肿疮痍，或新有损伤，或久患疮口未合，不能畏慎，触冒风寒，毒气风邪从外所中，始则伤于血脉，又则攻于脏腑。致身体强直，口噤不开，筋脉拘挛，四肢颤掉，骨髓疼痛，面目㖞斜。如此之间，便致难救，此皆损伤之处，中于风邪，故名破伤风也。

6.《伤寒直格》金·刘完素

夫土主湿，黪云雨而安静，雨湿极甚则飘骤散落，是反兼风水制其土湿也。故经言痉为湿极，而反似风强病也。木主生荣而王于春，其气湿，其本风，风大则反凉而毁折，是兼金化制其本也。故风病过极，则中外燥涩，皮肤皲揭，反气运行之燥涩而筋脉瘛缓，是反兼金化也。金主于秋而属于阴，其气凉，凉极则天气清明，而万物反燥，燥物莫若火，是金极反兼火化制之也。故为病血液衰少，燥金之化极甚，则反热也，燥物莫若火，夏月火盛热极，甚则天气曛昧而万物反润，以出水液，林木流津，及体热极而反出汗液，以火炼金，热极而反化为水，是火极而反兼水化制之也。

7.《本草纲目》明·李时珍

（1）酒中饮冷水，成手颤。

（2）风寒之邪，结搏于皮肤之间，滞于经络之内，留而不去，或发痛注麻痹、肿痒拘挛，皆可汗而出之。痰饮宿食在胸膈为诸病，皆可涌而出之。寒湿固冷火热客下焦发为诸病，皆可泄而出之。吐中有汗，下中有补。《经》云：知其要者，一言而终，是之谓也。

8.《理虚元鉴》明·汪绮石

寒从足起，风从肩俞、眉际而入。病者常护此二处，则风寒之乘于不意者少矣。其间有最紧要者，每当时气不佳之际，若肩背经络之间，觉有些少淅沥恶寒，肢节酸软拘束，周身振颤，立身不定光景，即刻断食一周；其稍重者，略散以煎剂，自脱然而愈。若时气初染，不自觉察，再加以饮食斗凑，经邪传里，轻者蒸灼几日，重者恒致大害。

9.《类经》明·张介宾

（1）火伤筋则瘛疭抽掣，火伤骨则骨痛难支，火伏于节则节乃有动，火在肠胃则注下，火在少阳则温疟，火实于腹则腹暴痛，火入血分则血溢流注，火烁阴分则精液乃少，火入肝则目赤，火入心则心热，火炎上焦则督闷，火郁膻中则懊憹。

（2）诸痉项强，皆属于湿。（痉，风强病也。项为足之太阳，湿兼风化而侵寒水之经，湿之极也。然太阳所至为屈伸不利，太阳之复为腰脽反痛、屈伸不便者，是又为寒水反胜之虚邪矣。痉音敬。）

（3）诸暴强直，皆属于风。（暴，猝也。强直，筋病强劲不柔和也。肝主筋，其化风，风气有余，如木郁之发，善暴僵仆之类，肝邪实也。风气不足，如委和之纪，其动缓戾拘缓之类，肝气虚也。此皆肝木本气之化，故曰属风，非外来虚风八风之谓。凡诸病风而筋为强急者，正以风位之下，金气乘之，燥逐风生，其燥益甚。治宜补阴以制阳，养营以润燥，故曰治风先治血，血行风自灭，此最善之法也。设误认为外感之邪，而用疏风愈风等剂，则益燥其燥，非惟不能去风，而适所以致风矣。）

（4）诸转反戾，水液浑浊，皆属于热。（诸转反戾，转筋拘挛也。水液，小便也。河间曰：热气燥烁于筋则挛瘛为痛，火主燔灼燥动故也。）

（5）体若燔炭，汗出而散。（此言暑之阴者也，故体热若燔炭，必须汗出，邪乃得散。如《热病篇》曰：暑当与汗皆出，勿止。此之谓也。但感而即病，则伤寒也。若不即病，至秋而发，则如《阴阳应象大论》曰：夏伤于暑，秋必痎疟。《金匮真言论》曰：夏暑汗不出者，秋成风疟。皆由此耳。愚按：洁古曰：静而得之为中暑，动而得之为中热；中暑者阴证，中热者阳证。东垣曰：避暑热于深堂大厦得之者，名曰中暑，其病必头痛恶寒，身形拘急，肢节疼痛而烦心，肌肤火热无汗，此为房室之阴寒所遏，使周身阳气不得伸越也。若行人或农夫于日中劳役得者，名曰中热，其病必苦头痛发躁热恶热，扪之肌肤大热，必大渴引饮，汗大泄，无气以动，乃为天热外伤肺气也。观此二证，一中于热，一中于寒，皆谓之暑；但治寒宜散，必汗出而解，治热宜凉，必热清而愈。然夏月浮阳在外，伏阴在内，若人以饮食情欲伤其内，或冒暑贪凉劳役过度伤其外，及元气素虚之辈，最易患此，如《刺法论》曰气虚身热，得之伤暑者是也。治此者，又当以调补元气为主，然后察其寒热而佐以解暑之剂。若果为阴寒所中，则附子姜桂，先哲每多用之，不可因炎热在外，而忽舍时从证之良法也。)

（6）委和之纪，是谓胜生，（此下详言不及之纪也。木气不及，是谓委和。凡丁壬皆属木运，而丁木阴柔，乃为不及。故于六丁之岁，生气不政，收气胜之，是曰胜生。）生气不政，化气乃扬，（木气衰，土气无制也。）长气自平，收令乃早，（火无所生，故长气自平，木衰金胜，故收气乃早。）凉雨时降，风云并兴，（凉为金化，风为木化，云雨皆为湿化，此以木不及，故兼土金之化也。）草木晚荣，苍干凋落，（木不及，故草木晚荣。金胜之，故苍干凋落。）物秀而实，肤肉内充。（生气虽晚，化气速成故也。）其气敛，其用聚，（木兼金也，收气胜也。）其动緛戾拘缓，（緛，缩短也。戾，斜曲也。拘，拘急也。缓，不收也。皆厥阴不及之病。緛音软。戾音利。）

（7）民病寒湿，腹满身膜愤，胕肿痞逆，寒厥拘急。（皆寒湿所化之病。膜愤，胀满也。膜，昌真切。）湿寒合德，黄黑埃昏，流行气交，上应镇星、辰星。（湿寒，黄黑，镇星辰星，皆土水之化。）

初之气，地气迁，寒乃去，春气至，风乃来，生布万物以荣，民气条舒，风湿相薄，雨乃后，（客主之气，皆厥阴风木用事，故寒去物荣。以太阴湿土司天，故风湿相薄。风胜湿，故雨乃后时而至。地气迁，义见前。）民病血溢，筋络拘强，关节不利，身重筋痿。（风病在筋，湿病在肉，故为此诸证。血溢者，风伤于肝也。）

（8）太阳司天，寒淫所胜，则寒气反至，水且冰，运火炎烈，雨暴乃雹；（辰戌岁也，寒淫于上，故寒反至，水且冰。若乘火运而火气炎烈，则水火相激，故雨暴乃雹。此下二节，旧文似有颠倒。今稍为移正之。）民病血变于中，发为痈疡，厥心痛，呕血血泄鼽衄，善悲时眩仆，胸腹满，手热肘挛掖肿，心澹澹大动，胸胁胃脘不安，面赤目黄，善噫嗌干，甚则色炲，渴而欲饮，病本于心。（寒水胜则邪乘心，故为血变于中、发为痈疡等证。按《经脉篇》以手心热、臂肘挛急、腋肿、胸胁支满、心中澹澹大动、面赤目黄，为手厥阴心包络病。盖火受寒伤，故诸病皆本于心也，澹，淡同。炲音台，焦黑色也。）

（9）寒多则筋挛骨痛，热多则筋弛骨消，肉烁䐃破，毛直而败。

（10）筋挛节痛，不可以行，名曰筋痹。病在肌肤，肌肤尽痛，名曰肌痹，伤于寒湿。病在骨，骨重不可举，骨髓酸痛，寒气至，名曰骨痹。（针刺五十。）

（11）诸痈肿筋挛骨痛，此寒气之肿，八风之变也。（皆风寒为病，《灵枢·九宫八风篇》风从南方来，名大弱风，伤人内舍于心，外在于脉。从西南方来，名谋风，伤人内舍于脾，外在于肌。从西方来，名刚风，伤人内舍于肺，外在于皮肤。从西北方来，名折风，伤人内舍于小肠，外在于手太阳脉。从北方来，名大刚风，伤人内舍于肾，外在于骨与肩背之膂筋。从东北方来，名凶风，伤人内舍于大肠，外在于两胁腋骨下及肢节。从东方来，名婴儿风，伤人内舍于肝，外在于筋纽。从东南方来，名弱风，伤入内舍于胃，外在于肌肉。）（《脉

要精微论》）

（12）风胜则动，（风胜者，为振掉摇动之病，即《医和》云风淫末疾之类。）

（13）厥阴所至为生、为风摇，（木气升，故主升。风性动，故为摇。）

（14）木犯则有震惊风鼓之忧。

9.《察病指南》宋·施桂堂

肝实则目赤，胁疼多怒，颊肿头旋耳聋，宜泻之。虚则目暗，筋挛胁拘，多悲恐，爪甲枯，不得大息，宜补之。

10.《类经图翼》明·张介宾

或为吐血衄血，或为咳嗽遗精。或斑黄无汗者，由津液之枯涸；或中风瘛疭者，以精血之败伤。凡此之类，有属无根之焰，有因火不归原，是皆阴不足以配阳，病在阴中之水也。又如火亏于下，则阳衰于上，或为神气之昏沉，或为动履之困倦，其有头目眩晕而七窍偏废者，有咽喉哽咽而呕恶气短者，皆上焦之阳虚也；有饮食不化而吞酸反胃者，有痞满隔塞而水泛为痰者，皆中焦之阳虚也；有清浊不分而肠鸣滑泄者，有阳痿精寒而脐腹多痛者，皆下焦之阳虚也。又或畏寒洒洒者，以火脏之阳虚，不能御寒也；或肌肉臌胀者，以土脏之阳虚，不能制水也；或拘挛痛痹者，以木脏之阳虚，不能营筋也；或寒嗽虚喘，身凉自汗者，以金脏之阳虚，不能保肺也；或精遗血泄，二便失禁，腰脊如折，骨痛之极者，以水脏之阳虚，精髓内竭也。

11.《内经知要》明·李中梓

诸热瞀瘛，皆属于火（昏闷曰瞀，抽掣曰瘛，邪热伤神则瞀，亢阳伤血则瘛，虽皆属火，亦有虚实之分。）

12.《素问吴注》明·吴昆

头摇谓之掉，肢动谓之瘛。此风木之证也。土位之下，风气承之，故掉瘛尤甚。

13.《奇效良方》明·董宿

及风痫之发作者，由热甚而风燥，为其兼化，涎溢胸膈，燥烁而瘛疭，昏冒僵仆也。凡此诸证，皆由热甚而生。风燥各有异者，由风热燥各微甚不等故也。所谓中风或筋缓者，因其风热胜湿而为燥，乃燥之甚也。然筋缓不收而痿痹，故诸膹郁病痿，皆属肺金，乃燥之化也。

14.《医宗必读》明·李中梓

热极生风，风主动，故瘛疭。瘛则筋急而缩，疭则筋缓而伸，或缩或伸，动而不定。汗出时盖复不周，腰背手足搐搦，牛蒡根汤，脉浮数，有风热，防风通圣散。血不养筋，大秦艽汤。

15.《证治准绳·伤寒》明·王肯堂

风寒湿杂合为痹为痉。《活人》曰：风寒湿杂至，合而为痹，身重，汗出恶风，痛如历节状，防己黄芪汤。经曰：病身热，足寒，颈项强急，恶寒时头热，面赤，目脉赤，独头摇，卒口噤，背反张者，此太阳中风，重感寒湿为痉也。或云白术黄芪附子汤（徐氏曰：错杂之邪合至，当论其先后多少分治可也）。湿病与伤寒相似。黄氏曰：太阳湿家病与太阳伤寒相似，其不同者，湿脉沉而细也。愚按：《脉经》曰：脉大或浮虚皆寒湿，是湿脉亦不专于沉细，岂可恃此以差别伤寒？还当以证参之，庶几无失。湿脉与痉脉亦有相似者，而证则不同。湿则身疼，痉则身不疼也。赵氏曰：头疼发热背强身痛，似与伤寒相似，其不同者，脉沉而细，头汗面黄能饮食，所以为异

25

也。夫太阳伤寒脉必浮盛，今脉沉细，苟非湿证即阳证得阴脉也。盖有面黄头汗，其为湿也明矣。其湿家能饮食者，为病在经而不干于里也。然大便反快而小便滞者，亦经络涩滞不能施化所致也。

16.《伤寒论条辨》明·方有执

《素问》曰：诸痉项强，皆属于湿。《金匮》曰：太阳病，发汗太多因致痉。《千金》曰：太阳中风，重感于寒湿则变痉也。（中，音众。）

17.《症因脉治》明·秦景明

（1）【外感筋挛之症】素无筋骨挛缩之候，一旦恶寒身痛，手足拘挛，不能转侧，此外感寒湿筋挛之症也。若发热自汗，口燥唇干，二便赤涩，此外感湿热筋挛之症也。【外感筋挛之因】《内经》云：因寒则筋急。又云：寒则筋挛，此外感寒湿之邪，而令人筋脉挛倦者也。又云：因于湿，首如裹，湿热不攘，则热伤阳明之血，而大筋软短，此外感湿热而筋脉挛拳者也。【外感筋挛之脉】左脉浮紧，寒湿伤血。右脉浮紧，寒湿伤气。左脉洪数，湿热伤血。右脉洪数，湿热伤气。【外感筋挛之治】左脉浮紧，寒湿伤于太阳者，羌活胜湿汤。伤于少阳者，柴胡防风汤。右脉浮紧，寒湿伤于阳明者，干葛防风汤、苍术防风汤。若左脉洪数，湿热伤于太阳者，羌活冲和汤、四味舒筋汤，合独活二妙丸。湿热伤于少阳者，小柴胡汤、圣惠方、秦艽汤。右脉洪数，湿热伤于阳明者，二妙丸、神术汤。

（2）【寒痹之症】疼痛苦楚，手足拘紧，得热稍减，得寒愈甚，名曰痛痹。此寒邪成痹之症也。

【寒痹之因】营气不足，卫外之阳不固，皮毛空疏，腠理不充，或冲寒冒雨，露卧当风，则寒邪袭之，而寒痹作矣。

【寒痹之脉】脉多浮紧，或见浮弦，或见沉迟。脉若见数，寒郁成热。

【寒痹之治】寒伤太阳，在营分无汗，麻黄续命汤。伤卫有汗，桂枝续命汤。寒伤阳明，干葛续命汤。在少阳，柴胡续命汤。今家秘立十味羌活汤通治之。

（3）【湿痹之症】或一处麻痹不仁，或四肢手足不举，或半身不能转侧，或湿变为热，热变为燥，收引拘挛作痛，蜷缩难伸，名曰着痹，此湿痹之症也。

【湿痹之因】或身居卑湿，湿气袭人，或冲风冒雨，湿留肌肉，内传经脉，或雨湿之年，起居不慎，而湿痹之症作矣。

【湿痹之脉】脉见浮濡，乃是风湿；脉见浮紧，乃是寒湿。脉洪而数，湿热之诊。

【湿痹之治】发汗，羌活除湿汤。胸满闷，茯苓汤。风湿，苍防二妙汤。寒湿，术附汤。湿热，苍柏二妙丸。

18.《医门法律》清·喻昌

喻昌曰：六淫之邪，至于成痉，乃病证之最多最深最恶最易惑人者。

19.《医碥》清·何梦瑶

风淫末疾，故四肢颤掉。

20.《奉时旨要》清·江涵暾

《经》云：诸风掉眩，皆属于肝。若寒气客于皮肤，阴气盛，阳气虚，则为颤振。有头动而手不动者。木盛则生风、生火，上冲于头也。若散于四末，则手足动而头不动矣。肝经实热者，泻青丸。虚热者，六味丸。肝木虚弱者，逍遥散，加参、术、钩藤。挟痰者，加竹沥。脾胃虚者，六君子加芎、归、钩藤。多汗加芪、附。心血虚者，平补镇心丹。心经虚热者，导赤散。

21.《黄帝素问直解》清·高士宗

热伤血分，则血溢，血不荣筋，则内为瘛疭。

厥阴在泉，客胜，则大关节不利，内为痉强拘瘛，外为不便。主胜，则筋骨繇并，腰腹时痛。繇，摇同。四气尽终气，地气主之。厥阴在泉，四之客气，阳明燥金；五之客气，太阳寒水；终之客气，厥阴风木。凡此客气，皆可胜也。大关节不利，大筋拘急也。痉强拘瘛，筋不和于内也；不便，乃举止不快，筋不和于外也。主胜者，四之气，少阳相火；五之气，阳明燥金；终之气，太阳寒水。凡此三气，皆可胜也。三气之胜，下文皆同。筋骨摇并，犹之内为痉强拘瘛也；腰腹时痛，犹之外为不便也。

22.《医灯续焰》清·潘楫

风淫则过于动摇，而疾生末，如肢废毛落、习瘛疭之类。

23.《形色外诊简摩》清·周学海

手足瘛疭，虚而有风也。

24.《伤寒论注》清·柯琴

风湿为病，脉阴阳俱浮，自汗出，身重，多眠睡，鼻息必鼾，语言难出。若被下者，小便不利，直视失溲。若被火者，微发黄色，剧则如惊痫，时瘛疭。脉浮为风，阴阳俱浮，自汗出者，风湿相搏于内也。湿流骨节，故身重。湿胜则卫气行阴，不得行阳，故好眠也。睡则气从鼻出，风出而湿留之，呼吸不利，故鼻息必鼾。湿留会厌，则重而难发声，如从室中言，是中气之湿矣。法当汗解而反下之，大便利则小便必不利。心肺之气化不宣，胃家之关门不利，脾土之承制不行，故直视失溲也。若以火劫之，受火气之轻者，湿不得越，因热而发黄；受火气之重者，必亡阳而如惊痫状，液脱而时见瘛疭之形矣。

25.《中西汇通医经精义》清·唐宗海

（1）诸痉项强，皆属于湿。寒湿则筋脉凝，热湿则筋脉胀，故皆能发痉与项强之证。

诸转反戾，水液浑浊，皆属于热。转者，左右扭掉也。反者，角弓反张也，戾如犬出户下，其身曲戾，即阳明痉病。头曲至膝也。水液浑浊，小便不清也，转在侧属少阳经。反在后属太阳经，戾在前属阳明经。水道在膈膜中，属三焦经，皆属于热。是水液浑浊，固属三焦之热，而诸转反戾，亦当同属三焦矣。三焦，网膜，西人谓之连网，由内达外，包裹赤肉两头，生筋以贯赤肉，筋连于骨节，故利曲伸。观此则知转反戾是筋所牵引，实则网膜伸缩使然。故《内经》与水液同论，以见皆属三焦网膜中之热也。西医乃谓抽掣痉等，发于脑筋，不免求深反浅，故西人无治之之术也。

（2）支节运动，皆筋所主，而手尤显然，故筋之变动，则发为握，寒则拘急，热则缩挛，风火闭结则握拳，透爪搐搦瘛疭，皆筋之变。

26.《内经评文》清·周学海

筋病起于寒热，成于燥湿，其见证则拘急缓纵支，转痿痛，俯仰屈伸而以痛痉，偏废口僻，眦急为重也。

27.《灵素节注类编》清·章楠

（1）若因伤于湿者，地之湿气，下先受之，雾露湿邪，上先受之，湿邪蒙蔽清阳，则头目昏重，如被包裹之状，湿侵筋脉，阳郁化热，而不急为攘除，则筋伤而大筋软短，小筋弛

长，乃成拘挛痿躄之病矣

（2）洒淅动形者，寒慄毛竖也，以其邪厉，故发腠理而深入至骨，则为骨痹，必骨痛也；邪搏于筋，则筋拘挛；脉者血之府，邪搏于脉，故血闭，甚则经脉不通而成痛；肉在脉外，卫气所居，故邪侵肉，则与卫气相搏，其阳胜则为热，阴胜则为寒，寒则真气去而虚，虚则寒；搏于皮肤之间，发腠理，开毫毛，而往来行，则为痒，久留不去，则为痹，卫气因之不得流行，其肉顽木而不仁也。

（3）热而痉，腰折、瘈疭、齿噤齘者，热极生风，筋脉拘急，角弓反张，肝肾阴涸也。凡此九证，皆死不可刺，则药亦不可治也。

（4）水运：诸寒收引，皆属肾水。收敛引急，寒之用也，故冬寒则拘缩。

28.《叶氏医效秘传》清·叶天士

拘急者，手足屈伸不便，如踡卧恶风之貌。以四肢乃诸阳之本，因发汗亡阳，阳虚而有此症也。

29.《医经原旨》清·薛雪

故曰："静而得之为中暑，动而得之为中热"。中暑者阴证，中热者阳证。避暑热于深堂大厦得之者，名曰"中暑"。其病必头痛恶寒，身形拘急，肢节疼痛而烦心，肌肤火热无汗，此为房室之阴寒所遏，使周身阳气不得伸越也。

30.《素问经注节解》清·姚止庵

（1）风伤筋，（风胜则筋络拘急。）

（2）形苦志乐，病生于筋，治之以熨引。（形苦谓修业就役也，熨谓药熨，引谓导引。按：过劳则筋伤，筋伤遇热则弛缓，遇寒则拘急，熨而引之，斯柔和而无缓急之患矣。）

（3）帝曰：人有身寒，汤火不能热，厚衣不能温，然不冻栗，是为何病？岐伯曰：是人者，素肾气胜，以水为事，太阳气衰，肾脂枯不长。……肾者水也，而生于骨，肾不生则髓不能满，故寒甚至骨也。所以不能冻栗者，肝一阳也，心二阳也，肾孤脏也，一水不能胜二火，故不能冻栗，病曰骨痹，是人当挛节也。（按：肾气素胜，则恃其强而纵欲矣，故云以水为事。然恃而不已，则肾髓必且枯竭，以至寒彻于骨也。肝本属阴，然主木而能生火，又与胆为表里，故亦云一阳。肝心二脏，在五脏之中为木火相资，故能以热胜寒也。挛节，注云："肾不生则髓不满，髓不满则筋干缩，故节挛拘。"是也。）

（4）甚则屈不能伸，髋髀如别，上应荧惑、辰星，其谷丹。（按：无火则气寒而筋拘缩，故令屈而不能伸也。髋髀，臀股之间。如别者，谓身如别人，屈伸不能自主也。水盛胜火，故荧惑不明，丹谷不成，辰星明而为灾也。）

（5）委和之纪，是谓胜生，（丁卯、丁丑、丁亥、丁酉、丁未、丁巳之岁。）生气不政，化气乃扬，（木少故生气不政，土宽故化气乃扬。）长气自平，政令乃早，（火无忤犯，故长气自平。木气既少，故收令乃早。）凉雨时降，风云并兴，（木弱不能胜土，故其气相并于上也。）草木晚荣，苍干凋落，物秀而实，肤肉内充。（按：应晚荣者反凋落，应秀实者但内充，是正所谓生气不政也。）其气敛，其用聚，（按：春以发散为正，敛聚者，木弱不能散发故也。）其动緛戾拘缓，（按：春木发动，郁勃怒生。緛戾拘缓者，木气衰少，动而濡滞也。）

31.《医学指要》清·蔡贻绩

客主皆风，寒乃去，湿土司天，风湿相搏，风胜湿。雨后时风伤肝，人病血溢、筋络拘强、关节不利、身重筋痿。

32.《不知医必要》清·梁廉夫

此症肢节走痛，痛无定处，皆由其气血本虚，或汗出当风，或劳倦过度，或醉而行房，调护不谨，以致三气之邪，遍历关节而疼痛非常，如虎之咬，故俗人又谓之白虎风。盖其症日轻夜重，遇风雨阴晦而甚者，此阴邪之在阴分也，治宜温热。或得暖遇热而甚者，此湿热伤阴之火症也，宜清宜凉。又云：若筋骨拘滞伸缩不利者，阴虚血燥也。非养其血气不可。大都治法，与痹症略同，须参看。

33.《伤寒绪论》清·张璐

四肢为诸阳之本，寒邪客于经络之中，故使拘急不和也。有因发汗亡阳，津血内竭，不能荣养筋脉，而屈伸不便者，有阳气内衰，不能行于四末，而拘急疼痛者，大抵有发热头痛，骨节疼，而四肢拘急为表证，无身热头疼，而蜷卧不伸，四肢拘急者，为阴证。若汗下后，筋惕肉瞤而见拘急不仁者，则为气血虚弱也。脉浮自汗出，小便数，心烦微恶寒，脚挛急，不可与桂枝汤，当与黄芪建中汤。发汗后，恶风小便难，四肢拘急者，桂枝加附子汤。吐利后，汗出发热恶风，拘急厥逆，及直中阴经，厥逆拘急，并宜四逆汤。

34.《医学心悟》清·程国彭

（1）问曰：四肢拘急，何以是太阳证？答曰：寒主收引，热主舒伸，天道之常，秋冬则万物敛藏，春夏则万物发舒，此定理也。《内经》曰：寒则筋挛骨痛，热则筋弛肉缓。故拘急为太阳感寒证。又问曰：里证亦有拘急，何也？答曰：直中阴证，脏受寒侵，经脉因而敛束。若传经入里，则为热，热则体舒，又焉得拘急乎？总之，发热头痛而拘急者，太阳证也；无发热头痛而拘急者，直中证也。仲景治法，太阳表证及风湿相搏而见挛急者，皆处以桂枝加附子汤、甘草附子汤之类，矧三阴直中者乎！亦有汗、吐、下后，四肢拘急者，此津液内竭，血不能荣润筋骨，或补，或温，相机而行也。又问曰：拘急属寒，固无疑矣，常见内热极甚，身如枯柴，四肢僵硬，不能屈伸者，何也？答曰：此热甚血枯，肝脏将绝之候，名曰搐搦，非拘急也。仲景云：四肢漐习，唇吻反青，为肝绝，此之谓也。

（2）四曰寒中。凡人暴中于寒，卒然口鼻气冷，手足厥冷，或腹痛，下利清谷，或身体强硬，口噤不语，四肢战摇，此寒邪直中于里也。宜用姜附汤，或附子理中汤加桂主之。

35《素问悬解》清·黄元御

（1）热气淫泆，传之于人，壮火刑金，民病少气，胁腹胸背面首四肢郁热抟结，膹愤肺胀，疮疡痈肿，疡痹流注，筋挛骨痛（筋急为瘛，筋缓为疭），关节动摇（热极风生），腹中暴痛，呕逆注泄，温疟发生，经血流溢，精液枯槁，目赤心热，甚则瞀闷懊憹，善于暴死。

（2）风胜则动摇，热胜则胕肿，燥胜则干枯，寒胜则虚浮，湿胜则濡泻，五脏之化五气，偏胜则然也。

三、经络学说

1.《黄帝内经》西汉·作者不详

督脉之别，名曰长强，挟膂上项，散头上，下当肩胛左右，别走太阳，入贯膂。实则脊强，虚则头重高摇之，挟脊之有过者，取之所别也。（督脉之络名长强，在尾骶骨端，别走任脉足少阴者也。此经上头项走肩背，故其所病如此。头重高摇之，谓力弱不胜而颤掉也。治此者，当取所别之长强。膂音吕。）

2.《黄帝内经太素》唐·杨上善

（1）邪客于足太阳之络，令人拘挛背急，引胁而痛，内引心而痛，（足太阳飞扬之络，去踝七寸，别走少阳，不至腰䯊。足太阳正别，入腘中，其一道下尻五寸，别入于肛，属于膀胱，散之肾，从膂当心入散，直者从膂上于项，复属太阳，故邪客拘挛背急引胁引心痛。）

（2）（太阴、少阴既在前后，故心主厥阴行中间也。平按：循中指上，《甲乙经》无"入掌中"三字。）是动则病手热肘挛掖肿，甚则胸中满，心澹澹大动，面赤目黄。（澹，徒滥反，水摇，又动也。平按：《灵枢》《甲乙经》"手热"均作"手心热"，"肘挛"均作"臂肘挛急"，"胸中满"均作"胸胁支满"，"心澹澹"均作"心中憺憺"，"目黄下"均有"喜笑不休"四字。）

（3）手少阳之别，名曰外关，（此处少阳之络，别行心主外关，故曰外关也。）去腕二寸，外绕臂，注胸中，合心主。

其病实则肘挛，虚则不收，取之所别。（实则肘急，故挛；虚则缓纵，故肘不收也。）

（4）微滑为遗溺。（阳气微盛，阴虚不禁，故为遗寒也。平按：注，"寒"，依经文应作"溺"。）涩甚为溢饮，（肝脉涩者，肝气血多寒也。肝血多而寒，不得泄，溢入肠胃皮肤之外，故为溢饮也。）微涩为瘈挛筋。（微涩，血多而寒，即厥阴筋寒，故瘈急而挛也。）

（5）足太阴脉厥逆，胻急挛，心痛引腹，治主病者。（足太阴脉从足上行，循胻后属脾络胃注心中，故足太阴气动失逆，胻急挛，心痛引腹也。有胻急挛等病者，可疗足太阴脉所发之穴，主疗此病者也。余仿此。问曰：前章已言六经之厥，今复言之，有何别异也？答曰：二章说之先后经脉厥，而主病左右不同故也。平按：《素问》《甲乙》太阴上无"足"字，下无"脉"字。）足少阴脉厥逆，虚满欧变，下泄青，治主病者。（足少阴脉贯脊属肾络膀胱，贯肝入肺注胸中，故足少阴脉气失逆，心腹虚满欧吐，下利出青色者，少腹间冷也。平按：《素问》《甲乙》"欧"作"呕"，"青"作"清"。）足厥阴脉厥逆，挛腰虚满，前闭谵言，治主病者。（足厥阴环阴器抵少腹，循喉咙入颃颡，故足厥阴脉失逆，腰挛而虚满，小便闭。谵，诸阎反，多言也；相传乃衔反，独语也。平按：《素问》《甲乙》腰下有"痛"字。"谵言"《甲乙》作"谵语"，《素问》新校正云："全元起云：谵言者，气虚独言也。"）

（6）三经者，不得相失，搏而勿传，命曰一阳。（惟有太阳关者，则真气行止留滞、骨摇动也。惟有阳明阖者，则肉节败、骨动摇也。惟有少阳枢者，则真气行止留滞、肉节内败也。相得各守所司，同为一阳之道也。搏，相得也。传，失所守也。平按："传"《素问》作"浮"。）

（7）枢折则骨繇而不安于地，故骨繇者取之少阳，视有余不足。（少阳主筋，筋以约束骨节。骨节气弛，无所约束，故骨摇。骨摇，则知少阳枢折也。平按：《甲乙经》"繇"作"摇"，"不安"作"不能安"。）骨繇者，节缓而不收。所谓骨繇者，摇也，当窍其本。（骨节缓而摇动。"窍"音"核"。诊候研窍，得其病源，然后取之也。平按："不收下"《甲乙经》有"者"字，无"骨繇者"及"所谓骨繇者摇也"十字。窍《灵枢》作穷。）

3. 《仁斋直指方论》南·杨士瀛

今夫厥阴为标，风木为本，其风邪伤于人也，掉摇而眩转，瞤动而瘛疭，猝暴强直之病生矣。

4. 《本草纲目》明·李时珍

李杲曰：洁古张先生口授枳术丸方，用荷叶烧饭为丸。当时未悟其理，老年味之始得。夫震者动也，人感之生足少阳甲胆，是属风木，为生化万物之根蒂。

5. 《类经》明·张介宾

（1）厥阴所至为胁痛呕泄，（木自为病，故胁痛。肝乘于脾，故呕泄。）少阴所至为语笑，（少阴主心，心藏神，神有余则笑不休。）太阴所至为重胕肿，（土气湿滞，则身重肉浮而肿，谓之胕肿。）少阳所至为暴注瞤瘛暴死，（相火乘金，大肠受之，则为暴注而下，乘脾则肌肉瞤动，乘肝则肢体筋脉抽瘛。相火急暴，故为暴死。瘛音炽。）阳明所至为鼽嚏，（金气寒肃而敛，故为鼽嚏。鼽音求。嚏音帝。）太阳所至为流泄禁止，（寒气下行，能为泻利，故曰流泄。阴寒凝结，阳气不化，能使二便不通，汗窍不解，故曰禁止。）病之常也。

（以上病候凡四类。）

（2）厥阴在泉，客胜则大关节不利，内为痉强拘瘛，外为不便；主胜则筋骨繇并，腰腹时痛。（四气尽终气，地气主之也。寅申年厥阴在泉，以风木之客，而加于太阴阳明太阳之主。客胜主胜，皆以木居土金水之乡，肝木受制于下，故为关节不利，痉强拘瘛筋骨等病。繇，摇同。并，挛束不开也。）

（3）厥阴厥逆，挛腰痛，虚满前闭谵言，治主病者。（厥阴脉络诸筋，故为拘挛腰痛。肝邪侮土，故为虚满。肝经之脉环阴器，故为前闭不通。肝藏魂，厥逆在肝则神魂乱，故言为谵妄。）

（4）是主筋所生病者，（周身筋脉，惟足太阳为多为巨。其下者结于踵，结于腨，结于腘，结于臀；其上者，挟腰脊，络肩项，上头为目上网，下结于頄。故凡为挛为弛为反张戴眼之类，皆足太阳之水亏，而主筋所生病者。）

（5）邪客于足太阳之络，令人拘挛背急，引胁而痛。（足太阳经挟脊抵腰中，故拘挛背急。其筋从腋后入腋下，故引胁而痛。）刺之从项始，数脊椎，侠脊疾按之，应手如痛，刺之傍三痏，立已。（此刺不拘俞穴，但自项大椎为始，从下数其脊椎，或开一寸半，或开三寸，侠脊处疾按之，应手而痛，即刺处也。脊之两傍各刺三痏，病当自已。）

（6）病在筋，筋挛节痛，不可以行，名曰筋痹，刺筋上为故，刺分肉间，不可中骨也，病起筋炅病已止（《素问·长刺节论》。筋上为故，病在筋上之故也。刺分肉间，刺其痛处筋肉分理之间也，刺筋者不可中骨。筋热则气至，故病已而止针。炅，居永切，热气也。）

（7）转筋者，立而取之，可令遂已。痿厥者，张而刺之，可令立快也。（《灵枢·本输篇》。转筋者必拘挛，立而取之，故筋可舒也。痿厥者必体废，张其四肢而取之，故血气可令立快也。）

（8）阳明之复，清气大举，森木苍干，毛虫乃厉，病生胠胁，气归于左，善太息，甚则心痛痞满，腹胀而泄，呕吐咳哕烦心，病在膈中，头痛，甚则入肝，惊骇筋挛，（阳明燥金之复，故清气大举，森木苍干，毛虫乃厉，金克木也。病生胠胁，气归于左，肝木伤也。金气盛则木郁火衰而阳气不达，故善太息。甚则心痛痞满，腹胀而泄，呕吐咳哕烦心，清邪在中也。头痛者，阴寒外束，热聚于经也。金强侮肝，故为惊骇筋挛之病。）太冲绝，死不治。（太冲，肝经穴也。）

（9）太阴厥逆，胻急挛，心痛引腹；（此重申前义，以明足六经之厥逆也。）少阴厥逆，虚满呕变，下泄清；厥阴厥逆，挛，腰痛，虚满，前闭，谵言。三阴俱逆，不得前后，使人手足寒，三日死。（不得前后者，或闭结不通，或遗失不禁，不得其常之谓也，三阴俱逆，则脏气绝，所谓"厥逆连经则生，连脏则死"也。）

6.《运气易览》明·汪机

丑未之岁，太阴湿土司天，太阳寒水在泉，气化运行后天。初之气，厥阴风木，加临厥阴风木，民病血溢，筋络拘强，关节不利，身重筋痿。二之气，少阴君火，加临少阴君火，民病瘟疠盛行，远近咸若。三之气，太阴湿土，加临少阳相火，民病身重，胕肿，腹满。四之气，少阳相火，加临太阴湿土，民病腠理热，血暴溢，疟，心痛胠胀，甚则浮肿。五之气，阳明燥金，加临阳明燥金，民病皮肤，寒气及体。终之气，太阳寒水，加临太阳寒水，民病关节禁固，腰脽痛。其法用酸平其上，甘温治其下，以苦燥之，温之，甚则发之，泄之，赞其阳火，令御甚寒。

7.《症因脉治》明·秦景明

【内伤筋挛之症】皮肤干揭，遍身燥痒，手足难于举动，渐至肌肉黑瘦，筋脉挛缩，此肝经血少筋挛之症也。若两足拘紧不能伸，或左右换易作痛，渐至两臂皆缩，此阳明经湿热筋挛之症也。

【内伤筋挛之因】《内经》云，脉弗荣则筋急。又云：肝主筋，肝气热，则筋膜干，筋膜干，则筋急而挛。又云：阳明主润宗筋，束骨而利机关，若湿热不攘，则大筋緛短，而筋缩而挛。

【内伤筋挛之脉】左关细数，肝经血热。左关细涩，血海干枯。右关弦细，阳明血虚。右关数大，阳明湿热。

【内伤筋挛之治】肝经血热者，知柏四物汤。肝主风，血少风生者，补肝散，合钩藤膏。血海干枯者，补阴丸。若阳明虚者，薏苡仁散，合金银藤膏。阳明湿热甚者，四味舒筋汤。

8.《脉简补义》清·周学海

奇经者，异常之大脉，冲督又奇经之最大也，二脉壅实，是周身气机窒而不转矣。前人谓痉病，其脉直上下，即督脉壅窒之病也。十二经仰给于冲督，冲督空虚，十二经无所禀矣。是故十二经实，犹有奇经以融之，至奇经亦实，而周身气机皆窒矣，故为痉、厥、癫痫也；十二经虚，犹有奇经以济之，至奇经亦虚，而气血本原全匮矣，故为虚损劳极，不治也。此奇经八脉之体用也。

9.《灵素节注类编》清·章楠

手阳明大肠经，主津液所生病，手少阳三焦经，主气所生病，二经厥逆，则气闭而津液不输，阳郁化火而上炎，乃发喉痹嗌肿，津液不输，则筋脉燥急而痉，痉即痓也。以上皆当治其主病者也。

10.《运气要诀》清·吴谦

太阴司天湿下临，肾气上从病肾阴，寒行于地心脾病，寒湿交攻内外淫，民病身重足跗肿，霍乱痞满腹胀膜，肢厥拘急脚下痛，少腹腰疼转动屯。【注】太阴湿土司天，丑未岁也。湿气下临水之所畏，故肾气上从而病肾阴也。凡太阴司天，则太阳寒水在泉，故寒行于地而病心脾也。是知寒湿内外交攻，民病身重，足跗肿，霍乱，痞满，腹胀，四肢厥逆拘急，脚下痛，少腹痛，腰痛难于动转，皆其证也。

11.《医灯续焰》清·潘楫

（1）三阳并合为病，则憎寒壮热，自汗恶风，或无汗恶寒，眩晕重着，关节掣痛，手足拘挛，疼痛冷痹，腰腿缓纵不随，心躁气上，呕吐下利，其脉浮弦紧数。（宜大料神秘左经汤、加味败毒散之类。）

（2）三阴并合为病，则四肢拘挛，上气喘满，小便闭涩，心热烦闷，遍身浮肿，脚弱，缓纵不能行步。（宜加味败毒散、追毒汤之类。）

12.《内经评文》清·周学海

足太阳之筋，起于足小趾，上结于踝，邪上，结于膝，其下，循足外侧，结于踵，上循跟，结于腘。其别者，结于腨外，上腘中内廉，与腘中并，上结于臀，上挟脊，上项。其支者，别入结于舌本。其直者，结于枕骨，上头，下颜，结于鼻。其支者，为目上纲（"纲"或作，"网"误，此谓目上胞内开阖之筋也）。下结于頄（頄音求即颧也）。其支者，从腋后外廉，结于肩髃。其支者，入腋下，上出缺盆，上结于完骨。其支者，出缺盆，邪上，出于頄。其病，小指支（支撑挂不便也），跟肿痛，腘挛，脊反折，项筋急，肩不举，腋支缺盆中纽痛，不可左右摇，治在燔针劫刺，以知为数，以痛为输，名曰仲春痹也。

13.《黄帝素问直解》清·高士宗

太阳司天，辰戌岁也。寒淫所胜，则寒气反至。反至者，非其时也。水且冰者，冻已解而水冰也。寒气凝敛则血变于中，而发为痈疡。民病厥心痛，善悲，时眩仆者，《五邪》篇云：邪在心，则病心痛喜悲时眩仆也。血变于中，外不发为痈疡，则内呕血，而血泄衄衊，此寒胜火郁之病也。若运火炎烈，而寒气上淫，则雨暴乃雹。火受水制，则胸腹满。《经脉论》云：心主包络是动，则病手心热，臂肘挛急，腋肿，甚则胸胁支满，心中憺憺大动，面赤目黄。又云：心是动，则病嗌干心痛，渴而欲饮，甚则色炲，火从水色也。凡此诸病，乃水淫火郁，皆本于心。若心脉之神门绝，死不治。神门，在掌后锐骨端，心之俞穴也。

14.《素问悬解》清·黄元御

少阳厥逆，机关不利，机关不利者，腰不可以行，项不可以顾，发肠痈，不可治，惊者死。少阳厥逆，筋膜挛缩，机关不利，行则腰痛，故不可行，顾则项痛，故不可顾。相火内郁，而发肠痈，则不可治。胆木拔根，而生惊者，戊土被贼，是以死也。

四、脏腑气血学说

1.《类经》明·张介宾

厥阴风木之复，内应肝气。少腹坚满，肝邪实也。里急暴痛，肝主筋膜，其气急也。偃木飞沙，风之甚也。倮虫不荣，木制土也。厥心痛汗发，肝邪乘胃，上凌于心而阳气泄也。饮食不入，入而复出，脾受肝伤也。掉为颤掉，眩为眩运，风淫所致也。风之甚者，必兼承制之化，故手足清冷而厥也。食痹者，食入不化，入则痹痛呕汁，必吐出乃已也。

2.《难经古义》日本·滕万卿

按此难形病脉病，审考其所答之辞。所谓息数不应脉数者，则其形病者，气息短促，形体颤摇，而虽脉有邪势，稍有胃气存焉。此形病虽甚，应不至死。如脉病而形不病，则形息共稳，而脉见虚豁，无胃气之和，是形病虽无已甚，然与脉反，不死何俟。盖此难所言，凡内伤之病，则其所发以渐，故所苦亦缓，而脉乃日恶一日，此脉病而人不病也。外邪之为病，息气动形，屈伸颠沛，然脉动实强，犹有胃气，此形病而脉不病也。滑注：所引周氏之说，不可从矣，唯若仲景之说，乃为稳当。

3.《脉经》晋·王叔和

问曰：血痹从何得之？师曰：夫尊荣人，骨弱肌肤盛，重因疲劳汗出，卧不时动摇，加被微风，遂得之。形如风状，（巢原云：其状如被微风所吹），但以脉自微涩，在寸口、关上小紧，宜针引阳气，令脉和，紧去则愈。

4.《黄帝内经太素》唐·杨上善

（1）肺移热于肾，传为素痉。（肺受热气，传之于肾，名曰虚邪。肺将热气于肾，肾得热气，名曰素痉之病。素痉，强直不能回转。平按："素痉"《素问》《甲乙》作"柔痉"。）

（2）缩而挛筋，两胁骨举，（肝足厥阴脉环阴器，故魂肝伤宗筋缩也。肝又主诸筋，故挛也。肝在两胁，故肝病两胁骨举也。平按："缩上"《灵枢》有"阴"字，"骨举"《灵枢》作"骨不举"。《甲乙》作"令人阴缩而筋挛两胁肋骨不举"。）

（3）心脉满大，痫瘛筋挛。（心脉满实仍大，是则多气热盛，故发小儿痫病。以其少血阴气不足，故寒而筋挛也。平按：《甲乙》"瘛"作"痓"，下同。）肝脉小急，痫瘛筋挛。（小则阴阳二气不足，急即为寒，是为虚寒热乘为痫，及寒为筋挛。）

（4）南方者，天地所养长，阳气之所盛处也，其地污下，水土弱，雾露之所聚也，其民嗜酸而食胕，故其民致理而色赤，其病挛痹，其治宜微针，故九针者亦从南方来。（南方为夏，万物养长，阳盛之方也。阳中之阳，其地渐下，故水土弱，雾露之所聚也。污下，湿也。胕，快付反，义当腐。南方为火，色赤，故人多赤色也。以居下湿，多挛痹病，故宜用九针也。）

（5）凡此八虚者，皆机关之室，真气之所过，血络之所游，邪气恶血，因不得住留，留则伤筋络，骨节机关不得屈伸，故痀挛。

（6）虚邪之中人也，洒淅动形，起毫毛而发腠理，其入深，内搏（平按："搏"《甲乙》作"薄"，下同。）于骨，则为骨痹。搏于筋，则为筋挛。搏于脉中，则为血闭不通，则为痫。

5. 《太平圣惠方》北宋·王怀隐等

夫风痫病者，皆由脏腑壅热，风邪干于心也。心主于血，故血壅而不行，则荣卫气涩血脉既乱，神气不定，故发痫也。凡少小有斯病者，亦由五脉不流，六气逆行，乳食不调，风邪所中，或先身热，瘈疭惊啼，而后发作，其脉浮洪者，病在于六腑及肌肤中，则易治之，若身冷不啼，掣不惊叫，病发时脉沉者，病在于五脏，若入于骨髓，则难疗也。其候口鼻干燥，大小便不利，眼视不明，耳后青色，眠卧不安，腰直目眄，青筋生，头发竖，时时作声，口不噤吐白沫，浑身烦热，头上汗出，时多惊悸，手足颤掉，梦中叫唤，目瞳子大，是发痫之状也。

6. 《圣济总录》宋·赵佶

（1）论曰肺为华盖，复于诸脏，若肺虚则生寒，寒则阴气盛，阴气盛则声嘶，语言用力，颤掉缓弱，少气不足，咽中干无津液，虚寒乏气，恐怖不乐，咳嗽及喘，鼻有清涕，皮毛焦枯，诊其脉沉缓，此是肺虚之候，虚则宜补也。

（2）论曰肾者主水，膀胱为府，今肾气不足，膀胱有寒，不能约制水液，令津滑气虚，故小便利多，久不瘥，则肾气伤惫，真元耗损，腰脊酸疼，身体寒颤羸乏之病生焉。

7. 《严氏济生方》宋·严用和

方其虚也，虚则生寒，寒则声嘶，语言用力，颤掉缓弱，少气不足，咽中干无津液，虚寒乏气，恐怖不乐，咳嗽及喘，鼻有清涕，皮毛焦枯，诊其脉沉缓者，是肺虚之候也；及其实也，实则生热，热则胸膈满，鼻赤口张，饮水无度，上气咳逆，咽中不利，肩背生疮，尻、阴、股、膝、髀、腨、肘、足皆痛。脉来浮涩而短者，是不病之脉也，脉来不上不下，如循鸡羽曰病，按之消索如风吹毛曰死。

8.《三因极一病证方论》宋·陈言

四肢拘挛者，以中风冷，邪气入于肝脏，使诸筋挛急，屈不可伸也。风柔者，以风热入于肝脏，使诸筋弛张，缓而不收也。故《经》云：寒则挛急，热则弛张。风颤者，以风入于肝脏经络，上气不守正位，故使头招摇，而手足颤掉也。风喑者，以风冷之气客于中，滞而不能发，故使口噤不能言也，与前所谓涎塞心肺同候，此以口噤为瘖耳。猥退风者，半身不遂，失音不语，临事不前，亦偏中于心肺经所致也。诸证类例，可推而治之。

9.《察病指南》宋·施桂堂

肝实则目赤，胁疼多怒，颊肿头旋耳聋，宜泻之。虚则目暗，筋挛胁拘，多悲恐，爪甲枯，不得大息，宜补之。

10.《黄帝素问宣明论方》金·刘完素

《素问》云：诸风掉眩强直，肢痛软戾，里急筋缩，皆足厥阴风木之位，肝胆之气也。（风者，动也。动者，摇也。所谓风气甚而主目眩运，由风木王，则是金衰不能制木，而木能生火，故风火多为热化，皆为阳热多也。）风为病者，或为寒热，或为热中，或为寒中，或为疠风，或为偏枯，或为腰脊强痛，或为耳鸣鼻塞诸证，皆不仁，其病各异，其名不同。

风痉病目直，卒中口噤，背强如弓，卧动摇，手足抽搦，无汗名刚，为阳痉，有汗名柔，为阴痉，通三一承气下妙。

11.《儒门事亲》金·张从正

夫风之为状，善行而数变。《内经》曰：诸风掉眩，皆属肝木。掉摇眩运，非风木之象乎？纤曲劲直，非风木之象乎？

手足掣颤，斜目㖞口，筋急挛搐，瘛疭惊痫，发作无时，角弓反张，甚则吐沫，或泣或歌，喜怒失常，顿僵暴仆，昏不知人，兹又非风木之象乎？故善行而数变者，皆是厥阴肝之用也。夫肝木所以自甚而至此者，非独风为然。盖肺金为心火所制，不能胜木故也。此病之作，多发于每年十二月，大寒中气之后，及三月四月之交，九月十月之交。何以言之？大寒中气之后，厥阴为主气，巳亥之月，亦属厥阴用事之月，皆风主之时也。故三月四月之交，多疾风暴雨。振拉摧拔，其化为冰雹。九月十月之交，多落木发屋之变。故风木郁极甚者，必待此三时而作。

12.《丹溪手镜》元·朱丹溪

（1）肺虚　语嘶，用力棹颤，少气不足，咽中干无津液，咳喘鼻流清涕，恐怖耳聋。脉沉缓。

（2）唇吻反青，脾部见木色，四肢漐习，手足振动，此为肝绝也。

13.《阴证略例》元·王好古

手足振摇者，为元气无主持也。

14.《普济方》明·朱橚、滕硕、刘醇

（1）风颤者，以风入肝藏，经络之气不守正位，故使头招摇而手足颤掉也。

（2）肺中风之状，多汗恶风，色皓然白，时咳嗽短气，昼日则瘥，暮则甚。诊在眉上，其色白，又口燥而喘，身运而重，喘而肿胀，偃卧则胸满短气，烦闷汗出。夫热生风，风盛则热，腠理开多汗者，热盛故也。风搏于内，所以恶风。皓然而白，金之色也。在变动为咳，又肺主气，故时咳短气也。风，阳也，阳昼则在表，暮则在里，阳里而风应，故暮则甚

也。诊在眉上其色白，肺之色也。身运而重，风使然也。喘而肿胀，偃卧而胸满短气，以主气故也。又嘘吸颤掉，语声嘶塞，身体沉重，四肢痿弱，其脉浮数，皆肺中风之故也。

15.《医学纲目》明·楼英

（1）风颤者，以风入于肝脏经络，上气不守正位，故使头招面摇，手足颤掉也。

（2）颤，摇也。振，动也。风火相乘，动摇之象，比之瘛疭，其势为缓。《内经》云：诸风掉眩，皆属于肝。掉即颤振之谓也。又曰：诸禁鼓栗，如丧神守，皆属于热。鼓栗亦动摇之意也。此症多由风热相合，亦有风寒所中者，亦有风挟湿痰者，治各不同也。（常见此症多于伤寒，热病痢疾中兼见者，多是热甚而然，虚亦有之。背战摇振动轻利而不痿弱，比之中风曳牵动重迟者，微有不同。）

16.《类经》明·张介宾

（1）岐伯曰：诸风掉眩，皆属于肝。（风类不一，故曰诸风。掉，摇也。眩，运也。风主动摇，木之化也，故属于肝。其虚其实，皆能致此。如发生之纪，其动掉眩巅疾，厥阴之复，筋骨掉眩之类者，肝之实也。又如阳明司天，掉振鼓栗，筋痿不能久立者，燥金之盛，肝受邪也；太阴之复，头顶痛重而掉瘛尤甚者，木不制土，湿气反胜，皆肝之虚也。故《卫气篇》曰：下虚则厥，上虚则眩。亦此之谓。凡实者宜凉宜泻，虚则宜补宜温，反而为之，祸不旋踵矣。）诸热瞀瘛，皆属于火。（瞀，昏闷也。瘛，抽掣也。邪热伤神则瞀，亢阳伤血则瘛，故皆属于火。然岁火不及，则民病两臂内痛，郁冒朦昧；岁水太过，则民病身热烦心躁悸，渴而妄冒。此义火之所以有虚实也。瞀，茂、务二音。瘛音翅。）

（2）弗治，肾传之心，病筋脉相引而急，病名曰瘛，当此之时，可灸可药。弗治，满十日法当死。（肾邪克火则传于心，心主血脉，心病则血燥，血燥则筋脉相引而急，手足拘挛，病名曰瘛。邪气至心，其病已极，此而弗治，故不出十日当死。瘛音翅。）

（3）酸伤筋，（酸走筋，过则伤筋而拘挛。）

（4）诸寒收引，皆属于肾。（收，敛也。引，急也。肾属水，其化寒，凡阳气不达，则营卫凝聚，形体拘挛，皆收引之谓。如太阳之胜为筋肉拘苛血脉凝泣，岁水太过为阴厥，为上下中寒，水之实也。岁水不及为足痿清厥，涸流之纪其病癃闭，水之虚也。水之虚实，皆本于肾。）

（5）所以不能冻栗者，肝一阳也，心二阳也，肾孤脏也，一水不能胜二火，故不能冻栗，病名曰骨痹，是人当挛节也。（肝有少阳之相火，心为少阴之君火，肾一水也，一水已竭，二火犹存，是阴气已虚于中，而浮阳独胜于外，故身骨虽寒而不至冻栗，病名骨痹。然水不胜火，则筋骨皆失所滋，故肢节当为拘挛。）

（6）脾移寒于肝，痈肿筋挛。（脾中寒胜，则反传于肝。脾寒则肉寒，故为痈肿。肝寒则筋寒，故为拘挛。）

（7）肝气热则胆泄口苦，筋膜干，筋膜干则筋急而挛，发为筋痿。（肝痿者，筋痿也。胆附于肝，肝气热则胆汁溢泄，故为口苦。筋膜受热则血液干燥，故拘急而挛，为筋痿也。）

（8）帝曰：人有尺脉数甚，筋急而见，此为何病？（尺脉数甚，阴邪有余而水不足也。筋急而见，筋脉拘急而形色外见也。筋者肝之合，阴气不足则肝失所养，故筋急而见。）

（9）肾传之心，病筋脉相引而急，病名曰瘛，当此之时，可灸可药。弗治，满十日法当死。（肾邪克火则传于心，心主血脉，心病则血燥，血燥则筋脉相引而急，手足挛掣，病名曰瘛。邪气至心，其病已极，此而弗治，故不出十日当死。瘛音翅。）

（10）肾痹者，善胀，尻以代踵，脊以代头。（肾者胃之关，肾气痹则阴邪乘胃，故腹善胀。尻以代踵者，足挛不能伸也。脊以代头者，身偻不能直也。以肾脉入跟中，上腨内，出腘内廉贯脊属肾，故为是病。尻，开高切。）

（11）春刺秋分，筋挛逆气，环为咳嗽，病不愈，令人时惊，又且哭；（春刺皮肤，是刺秋分也。肝木受气于秋，肝主筋，故筋挛也。）

（12）肝悲哀动中则伤魂，魂伤则狂忘不精，当人阴缩而挛筋，两胁骨不举。

（13）帝曰：五脏应四时，各有收受乎？（收受者，言同气相求，各有所归也。）岐伯曰：有。东方青色，入通于肝，开窍于目，藏精于肝，（东为木王之方，肝为属木之脏，故相通也。青者木之色。目者肝之窍。木之精气，藏于肝曰魂。）其病发惊骇，（风木之气多振动，故病为惊骇。）其味酸，其类草木，（酸者木之味。）其畜鸡，（《易》曰：巽为鸡。东方木畜也。）其谷麦，（麦成最早，故应东方春气。《五常政大论》曰：其畜犬，其谷麻。）其应四时，上为岁星，（木之精气，上为岁星。）是以春气在头也，（木王春，春气上升也。）其音角，（木音曰角，其应春，其化丁壬巳亥。）其数八，（河图数，天三生木，地八成之。）是以知病之在筋也，（肝主筋也。）其臭臊。（臭，气之总名也。臊为木气所化。《礼月令》曰：其臭膻。膻与臊类。臭，许救、尺救二切。臊音骚。）

（14）大骨枯槁，大肉陷下，胸中气满，喘息不便，其气动形，期六月死；真藏脉见，乃予之期日。（大骨大肉，皆以通身而言。如肩脊腰膝，皆大骨也；尺肤臀肉，皆大肉也。肩垂项倾，腰重膝败者，大骨之枯槁也。尺肤既削，臀肉必枯，大肉之陷下也。肾主骨，骨枯则肾败矣。脾主肉，肉陷则脾败矣。肺主气，气满喘息则肺败矣。气不归原，形体振动，孤阳外浮而真阴亏矣。

（15）又曰：息摇肩者心中坚，息引胸中上气者咳，息张口短气者肺痿唾沫。又曰：吸而微数，其病在中焦实也，当下之即愈，虚者不治。在上焦者其吸促，在下焦者其吸远，此皆难治。呼吸动摇振振者不治。

（16）岐伯曰：诸风掉眩，皆属于肝。（风类不一，故曰诸风。掉，摇也。眩，运也。风主动摇，木之化也，故属于肝。其虚其实，皆能致此。如发生之纪，其动掉眩巅疾，厥阴之复，筋骨掉眩之类者，肝之实也。又如阳明司天，掉振鼓栗，筋痿不能久立者，燥金之盛，肝受邪也；太阴之复，头顶痛重而掉瘛尤甚者，木不制土，湿气反胜，皆肝之虚也。故卫气篇曰：下虚则厥，上虚则眩。亦此之谓。凡实者宜凉宜泻，虚则宜补宜温，反而为之，祸不旋踵矣。余治仿此。掉，提料切。）

（17）骨者髓之府，不能久立，行则振掉，骨将惫矣。（髓充于骨，故骨为髓之府。髓空则骨弱无力，此肾脏之失强也。）得强则生，失强则死。（藏强则气强，故生。失强则气竭，故死。）

（18）阳明司天，燥气下临，肝气上从，苍起木用而立，土乃眚，凄沧数至，木伐草萎，胁痛目赤，掉振鼓栗，筋痿不能久立。（阳明燥金司天，卯酉岁也。燥气下临，木之所畏，故肝气应而上从。木应则苍色起，而木为金用，故土必受伤。

然金盛则凄沧数至，故木伐草萎而病在肝。肝经行于胁，故胁痛。肝窍在目，故目赤。肝主风，故掉振鼓栗。肝主筋，故筋痿不能久立。皆天气之所生也。）

（19）有病为惊者，曰东方色青，入通于肝，其病发惊骇，以肝应东方风木，风主震动而连乎胆也。

17.《济阳纲目》明·武之望

黄帝曰：人之颤者，何气使然？岐伯曰：胃气不实则诸脉虚，诸脉虚则筋脉懈堕，筋脉懈堕则行阴，用力不复，故为颤。因其所在，补分肉间。楼氏曰：颤，摇也。振，动也。风火相乘，动摇之象，比之瘛疭，其势力缓。《内经》云：诸风掉眩，皆属于肝。掉即颤振之谓也。又曰：诸禁鼓栗，如丧神守，皆属于热。鼓栗亦动摇之意也。此证多因风热相合，亦有风寒所中者，亦有风挟湿痰者，治各不同也。《纲目》云：颤振与瘛疭相类，但瘛疭则手足牵引，而或伸或屈，颤振则但颤动，而不伸屈也。胃虚有痰，用参术以补气，茯苓、半夏以行痰。如实热积滞，用张子和三法。薛氏曰：诸风掉眩，皆属于肝。治法若肝木实热，用泻青丸。肝木虚热，用六味丸。肺金克肝木，用泻白散。肝木虚弱，用逍遥散加参、术、钩藤钩。脾血虚弱，用六君子汤加芎、归、钩藤钩。胃气虚弱用补中益气汤加钩藤钩。若妇人产后颤振，乃气血亏损，虚火益盛而生风也，切不可以风论，必当大补，斯无误矣。

18.《素问吴注》明·吴昆

（1）五味所禁：辛走气，气病无多食辛；辛，阳气，气亦阳也，同气相求，故辛走气，辛主发散，气弱者食之，则气益虚耗矣，故在所禁。咸走血，血病无多食咸；咸，阴也，血，亦阴也，同气相求，故咸走血，血得咸则凝结而不流，故血病禁咸也。苦走骨，骨病无多食苦；苦，阴也，骨，亦阴也，气同则入，故苦走骨，骨得苦则阴益甚，骨重而难举矣，故骨病禁苦。甘走肉，肉病无多食甘；甘，土地，肉，亦土也，相从以类，故甘走肉，肉得甘则病肤肿肉胀者滋甚矣，故肉病禁甘。酸走筋，筋病无多食酸；酸，木也，筋，亦木也，以类相从，故酸走筋，筋得酸则病拘挛收引者益加矣，故筋病无多食酸。是谓五禁；无令多食。令，平声。

（2）厥，逆也。气不顺其常道，转相移并，逆而为患也。黄帝问曰：五脏六腑，寒热相移者何？岐伯曰：肾移寒于脾，痈肿少气。移者，脏气转移相并也。寒与热皆能为痈毒，寒为阴毒，热为阳毒。此云肾移寒于脾，肾主寒水之化，而合于骨，脾主肌肉，寒毒移于骨肉之间，壅塞营卫，或先肿后痛，或先痛后肿，皆曰痈肿。少气者，肾以阴气吸纳，今肾之阴气移而并于脾，则肾之阴气微矣，无以吸纳，故少气。脾，王冰作肝。《甲乙经》、全元起皆作脾，今改此。脾移寒于肝。痈肿筋挛。脾移寒毒于肝，其为痈肿，则令筋拘挛，盖肝主筋故也。

（3）肾痹者，善胀，尻以代踵，脊以代头。尻，音敲。肾者胃之关，关不利，则胃气不能输展，故善胀，善胀者，湿之象也。肾主骨髓，其脉起于足心之下，上腨内，出腘内廉，上股内后廉，贯脊，其直行者，从肾上贯肝膈，入肺中，循喉咙，挟舌本，风寒伤其脉，引其筋，风胜则拘挛，寒胜则缩急，故身体牵拘，足不能伸而令尻以代踵，头不能举而令脊以代头。

19.《寿世保元》明·龚廷贤

痿者，手足不能举动是也，又名软风。下身痿弱，不能趋步，及手战摇，不能握物。此症属血虚，血虚属阴虚，阴虚生内热，热则筋弛，步履艰难，而手足软弱，此乃血气两虚。

20.《冯氏锦囊秘录》清·冯兆张

颤振者，非寒禁鼓栗，乃木火上盛，肾阴不充，下虚上实，实为痰火，虚为肾亏，法则清上补下。

21.《金匮翼》清·尤怡

颤振，手足动摇，不能自主，乃肝之病，风之象，而脾受之也。肝应木，木主风，风为阳，阳主动；脾应土，土主四肢，四肢受气于脾者也。土气不足，而木气鼓之，故振之动摇，所谓风淫末疾者是也。按：手足为诸阳之本，阳气不足，则四肢不能自主，而肝风得以侮之。肝应木，热生风，阴血衰则热而风生焉。故犯此症者，高年气血两虚之人，往往有之，治之极难奏功。

22.《医碥》清·何梦瑶

颤，摇也；振，战动也。亦风火摇撼之象，由水虚而然。（水主静，虚则风火内生而动摇矣。）风木盛则脾土虚，脾为四肢之本，四肢乃脾之末，故曰风淫末疾。（有头摇动而手足不动者，木气上冲也。）

23.《医略十三篇》清·蒋宝素

张子和言掉摇眩运，纤曲劲直，手足制颤，目斜口㖞，顿僵暴仆，昏不知人，为风木之象，厥阴肝木之用，肝木所以自甚者，盖肺金为心火所制，不能胜木故也。此子和明知经义中风，乃风淫外入，又惑于河间主火之说，遂以肺金为心火所制，不能平木，木火召风，两存其说，依违无决。

24.《王旭高临证医案》清·王旭高

仁渊曰：肝风痰火，乃类中之渐也。故次于中风之后。原夫肝之所以生风，由肾水不足灌溉，致木燥火生，火生风起；脾弱不能运化饮食精微而生痰浊，痰浊为风阳煽动，上盛下虚。轻则眩晕摇颤，气升呕逆，重则癫狂昏仆，与中风同类。案中治法，大都上熄风阳，下滋肾水。痰多者，以化痰为主，虚多者以养阴为主。

25.《灵素节注类编》清·章楠

（1）肝脉急甚者，为恶言；微急，为肥气在胁下，若覆杯；缓甚，为善呕；微缓，为水瘕痹也；大甚，为内痈，善呕，衄；微大，为肝痹，阴缩，咳引小腹；小甚，为多饮；微小，为消瘅；滑甚，为癫疝；微滑，为遗溺；涩甚，为溢饮；微涩，为瘈挛，筋痹。

肝藏血，其本脉柔软而细长，名弦者，阳气初生之象也。若急强不和，则血少而气逆，肝气逆则多怒，故出恶言，或恶人之言也；若微急，乃气伤血瘀，结于胁下名肥气，大如覆杯，肝之积也，胁下，肝之部也，缓甚者，纵缓气横犯胃，故善呕也；微缓者，气不循经，水蓄成瘕而痹也，瘕者，假物以成形也；大甚者，火盛结为内痈，血热妄行，呕而衄血也；微大者，血伤气痹，肝主筋，筋失荣养而阴缩，阴为宗筋，故气痹而咳，牵引小腹也；小甚者，血枯内燥，渴而多饮；微小者，饮多成瘅，瘅者，水郁成热也；滑甚者，湿闭而热伏，热则脉滑，湿闭而气不流行，阴子肿大顽木，不知痛痒，名癫疝也；微滑者，虚热，气不能收摄，为遗溺，盖实热则癃闭，虚热为遗溺，皆肝所主之病也；涩甚者，阳气无力运行，由水饮漫溢故也；微涩者，气血皆伤，筋失荣养，为瘈疭，为拘挛，而筋痹也。

脾脉急甚，为瘈疭；微急，为膈中，食饮入而还出，后沃沫；缓甚，为痿厥；微缓，为风痿，四肢不用，心慧然，若无病；大甚，为击仆；微大，为疝气，腹里大，脓血在肠胃之外；小甚，为寒热；微小，为消瘅；滑甚，为癀癃；微滑，为虫毒蛔蝎腹热；涩甚，为肠癀；微涩，为内癀，多下脓血。

脾土居中，而主肌肉，其本脉和缓而敦厚，阴阳两平之象也。气旺四季更代之时，故脉名代，而歇止有定数者，亦名代脉，是脾气损，不能接续各脏之气，以行于身也。脾主四肢，其脉急甚，肝邪盛而犯脾，风动而四肢抽掣，为瘛疭也。

（2）肝气热，则胆汁泄而口苦，筋膜干枯，拘急而成筋痿也。

（3）脾移寒于肝，又兼筋挛，以肝主筋，因寒而拘急也。此二者，皆由其所胜传来，则肝脾之本气不足可知矣。

26.《医经原旨》清·薛雪

（1）心脉满大，痫瘛筋挛。（心脉满大，火有余也。心主血，脉火盛则血涸，故痫瘛而筋挛。痫，癫痫也。瘛，抽搐也。挛，拘挛也。）肝脉小急，痫瘛筋挛。（肝藏血，小为血不足，急为邪有余，故为是病。夫痫瘛筋挛，病一也，而心肝二经皆有之，一以内热，一以风寒，寒热不同，血衰一也，故同有是病。）

（2）诸寒收引，皆属于肾；（收，敛也。引，急也。肾属水，其化寒。凡阳气不达则荣卫凝聚，形体拘挛，皆收引之谓。如太阳之胜为筋肉拘苛，血脉凝泣。岁水太过为阴厥，为上下中寒。水之实也；岁水不及为足痿清厥，涸流之纪，其病癃闭，水之虚也。水之虚实，皆本于肾。）

（3）夫百病之生也，皆生于风、寒、暑、湿、燥、火，以之化之变也。（气之正者为化，气之邪者为变，故曰"之化之变"也。）盛者泻之，虚者补之，审察病机，无失气宜。

（病随气动，必察其机，治之得要，是无失也。）诸风掉眩，皆属于肝；（风类不一，故曰"诸风"。掉，摇也。眩，运也。风主动摇，木之化也，故属于肝。其虚其实，皆能致此。如发生之纪，其动掉眩巅疾；厥阴之复，筋骨掉眩之类者，肝之实也。又如阳明司天，掉振鼓栗，筋痿不能久立者，燥金之盛，肝受邪也；太阴之复，头顶痛重而掉瘛尤甚者，木不制土，湿气反胜，皆肝之虚也。

（4）饮食饱甚，汗出于胃。（此下五条言汗者，汗属精，病在阴也。饮食饱甚则胃气满而液泄，故汗出于胃。）惊而夺精，汗出于心。（惊则神散，神散则夺其精气，故汗出于心。）持重远行，汗出于肾。（持重远行则伤骨，肾主骨，故汗出于肾。）疾走恐惧，汗出于肝。（肝主筋而藏魂，疾走则伤筋，恐惧则伤魂，故汗出于肝。）摇体劳苦，汗出于脾。（摇体劳苦，则肌肉四肢皆动，脾所主也，故汗出于脾，又醉饱行房，汗出于脾。）

27.《中西汇通医经精义》清·唐宗海

（1）诸风掉眩，皆属于肝。肝为风脏，凡风病皆属于肝。诸风，谓中风、伤风、惊风、疠风之类，所该之证多矣。掉谓转动，凡猝倒、痉痫、抽掣、摇战之类皆是，肝主筋，此皆筋之为病也。眩是昏晕，凡昏花妄见，头目旋转，皆是肝开窍于目，故有此病也。西医谓目眩惑昏花，痉痫抽掣，皆脑髓筋为病，谓目系通脑，故昏眩。脑气用力太过，则肉缩伸抽掣。究问脑气何故病此，则西医茫然，岂知肝脉通于脑，开窍于目，而主筋。凡西医所谓脑气，皆肝脉所司，而脉筋所以致病，则又肝风为政也。故凡掉眩皆属于风，而诸风为病，总属之肝。

（2）诸寒收引，皆属于肾。肾司寒气，故凡寒证，皆属之肾，肾又主骨，肾阳四达，则骨体舒展举动轻便。若肢骨拘急而收曲，或身单缓而引长，皆骨不为用也，须知拘收引身单，与抽掣缩短者不同，一是寒症，一是风症，当辨。

（3）诸禁鼓慄，如丧神守，皆属于火。禁谓口齿禁切，噤口痢，痉病口禁之类。鼓慄，谓鼓战慄，如疟疾手足摇战之类。如丧神守，谓谵语百合病，恍惚不安之类，盖热极反寒之象，火扰心神之征，皆宜治其火也。

28.《内经博议》清·罗美

（1）脾移寒于肝，壅肿筋挛。肝之木，温达而疏脾也。然木食米于土，亦赖中州之养，今中土寒胜，是土既失其震发，而木乃无气以升，势必移寒于肝。土寒故壅肿，木废则筋寒，故为拘挛。

（2）按厥阴本气，为风为木，在岁序为十一月，冬至一阳生之后，于时则两阴交尽于上，于气则风木升动于下，是以风木为本，厥阴为标。标属沉阴，本乃少阳，少阳方起于沉阴而未著，故不曰少阳，而曰厥阴。于时风木而未胜乎阴，而厥阴用事，是以凡厥阴时气，及岁气司天在泉所至，虽属风木，而标之所在，皆风木不足，阴寒有余。在人应之，外动于风，内感于肝，而恒起于阴。故其病在筋，所至为里急，阴乘木而木郁也。为支痛胁痛，阴乘本经络，而木不伸也。为缓戾，风动筋而筋转也。为呕泄，风木上达下克也，此皆所至而病也。然司天恒气，从六元天气司之，若己亥岁，虽厥阴司天，乃风气在上，厥阴下奉之，则风宣而动。风行地上，必脾土受克，势必病脾，是以病胃脘，当心而痛，上支两胁鬲咽不通，食饮不下，舌本强，食则呕。此时脾之部位经络，两为所乘，故病如是。至若胃鬲如塞，腹胀，溏冷泄水闭瘕之反见者，则又风兼阴寒，阴寒动脾，而厥阴之标见也。然而风气在上，又中见少阳，则风与少阳摇动，当其淫胜，又必本肝先病，故耳鸣头眩，愦愦欲吐，胠胁气并化而为热，小便黄赤，胃脘当心而痛，肠鸣飧泄，少腹痛，注下赤白。皆风与热并，而摇动肝脾之间也。风木之动必兼寒热二者，是以寒热二症，亦出于肝也。若当不运不及，则恒从金气所化，而为摇动注恐，摇动者筋病，注恐者肝胆俱病。

29.《内经运气病释》清·陆懋修

（1）寒厥入胃，内生心痛。此寒入胃，胃脘当心而痛。胃脘在心下，故曰心痛。阴中乃疡，隐曲不利，互引阴股。此以太阳之脉络肾、属膀胱故也。筋肉拘苛，血脉凝泣，络满色变，或为血泄。此筋肉血脉得寒而痹，经虚则络满，血凝则下泄也。皮肤否肿，腹满食减。此水病之内外分见者也。

（2）民病胁痛、目赤、掉振、鼓栗、筋痿不能久立。此燥气临下，木之所畏，故肝气亦从而上逆也。肝窍在目而主风主筋，己所胜者，轻而侮之，皆天气所生病也。

30.《素问经注节解》清·姚止庵

（1）肝气热，则胆泄口苦，筋膜干，筋膜干则筋急而挛，发为筋痿。（按：肝为脏，胆为腑，阴阳本相应也。肝属木而生火，火上炎则胆汁上溢而口苦。肝又主筋，故热则筋膜干，惟干故又挛急而筋痿也。痿之为义似属弛缓，挛急亦痿者，急则拘缩而不能伸，与弛无异，故亦能痿也。按：胆居肝短叶间，注谓胆为肝叶，误矣。）

帝曰：如夫子言可矣，论言治痿者独取阳明，何也？岐伯曰：阳明者，五脏六腑之海、主闰宗筋，宗筋主束骨而利机关也。（宗筋谓阴髦中横骨上下之竖筋也。上络胸腹，下贯髋尻，又经于背腹，上头项，故云宗筋主束骨而利机关也。然腰者身之大关节，所以司屈伸，故曰机关。按：闰当作润，言脏腑资水谷以化气血而养人，宗筋借以滋润焉。宗筋为诸筋之宗，网维一身，干槁则拘缩，滋润则便利也。）

（2）厥阴厥逆，挛，腰痛，虚满前闭，谵言。（……全元起云："谵言者，气虚独言也。"按：厥阴，肝也，肝主筋，肝病则筋拘挛。筋挛则屈伸不利，故腰痛。）

31.《黄帝素问直解》清·高士宗

（1）肝气热，是肝脏病于内矣。肝热，则胆亦热，故胆气上泄而口苦，肝病于内，则肝主之筋膜应于外，故血液竭而筋膜干，筋膜干则筋急而拘挛，故发为筋痿。

（2）肝脉小急，痫瘛筋挛。肝者血之所藏，肝脉小急，则血不充身，故亦痫瘛筋挛，是知痫瘛筋挛之病，有因神气之内虚，有因肝血之不足矣。

（3）肝脉骛暴，有所惊骇。骛，音务，余篇同。骛，犹疾也。暴，犹促也。肝脉疾促，阴血虚而阳热盛也。血虚热盛，故有所惊骇，上文肝脉小急，血虚阴盛则痫瘛筋挛，此肝脉骛暴，血虚阳盛则惊骇也。

（4）头者，精明之府，头倾视深，精神将夺矣。背者胸中之府，背曲肩随，府将坏矣。腰者肾之府，转摇不能，肾将惫矣。膝者筋之府，屈伸不能，行则偻府，筋将惫矣。骨者髓之府，不能久立，行则振掉，骨将惫矣。得强则生，失强则死。

（5）所谓观六腑强弱，形之盛衰者，以在外之形身论之，则头背腰膝骨，皆谓之府。人身精气上会于头，神明上出于目，故头者，精明之府。若头倾视深，则精气神明，不上行于头，而精神将夺矣。胸在内，背在外，故背者胸中之府。若背曲肩随，则胸中之气，不行于背，而府将坏矣。肾居腰内，故腰者肾之府。若转摇不能，则腰骨空虚，而肾将惫矣。大筋联属于膝，故膝者筋之府。若屈伸不能，行则伛偻依附，膝软而不坚，而筋将惫矣。髓藏骨内，故骨者髓之府。若不能久立，行则振掉，则精髓内枯，而骨将惫矣。此六腑强弱，属于形之盛衰，故以头背腰膝骨为府。得强则形身之府气盛，故生；失强则形身之府气衰，故死。此观六腑强弱形之盛衰之法也。

（6）阳明司天，燥气下临，肝气上从，苍起木用而立，土乃眚。凄沧数至，木伐草萎，胁痛目赤，掉振鼓栗，筋痿不能久立。暴热至，土乃暑，阳气郁发，小便变，寒热如疟，甚则心痛。火行于槁，流水不冰，蛰虫乃见。数，音朔，下同。凡卯酉之岁，阳明司天，阳明，燥金也，故燥气下临。司天之气，制于人身，人受其制，故肝气上从。肝色苍而属木，故苍起木用而立。苍起木用，则土乃眚，木刑土也。凄沧数至，金气胜也。木伐草萎，金刑木也，胁痛目赤，肝木病也。掉振鼓栗，肝虚病也，筋痿不能久立，肝主筋。阳明司天，则少阴在泉，少阴，热气也，故暴热至。暴热至，则土乃暑，而阳气郁发，热入于内，则小便变，热行于外，则寒热如疟，甚则热气自伤而心痛。客气加临，则君火加于六气，故火气行于草木枯槁之时，致冬令流水不冰，蛰虫乃见而不藏。

32.《素问悬解》清·黄元御

（1）脾主肌肉，其经自足走胸，病则湿盛脾郁，经脉下陷，故身重肉痿，足软不收。湿伤筋脉，软短拘缩，故行则善瘛，脚下作痛（足心）。虚则不能消磨水谷，故腹满肠鸣，飧泄，饮食不化。取太阴阳明之经，兼取少阴之血者，水泛则土湿，泻肾水以泄土湿也。

（2）厥阴司天则风木旺，耳鸣掉眩者，肝木升扬也。咳者，胆火刑肺也。胸胁痛者，甲木刑胃也。舌难言者，风燥筋挛也。甲乙同气，故病如此。

（3）厥阴在泉则风木旺，肝主筋，诸筋者皆会于节，风动血耗，筋膜挛缩，故关节不利，痉强拘急。风木振撼，则筋骨瘛疭并。木陷于水则腰痛，木郁克土则腹痛也。（关节拘急者，肝木之陷，筋骨瘛疭并者，胆木之逆。）

33.《医医偶录》清·陈修园

肝气者，妇女之本病。妇女以血为主，血足则盈而木气盛，血亏则热而木气亢，木盛木亢，皆易生怒，故肝气唯妇女为易动焉。然怒气泄，则肝血必大伤，怒气郁，则肝血又暗损，怒者血之贼也。其结气在本位者，为左胁痛。移邪于肺者，右胁亦痛。气上逆者，头痛，目痛，胃脘痛。气旁散而下注者，手足筋脉拘挛，腹痛，小腹痛，瘰疬，乳岩，阴肿，阴痒，阴挺诸症。其变病也不一，随症而治之。……手足筋脉拘挛者，肝气热也，五痿汤加黄芩、丹皮。

34.《内经评文》清·周学海

（1）肝悲哀动中则伤魂，魂伤则狂忘不精，不精则不敢正，当人阴缩而挛筋，两胁骨不举，毛悴色夭，死于秋。

（2）黄帝问于岐伯曰：人有八虚，各何以候。岐伯答曰：以候五脏。黄帝曰：候之奈何。岐伯曰：肺心有邪，其气留于两肘。肝有邪，其气留于两腋。脾有邪，其气留于两髀。肾有邪，其气留于两腘，凡此八虚者，皆机关之室，真气之所过，血络之所游，邪气恶血，固不得住留，住留则伤筋络骨节，机关不得屈伸，故病挛也。（通篇笔致夭矫，如神龙之蜿蜒空中，惜文义前后不相承，理法无可揣摩。）

35.《素灵微蕴》清·黄元御

脾者，孤脏以灌四旁，湿旺津瘀，不能四灌，故内愈湿而外益燥，一旦因情志之内伤，虚邪外袭，风燥血烁，筋挛体枯。以风木而刑湿土，湿气堙郁，化生败浊，孔窍填塞，肺腑郁闷，胃逆则神迷，脾陷则言拙，是皆中气之败也。汤入则吐者，滋其土湿，胃气愈逆也。法当暖水燥土，而润风木，水暖土燥，乙木荣达，风静体伸，复其骨健筋柔之素矣。

36.《素问灵枢类纂约注》清·汪昂

腰者，肾之府，转摇不能，肾将惫矣。

37.《运气要诀》清·吴谦

（1）在天为风，在地为木，在人为肝，在体为筋。风气通于肝，故诸风为病，皆属于肝木也。掉，摇动也，眩，昏运也。风主动旋，故病则头身摇动目昏眩运也。

（2）阳明司天燥下临，肝气上从病肝筋，热行于地心肺害，清燥风热互交侵，民病寒热咳膹郁，掉振筋痿力难伸，烦冤胁痛心热痛，目痛眥红小便纁。

【注】阳明燥金司天，卯酉岁也。燥气下临木之所畏，故肝气上从而病肝筋也。凡阳明司天，则少阴君火在泉，故热行于地而病肺心也。是则知清燥风热交侵，民病寒热而咳，胸郁膹满，掉摇振动，筋痿无力，烦冤抑郁不伸，两胁心中热痛，目痛眥红，小便绛色，皆其证也。

（3）厥阴司天风下临，脾气上从脾病生，火行于地冬温化，风火寒湿为病民，耳鸣掉眩风化病，支满肠鸣飧泻频，体重食减肌肉痿，温厉为灾火化淫。

【注】厥阴风木司天、巳亥岁也。风气下临土之所畏，故脾气上从而病脾也。凡厥阴司天，则少阳相火在泉，故火行于地而病温也。是则知风火寒湿杂揉，民病耳聋，振掉，眩晕，腹满肠鸣，完谷不化之泻，体重食减，肌肉痿瘦，皆其证也。

38.《杂病源流犀烛》清·沈君鳌

虽然，《内经》之言痹，固可阐而明之矣，而仲景书又有所谓血痹者，曰尊荣人骨弱，肌肤盛重，因劳疲汗出，卧不时动摇，加被微风，遂得之，大抵此症原于质虚劳倦之故。盖以尊荣者，素安闲，故骨弱。素膏粱，故肌肤盛。一旦疲劳汗出，则气竭表虚，因而卧则神不敛，或时动摇而微风乘之。此时本气弱疲，劳又耗气，汗则阳气泄，卧则阳气伏，则外之阳气不能固闭，荣气又复动摇，风虽微而易入，故风与血相搏而成痹也。

39.《医灯续焰》清·潘楫

气短促不足以息，虚甚（气不能应呼吸）。平人无寒热，短气不足以息者，实也（中焦有碍或痰火。）吸而微数，其病在中焦，实也。当下之即愈（中实，吸不得入，还出复入，故微数也。）虚者不治（实则可下。中虚，吸不尽入而微数者，肝肾欲绝。）在上焦者，其吸促。在下焦者，其吸远。此皆难治。呼吸动摇振振者不治。（病在上焦，气宜通下。病在下焦，气宜达上。上下交通，病斯愈矣。今上焦者吸促而不能通下，下焦者吸远而不能达上。上下不交通，病岂易治乎？动摇振振，气不载形也。）

40.《杂病广要》日本·丹波元坚

（1）颤振者，人病手足摇动，如抖擞之状，筋脉约束不住而莫能任持，风之象也。《内经》云：诸风眩掉，皆属肝木。肝主风，风为阳气，阳主动，此木气太过而克脾土，脾主四肢，四肢者诸阳之末，木气鼓之故动，经谓风淫末疾者此也。亦有头动而手足不动者，盖头乃诸阳之首，木气上冲，故头独动而手足不动，散于四末，则手足动而头不动也。此病壮年鲜有，中年以后乃有之，老年尤多。夫老年阴血不足，少水不能制盛火，极为难治。前哲略不及之，惟张戴人治新寨马叟，作木火兼痰而治，得效。遇此证者，当参酌其旨而运其精思云。（《准绳》）（按：戴人治验出《十形三疗》，用通圣散及涌剂。）颤振之脉，小弱缓滑者可治，虚大急疾者不治。间有沉伏涩难者，必痰湿结滞于中之象。（《医通》）

（2）血痹者，由体虚邪入于阴经故也。血为阴，邪入于血而痹，故为血痹也。其状，形体如被微风所吹。此由忧乐之人，骨弱肌肤盛，因疲劳汗出，卧不时动摇，肤腠开，为风邪所侵也。

41.《素问识》日本·丹波元坚

（1）痫瘛筋挛。《甲乙》"瘛"作"痉"。张云："痫"，音间，癫痫也。"瘛"，音炽，抽搐也。"挛"，音恋，拘挛也。高云：神气不通于心包则痫，神气不行于骨节则瘛，痫则筋挛于内，瘛则筋挛于外也。简按：下文云，二阴急为痫厥。通评虚实论云，刺痫惊脉五。《灵枢》经筋篇云，痫瘛及痉。寒热病篇云，暴挛痫眩，足不任。《内经》言痫者如此。（详见通评虚实论注。）玉机真脏论云，筋脉相引而急，病名曰瘛。王注：筋脉受热，而自跳掣，故名曰瘛。《灵枢》邪气脏腑病形篇云，心脉急甚者，为瘛疭；肝脉微涩，为瘛挛筋痹。（瘛疭，详见诊要经终论篇注。）并与本篇互发。肝脉小急。张云，小，为血不足；急，为邪有余，故为是病。夫痫瘛筋挛一也，而心肝二经皆有之，一以内热，一以风寒，寒热不同，血衰一也，故同有是病。

（2）瘛《玉机真脏论篇第十九》"瘛"，熊音，尺世反，瘦同。（详义，见《诊要经终论篇》。）马云，音异，后世作瘦。吴云，心主血脉，心病则血燥，血燥则筋脉相引而急，手足拘挛，病名曰瘛，张同。简按：马以"瘦"为后世字，非。

（四）津液学说

1. 《证类本草》北宋·唐慎微

有人苦风痰、头痛、颤掉、吐逆，饮食减，医以为伤冷物，遂以药温之，不愈。又以丸药下之，遂厥。复与金液丹后，谵言，吐逆，颤掉，不省人，狂若见鬼，循衣摸床，手足冷，脉伏。此胃中有结热，故昏瞀不省人；以阳气不能布于外，阴气不持于内，即颤掉而厥。遂与大承气汤，至一剂，乃愈。方见仲景。后服金箔丸，方见《删繁》。

2. 《金匮玉函经二注》清·周扬俊

膈上病痰，满喘咳吐，发则寒热，背痛腰疼，目泣自出，其人振振身瞤剧，必伏饮。〔衍义〕膈上，表分也，病痰满喘咳，乃在表之三阳，皆郁而不伸，极则化火，冲动膈上之痰吐发。然膈间之伏饮，则留而不出，因其不出，则三阳之气虽动，尚被伏饮所抑，足太阳经屈而不伸，乃作寒热，腰背疼痛。其经上至目内眦，故目泣自出。足少阳经气，属风火之化，被抑不散，并于阳明，屈在肌肉之分，故振振身瞤而剧也。是条首以痰言，末以饮言，二者有阴阳水火之分。痰从火而上，熬成其浊，故名曰痰；饮由水湿留积不散而清，故名曰饮，亦是五行水清火浊之义。

3. 《证治针经》清·郭诚勋

他如脚气发黄，拘挛颤振，疟痢痛痹，一切奇病，并有属痰之因，当博求诸古训。

4. 《王旭高临证医案》清·王旭高

甚有涉厥阴者，由其阴精先虚，邪热蓄伏于虚处，其机一发，少阴阴精先已告困，液涸劫津，昏痉颤振接踵而至，起而腰痛胁痛，有汗不解者，不可轻视。盖腰为肾府，胁乃少阳经络游行之地，肾水不足，木火炽张故也。

5. 《灵素节注类编》清·章楠

经云：液脱者，骨属屈伸不利，故肢节必当拘挛也。如此，亦九死一生而已。上条肉烁，是邪热盛；此条骨痹，是元阳消，皆内伤败证也。

6. 《金匮要略广注》清·李彣

膈上病痰，满喘咳吐，发则寒热，背痛腰痛，目泣自出，其人振振身瞤剧，必有伏饮。膈上病痰，满喘咳吐，饮逆于上也。寒热、腰背痛，目泣出，饮抟于外也。振振身瞤剧，水饮泛溢，正气虚也。饮流心下为伏饮，伏饮者，饮伏于中，证见于外，如此。

五、诊断

（一）颤

1.《华佗神方》汉·华佗

【心气虚】病有脏虚脏实，腑虚腑实……颊赤心怯，举动颤栗，语声嘶嘎，唇焦口干，喘乏无力。面少颜色，颐颔肿满，诊其左右寸脉，弱而微者上虚也。

【心虚】心虚则恐惧多惊，忧思不乐，胸腹中苦痛，言语颤栗，恶寒恍惚，面赤目黄，喜衄，诊其寸口两虚而微者是也。

【脾寒】脾正热则面黄目赤，胁痛满。寒则吐涎沫而不食，四肢痛，滑泄不已，手足厥，甚则颤栗如疟。临病之时，要在明证详脉，然后投汤药期瘳耳。

2.《察病指南》宋·施桂堂

【肾虚】主肾虚不安，小便白浊，身寒体颤，夜梦惊悸。

3.《世医得效方》元·危亦林

【燥疫】身体颤掉，不能自禁，或内热口干舌破，咽塞声嘶，名曰燥疫。

4.《普济方》明代·朱橚、滕硕、刘醇等

【肺虚冷】夫右手寸口气口以前脉阴虚者，手太阴经也，名曰肺虚冷。盖虚则生寒，寒则阴气盛，阴气盛则声嘶，语言用力，颤掉缓弱，少气不足，咽中干，无津液，寒虚乏气，恐怖不乐，咳嗽及喘，鼻有清涕，皮毛焦枯。诊其脉沉缓，此是

肺虚之候，虚则宜补也。

5.《订正太素脉秘诀》明·张太素

【心风】肉颤主心风，肉顽主殷勤愚卤，涩主为干枯肉燥，滑主为滋润。

6.《奇效良方》明·董宿

【金木相克】肺主气，气为卫，卫为阳，阳气行于表，循于皮肤，若卫气虚少，风邪相搏，则胸满短气，谓金木相制，肝肺相克，冒闷汗出，嘘吸颤掉，语声嘶塞，身体沉重，四肢痿弱，其脉浮弦者，是肺脏中风也。

7.《古今医统大全》明·徐春甫

颤振与瘛疭相类，但瘛疭则手足牵引而或屈或伸；颤振则但战栗瞤动而不屈伸是也。

8.《景岳全书》明·张介宾

【惊风】薛氏曰：凡看脉，……弦长是肝膈有风，紧数乃惊风为患，四肢掣颤……

9.《医述》清·程文囿

【木气】颤振，有谓作诸禁鼓栗者，非也。诸禁鼓栗，乃斗牙战摇，似寒而实热也。颤振乃兼木气而言，惟手足肘前战动，外无凛栗之状。

10.《杂病广要》日·丹波元坚

【肺气虚寒】夫肺为华盖，覆于诸脏，若肺虚则生寒，寒则阴气盛，阴气盛则声嘶，语言用力，颤掉缓弱，少气不足，咽中干无津液，虚寒乏气，恐怖不乐，咳嗽及喘，鼻有清涕，皮毛焦枯，诊其脉沉缓者，此是肺虚之候也。

（二）瘈

1.《针灸甲乙经》晋·皇甫谧

【风滞而瘈】振寒瘈疭，手不伸，咳嗽唾浊，气鬲善呕，鼓颔，不得汗，烦满（《千金》作烦心身痛），因为纵衄，尺泽主之。左窒刺右，右窒刺左。

2.《脉经》晋·王叔和

【脾虚筋失所养而瘈】脾病者，必身重，苦饥，足痿不收（《素问》作善肌，肉痿，足不收）。行善瘈，脚下痛；虚则腹胀，肠鸣，溏泄，食不化。取其经，足太阴、阳明、少阴血者。

3.《黄帝内经太素》隋·杨上善

【血寒而瘈】微涩为瘈挛筋。（微涩，血多而寒，即厥阴筋寒，故瘈急而挛也。平按：《灵枢》“筋”下有“痹”字。《甲乙》瘈作瘿疭。）脾脉急甚为瘈疭；（诊得代脉急甚，多寒为病，手足引牵来去，故曰瘈疭也。平按：《甲乙》瘈作瘿。）微急为鬲中食饮入而还出，后沃沫。（微急者，微寒也。脾气微寒，即脾胃中冷，故食入还呕出，大便沃冷沫也。鬲中当咽，冷不受食也。平按："鬲"《灵枢》作"膈"。注即袁刻作"则"。）

4.《伤寒括要》明·李中梓

【血少风动而瘈】（瘈者筋脉急而缩。纵者筋脉缓而伸。一伸一缩，手足牵引搐搦，风主动摇故也。）汗下后，日久瘈疭。（此虚极生风，小续命汤加减。）不因汗下瘈疭。（羌、防、芩、连、天麻四物之类）汗出露风，汗不流通，手足搐搦。（牛蒡子散）风温，被火劫，发微黄色，瘈疭

（葳蕤汤）。肝为风木之脏而主筋，风火搏捣，多患瘈疭，当平肝降火，佐以和血。有痰者，二陈竹沥为主。属虚者，补中益气为先。如应用小续命者，有汗去麻黄，无汗去黄芩，此常法也。若戴眼上视，汗出如珠，凝而不流，太阳绝也。动而不已，似瘈疭而无力抽搐者，肝绝也。汗下过度，日久变出者，多不可治。

5.《黄帝素问直解》清·高士宗

【心神不利而瘛】心脉满大，痫瘛筋挛。（脉者心之所主，心者神之所居。心脉满大，则神机不利，故痫瘛惊挛。神气不通于心包则痫，神气不行于骨节则瘛，痫则筋挛于内，瘛则筋挛于外也。）

【血不养筋而瘛】肝脉小急，痫瘛筋挛。肝者血之所藏，肝脉小急，则血不充身，故亦痫瘛筋挛。是知痫瘛筋挛之病，有因神气之内虚，有因肝血之不足矣。

【血虚热盛而瘛】肝脉骛暴，有所惊骇。（"骛"，音"务"，余篇同。骛，犹疾也。暴，犹促也。肝脉疾促，阴血虚而阳热盛也。血虚热盛，故有所惊骇，上文肝脉小急，血虚阴盛则痫瘛筋挛，此肝脉骛暴，血虚阳盛则惊骇也。）

6.《运气易览》明·汪机

【少阳经病而瘛】少阳所至为嚏呕、疮疡、喉痹、耳鸣、呕涌溢、食不下、惊躁瞀昧、目不明、暴注、瞤瘛、恶病、暴死。

7.《类经》明·张景岳

【血不养筋而瘛】

（1）……涩甚为溢饮，微涩为瘛挛筋痹。（肝脉涩甚，气血衰滞也，肝木不足，土反乘之，故湿溢支体，是为溢饮。若其微涩而为瘛挛为筋痹，皆血不足以养筋也。（瘛，翅、系二音。挛音恋，筋急缩也。）

（2）心脉满大，痫瘛筋挛。（心脉满大，火有余也。心主血脉，火盛则血涸，故痫瘛而筋挛。痫音闲，癫痫也。瘛音炽，抽搐也。挛音恋，拘挛也。下同。）肝脉小急，痫瘛筋挛。（肝藏血，小为血不足，急为邪有余，故为是病。夫痫瘛筋挛，病一也，而心肝二经皆有之，一以内热，一以风寒，寒热不同，血衰一也，故同有是病。）

【脾虚木乘而瘛】脾脉急甚为瘛疭；微急为膈中，食饮入而还出，后沃沫。（脾脉急甚，木乘土也，脾主支体而风气客之，故为瘛疭。）

【脾虚湿盛而瘛】脾病者，身重，善肌肉痿，足不收，行善瘛，脚下痛；（此脾经之实邪也。脾属土，主肌肉，土邪湿胜，故令人身重肌肉痿。肉痿者，痹弱不仁也。脾主四肢，故足不收、行善瘛。瘛者，手足掉掣也。脾脉起于足大趾，过核骨以上内踝，故为脚下痛。痿，威、蕤二音。瘛，翅、系、寄三音。）

【肾不足而瘛】足少阴之筋病，足下转筋，及所过而结者皆痛及转筋，（足少阴之筋起于小趾之下，故病足下转筋。所过而结者，以其并足太阴之筋，斜走内踝之下，结于踵，又与太阳之筋合，而上结于内辅之下，又并太阴之筋而上循阴股，结于阴器，皆能为痛及转筋也。）病在此者主痫瘛及痉，（痫，癫痫也。瘛，牵急也。痉，坚强反张尤甚于瘛者也。足少阴为天一之经，真阴受伤，故为此病。瘛音炽。痉音敬。）

8.《药鉴》明·杜文燮

【热燥灼筋而瘛】转筋、反戾也。热气燥烁于筋，挛瘛而痛也。言寒者误，寒虽主于收引，然止为厥逆禁固，屈伸不便，安得为转筋也。

【火热灼筋而瘈】瘈，动也。惕跳动瘈，火之体也。惊属心，而脉亦心所主也。……瞤瘈者，惕跳动也。火主动，况脉乃心火之所养也。

9.《伤寒论纲目》清·沈金鳌

【风火相扇而瘈】仲景曰：太阳病，脉阴阳俱浮，自汗，身重，多眠，鼻鼾，语言难出，不可下，不可火。若被火者，微则发黄，剧则惊痫瘈疭。吴绶曰：夫瘈疭者，一伸一缩，手足相引，搐搦不已，大抵与婴儿发搐相似，古人以此症多属于风，风主动摇也。骆龙吉言心主脉，肝主筋，心属火，肝属木，火主热，木主风，风火相扇，则为瘈疭也。……若瘈疭戴眼反折，绝汗乃出，大如贯珠，着身不流者，此太阳终也，不可治。又有四肢漐习，动而不止，似瘈疭而无力抽搐者，此为肝绝，盖汗下后变生此症者多死。

【风湿被火而瘈】仲景曰：风湿为病，脉阴阳俱浮，自汗出，身重，多眠睡，鼻息必鼾，语言难出，若被下者，小便不利，直视失溲，若被火者，微发黄色，剧则如惊痫，时瘈疭。成无己曰：瘈者，筋脉急也。疭者，筋脉缓也，急则引而缩，缓则纵而伸，或缩或伸，动而不止者，名曰瘈疭，俗谓之搐搦是也。《内经》以瘈为契合之契，疭为放纵之纵，以急为瘈，以缓为疭，理至明矣。瘈疭者，风疾也，而癫痫则瘈疭焉。伤寒瘈疭者，邪实气极也，热盛则风抟并经络，风主动，故四肢瘈疭而不宁也。风湿被火而瘈疭，言热气之剧盛也，伤寒至于发瘈疭，病势已过矣。《内经》曰：太阳终者，戴眼反折瘈疭，绝汗乃出，大如贯珠，著身不流，是见其瘈疭为已过之疾也。瘈疭之症虽剧，若能以祛风涤热之剂折其大势，则亦有生者，若妄灼灸，或与发表之药，必死。经曰：一逆尚引日，再逆促命期。

10. 《辨脉平脉章句》清·周学海

【血不养筋而瘈】阳脉浮阴脉弱者，则血虚，血虚则筋急也。《脉经》作筋惕，即瘈瘲是也。

11. 《脉理求真》清·黄宫绣

【阴蹻病而瘈】

（1）寸左右弹，阳蹻可决。或痫或疯，病苦在阳。尺左右弹，阴蹻可别。或痫或瘈，病苦在阴。关左右弹，带脉之讯。病主带下，腹胀腰冷。

（2）阴蹻则或见为语言颠倒举止错动而癫，或筋急而缩为瘈，盖癫静而属阴，阴脉主之。带则病发腰腹，而有腹胀腰冷带下之症矣。

12. 《脉确》清·黄蕴兮

【肝风内动而瘈】左右弹手其力强，状如转索名为紧。（紧主寒。浮紧表寒，沉紧里寒。）人迎主伤寒，还把风痫诊。（左手寸关之间曰人迎。人迎紧，主泻寒，头痛，恶寒，发热。风气通肝，木得风则动摇，故身瘈疭。肝火鼓动心火，火炎神越，故卒不知人，吐涎沫曰风痫。）气口主伤食，喘嗽亦宜审。（右手寸关之间，曰气口，气口紧，主伤食，心下苦满。肺恶寒，寒则气逆，故为喘与咳。脉经曰：紧为实。以上皆实邪，故其脉紧。）关尺见紧时，痹疝极其准。（经谓青脉之至也，长而右左弹人手，有积气在心下支胠，名曰肝痹。得之寒湿，与疝同法。）

13. 《内经博议》清·罗美

【脾虚湿盛而瘈】行善瘈胁下痛，土湿伤内，并伤于筋也。

14.《医经原旨》清·薛雪

【太阳经虚而瘛】十二经脉之终，（十二经脉，即十二脏之气也。终者，气尽之谓。）太阳脉之终也，戴眼、反折、瘛疭，其色白，绝汗乃出，出则死矣。（戴者，戴于上也，谓目睛仰视而不能转也。反折，腰脊反张也。瘛者，筋之急也。疭者，筋之缓也。绝汗者，暴出如油，不能收也。足太阳之脉，起于目内眦，上额交巅，入络脑，下项挟脊，抵腰中，下至足之小趾。手太阳之脉，起于小指之端，循臂上肩，其支者，循颈上颊。至目之外眦，故其为病如此。然太阳为三阳之表，故主色白。汗出，其色白绝皮，乃绝汗，绝汗则终矣。亦主表之谓。瘛，音炽。疭，音纵。）

15.《内经评文》清·周学海

【脾脉急而瘛】脾脉急甚。为瘛疭。

（三）痉

1.《诸病源候论》隋·巢元方

【风寒湿袭经而痉】风痉者，口噤不开，背强而直，如发痫之状。其重者，耳中策策痛；卒然身体痉直者，死也。由风邪伤于太阳经，复遇寒湿，则发痉也。诊其脉，策策如弦，直上下者，风痉脉也。

2.《黄帝内经太素》隋·杨上善

【足少阴经病而痉】足少阴之筋，起于小指之下，并太阴之筋，邪走内踝之下，结于踵，……其病足下转筋，及所过而结者皆痛及转筋，病在此者主痫瘛及痉，在外者不能俯，在内者不能仰，故阳病者腰反折不能俯，阴病者不能仰。（瘛，充曳反。痉，擎井反，身强急也。在此，谓在足少阴也。在小儿称痫，在大人多称癫。背为外为阳也，腹为内为阴也。故病在背筋，筋急故不得低头也；病在腹筋，筋急不得仰身也。平按："循脊内侠膂"，《甲乙》作"循膂内侠脊"。"瘭"医统本《灵枢》作"瘛"，道藏本《灵枢》作"瘈"，《甲乙》同。"痓"《灵枢》作"痉"。）

【手阳明少阳脉病而痉】手阳明少阳脉厥逆，发喉痹，嗌肿，痉，治主病者。（手阳明脉上肩出颥前廉，上出柱骨之会上，下入缺盆，支者从缺盆上贯颊；手少阳支者，从膻中出缺盆，上项系耳后，故二脉气逆，喉咙痹，咽嗌肿，颈项痉。痉，身项强直也。平按：《素问》新校正云：全元起本"痓"作"痉"。）

3. 《类经》明·张景岳

【阴寒凝滞，阳气不行而痉】太阳所至为寝汗痉，（寒水用事，故为寝汗，《脉要精微论》曰阴气有余为多汗身寒者是也。肢体强直、筋急反戾曰痉，阴寒凝滞而阳气不行也。痉音敬。）病之常也。

4. 《奇效良方》明·董宿

【湿浊中阻而痉】自内而致者，或因酒面积多，过饮汤液停滞腻物，甘滑陈久，烧炙香辛，膏粱过度，气热熏蒸，浊液不行，涌溢于中，湿从内作，重则发痉强直，霍乱吐利，轻则痞膈中满，怠惰嗜卧，沉重无力，流溢关节则烦疼，注于络脉，屈伸不可转侧。水性润下，气不能煦，滞于经络，发肿肉软如泥，按之不起，其脉多沉潜。

5. 《灵素节注类编》清·章楠

【脾虚湿盛而痉】太阴湿土：诸痉强直、积饮、痞隔、吐下霍乱、痿、厥、中满、体重、胕肿肉如泥，按之不起，属湿土之气。

6.《黄帝内经灵枢集注》清·张志聪

【足少阳经病而痉】足少阴之筋，起于小趾之下，并足太阴之筋，邪走内踝之下，……病在此者，生痫瘈及痉，在外者不能俯，在内者不能仰，故阳病者，腰反折不能俯。阴病者，不能仰，治在燔针劫刺，以知为数，以痛为输，在内者熨引饮药。此筋折纽，纽发数甚者，死不治，名曰仲秋痹也。（数叶朔。仲当作孟）……（此脏腑阴阳之筋气相交也。其病足下转筋，及所过而结者皆痛，病在此所过所结者，主痫瘈痉强，此经筋之为病也。在外在内者，病阴阳之气也。少阴之上，君火主之，少阴为阴阳水火之主宰，故有外内阴阳之见证，阳外而阴内也。纽折者，痫瘈强痉也。如纽发频数而甚者，死不治……。

7.《形色外诊简摩》清·周学海

【风毒外侵而痉】耳中策策痛，而耳轮黄者，病名黄耳，类伤寒也。风入于肾，卒然发热恶寒，脊强背急如痉状。（《医通》。按：湿热下结于肾也。）耳轮焦枯，如受尘垢者，病在骨。（《内经》）

8.《伤寒论纲目》清·沈金鳌

【汗出伤阳而痉】仲景曰：太阳病，发汗太多，因致痉，脉沉而细，身热足寒，头项强急，恶寒，时头热，面赤，目脉赤，独头面摇，卒口噤，背反张者，痉病也。……柯琴曰：阳气者，精则养神，柔则养筋，汗多则无液养筋，筋伤则挛急而反张矣。太阳主筋所生病也，要知痉非无因，因伤寒发汗不如法耳，今头痛虽止，而颈项强急恶寒之症未罢，更见面赤目赤，是将转属阳明，然诸症皆与伤寒相似而非痉，独头面摇动口噤背反张，与伤寒不相似，故名曰痉。

【风中而痉】仲景曰：摇头言者，里痛也。成无己曰：里有痛者，言语则剧，欲言则头为之战摇也。里痛，非邪也，痛使之然，痉病非逆也，风使之然。

【风中而痉】……阴阳相根，则荣卫和，上下相随矣。绝则神去，而阴竭阳无根者，则不能自主持，故头为摇也。心绝者，真病也，风痉里痛者，邪气也，观其头摇，又当明其否藏焉。

9.《伤寒贯珠集》清·尤怡

【刚痉】太阳病，发热无汗，反恶寒者，名曰刚痉。太阳病，发热汗出，不恶寒者，名曰柔痉。（此分痉病刚柔之异，以无汗恶寒者，为阴为刚，有汗不恶寒者，为阳为柔，阴性劲切，而阳性舒散也。然必兼有头动面赤，口噤，背反张，颈项强等证，仲景不言者，以痉字该之也。不然，何异太阳中风伤寒证，而谓之痉证耶。《活人》亦云：痉证发热恶寒，与伤寒相似，但其脉沉迟弦细，而项背反张为异耳。）太阳病，发热，脉沉而细者，名曰痉，为难治。（太阳脉本浮，今反沉者，风得湿而伏也。痉脉本紧弦，今反细者，真气适不足也，攻则正不能任，补则邪不得去，此痉病之难治者也。）太阳病，发汗太多，因致痉。（痉病有太阳风寒不解，重感寒湿而成者。亦有亡血竭气，损伤阴阳，筋脉不荣而变成痉者。病在太阳，发汗太多，因致成痉，知其为液脱筋急之痉，而非风淫湿郁之痉矣。经云：气主煦之，血主濡之。又云：阳气者，精则养神，柔则养筋。阴阳既衰，筋脉失其濡养，而强直不柔也。此痉病标本虚实之辨也。）病者，身热足寒，颈项强急，恶寒，时头热，面赤，目赤，独头动摇，卒口噤，背反张者，痉病也。（痉病不离乎表，故身热恶寒。痉为风强病，而筋脉受之，故口噤，头项强，背反张，脉强直。经云：诸暴强直，皆属于风也。头热足寒，面目赤。头动摇者，风为阳邪，其气上行而又主动也。按：以上五条，王叔和本编入痉湿暍篇中，在三百九十七法之外，兹特录之，所以广类病之法也。以下二条，系太阳原文，而实为痉病，故移置此篇，以资辨证，非好为变乱前文也，学者辨诸。）太阳病，项背强几几，反汗出恶风者，桂枝加葛根汤主之。太阳病，项背强几几，无汗恶风，葛根汤主之。（二条本是痉证，而有表虚表实之分，表实者无汗，表虚者汗反自出，即所谓刚痉柔痉也。）

10.《金匮悬解》清·黄元御

【风伤于卫而柔痉】太阳病，发热汗出，而不恶寒者，名曰柔痉。（太阳病，发热汗出，而不恶寒者，风伤卫也。风性柔和，故名柔痉。）

【风寒伤营而刚痉】太阳病，发热无汗，反恶寒者，名曰刚痉。（太阳病，发热无汗，反恶寒者，寒伤营也。寒性刚急，故名刚痉。）

【汗多伤筋而痉】太阳病，发汗太多，因致痉。（太阳病，发汗太多，亡其津血，筋脉失养，感于风寒，因成痉病。）

【汗出血少，筋失所养而痉】疮家，虽身疼痛，不可发汗，汗出则痉。（疮家脓血失亡，筋脉不荣，虽感风寒，不可发汗。汗出血枯，筋脉焦缩，则成痉病。）

【汗多伤液而痉】夫风病，下之则痉。复发汗，必拘急。（风病木枯血燥，下之津血内亡，则成痉病。复发其汗，津血外亡，必苦拘急。）

【太阳伤寒而痉】病者身热足寒，颈项强急，恶寒，时头热，面赤，目赤，独头动摇，卒口噤，背反张者，痉病也。若发其汗者，寒湿相得，其表益虚，即恶寒甚。发其汗已，其脉如蛇。(身热足寒,颈项强急,恶寒头热,面赤目赤,头摇口噤,脊背反张者,是痉病也。)

【脉弦而痉】夫痉脉,按之紧如弦,直上下行。(脉紧如弦,直上下行,即上章之其脉如蛇也。)

【脉伏弦者为痉】暴腹胀大者,为欲解。脉如故,反伏弦者,痉。(阴盛则腹胀,《素问》:肾气实则胀是也。暴腹胀大者,阴气内复,自脏流经,故为欲解。其脉如故,反沉伏而弦紧者,痉病不瘥也。)

【阴阳俱损为痉】太阳病,发热,脉沉而细者,名曰痉,为难治。(发热而脉沉细,阴阳俱败,故为难治。)

【血不养筋为痉】痉病有灸疮,难治。(灸疮,艾火燔灼,焦骨伤筋,津血消烁,未易卒复,故难治也。)

【肝肾不足,经气不利而为痉】太阳病,其证备,身体强,几几然,脉反沉迟,此为痉,栝蒌桂枝汤主之。(太阳病,颈项强急,发热恶寒,汗出,中风之证具备,身体强硬,几几不柔,脉反沉迟,此为柔痉。)太阳病,无汗而小便反少,气上冲胸,口噤不得语,欲作刚痉,葛根汤主之。(太阳病,无汗,是伤寒之证,而小便反少,寒水不降也。甲木生于壬水,太阳不降,甲木逆行,而贼胃土,故气上冲胸,而口噤不语,以少阳之脉,下胸而贯膈,阳明之脉,挟口而环唇也。此欲作刚痉。)

【阴津不足而为痉】痉为病,胸满口噤,卧不着席,脚挛急,必齘齿,可与大承气汤。(刚痉为病,阳明上逆,故胸满口噤。脊背反张,故卧不着席。筋脉缩急,故脚挛齘齿[筋脉屈伸、牙齿开合作响,是谓齘齿]……)

11.《类证治裁》清·林佩琴

痉症,体劲直而背反张,病在筋也。筋者血之所荣,伤于邪而成痉。经曰：诸痉项强，皆属于湿。亦有因寒因风而分刚痉柔痉者，有误汗误下而致痉者，有疮家发汗而痉者，有中风暴仆而痉者，有产后亡血而痉者，有小儿急慢惊而痉者，有破伤风湿变痉者，有暴病忽见口噤头摇戴眼反折者，皆痉病也。其症身热足寒，项强齿噤，手足抽掣，角弓反张，脉皆沉伏弦紧。其因多由血液虚燥，筋脉失荣，风寒湿热之邪，得以袭入经络而为病。此陈无择、薛立斋、张介宾诸贤，所以切指痉为亡血阴虚也。故宜滋营液以治本，疏风湿以治标。症属表者，如《金匮》云：太阳病发热无汗，反恶寒，为刚痉，葛根汤主之。太阳病发热汗出，不恶寒，为柔痉，栝蒌桂枝汤。属里者，痉病胸满口噤，卧不著席，脚挛急，必齘齿，属阳明，若便硬，可与大承气汤。属半表半里者，如《医通》云：一边牵搐，一眼㖞斜，属少阳，若往来寒热，小柴胡汤加桂枝、白芍。此三阳痉也。若三阴痉，俱手足厥冷，筋脉拘急，汗出项强、脉沉，太阴则四肢不收，术附汤加甘草、生姜。少阴则闭目合面，参附汤加甘草、生姜。厥阴则头摇口噤，芪附汤加当归、肉桂。此三阴痉也。其血虚发痉，宜大营煎。血虚挟火，必脉洪烦热，一阴煎主之。火盛则阴血燥涸，保阴煎、玉女煎。液虚汗多，宜三阴煎。汗多兼火，当归六黄汤。痰火发痉，栝蒌枳实汤。风热痰壅发痉，祛风导痰汤。呕泻发痉，胃关煎或温胃饮。身冷痉厥，脉沉细，参附汤、十全大补汤。暑风搐搦成痉，三物香薷汤加羌活、防风、黄芪、白芍。温邪劫液成痉，复脉汤，去姜、桂。产后血虚，汗多成痉，十全大补汤，不应，急加附子。《三因》用小续命汤，宜去麻黄。

　　陈无择曰：寒涩血，故无汗而恶寒，为刚痉；风散气，故有汗而不恶寒，为柔痉。原其所因，多由亡血，筋失所荣，故邪得袭之。徐忠可曰：发热恶寒无汗，本伤寒症，若成痉，是太阳寒湿相搏而侵少阴，故恶寒，寒性劲，故曰刚；发热有汗不恶寒，本伤风而并阳明症，若成痉，是太阳阳明伤湿兼风，风性温，故曰柔。仲景以葛根汤治刚痉，杜太阳项强，渐成阳明胸满之势也。以栝蒌桂枝汤治柔痉，润太阳既耗之液，使经气通，散风行湿也。以大承气汤治里症，以热邪入内，故直攻其胃而邪散也。

薛立斋曰：痉以有汗无汗辨刚柔，又以厥逆不厥逆辨阴阳，仲景虽曰痉身热足寒，然阳症不厥逆，其厥逆者，皆阴症也。

张介宾曰：筋脉拘急，故反张，血液枯燥，故筋挛。观仲景云：太阳病发汗太多，则致痉。风病下之则成痉。疮家不可发汗，汗之则痉。可知误汗伤液，误下伤阴，阴液伤而筋失所滋也。如中风之痉，必年力衰残，阴之败也。产归之痉，必去血过多，冲任竭也。溃疡之痉，必血随脓化，营气涸也。小儿之痉，或风热伤阴，为急惊，或吐泻亡阴，为慢惊，此虽不因误治，而总属阴虚之症。治此症者先以气血为主，邪甚者或兼治邪，若邪微则急培元气，元气复，血脉自行，微邪自去。若从风治，难乎免矣。

丹溪曰：痉与痫相似而不同，痫病身软，时苏；痉病身强直，不时苏，甚有昏冒而遂亡者。

太阳病发热，脉沉而细，名曰痉，为难治。痉脉按之紧如弦，直上下行。痉病发其汗已，其脉如蛇。腹暴胀大者为欲解，脉如故，反伏弦者痉。（《金匮》）痉脉皆沉伏弦紧，但阳缓阴急，则久久拘挛，阴缓阳急，则反张强直。二症各异，不可不别。（《三因》）

（四）拘

1.《黄帝素问宣明论方》金·刘完素

【伤寒而拘】夫伤寒之候，头项痛，腰脊强，身体拘急，表热恶寒，不烦躁，无自汗，或头而痛，肌热鼻干，或胸满而喘，手足指末微厥，脉浮数而紧者，邪热在表，皆麻黄汤发汗之证也，或天水散之类，甚佳。

2.《察病指南》宋·施桂堂

【弦疾而沉且微细者主拘急。脉弦为虚主拘急】弦脉，劲急如张弓弦，故名曰弦也。《脉经》以为表脉则属阳，《伤寒论》以为阴脉，《脉赋解义》亦云弦滑之脉虽属于七表，皆主于阴。数说不同，当如《活人书》说，若弦而洪数者为阳，弦疾而沉且微细者为阴，主拘急。又，巢元方、王子亨以弦为虚，主拘急。

【风气伏阳上冲而拘】紧脉，按之实数，似切绳状，来疾而有力，故名曰紧也，主痛。左手寸口脉紧，主头痛。紧而沉，心中气逆冷痛。左手关上脉紧，主心下苦满痛，及心腹痛。筋脉拘急，主风气伏阳上冲。化为狂病，紧而实，主患疟癖。

【气满郁结而拘】【胃寒气滞而拘】寒气上侵，心胸痞结，阳不足恶寒，虚劳盗汗，微而浮弱，心中寒，左手关上脉微，心下气满郁结，目暗生花，四肢拘急，左手尺内脉微，主败血不止，男子溺血，女子崩血，久为白带。右手寸口脉微，上焦寒气痞结，微弱为少气中寒，右手关上脉微，胃中寒气胀满，饮食不化，厥逆拘急。

【外风筋脉失养而拘】浮芤相传，中风衄血。浮滑相传，中风吐逆。浮实相传，中风下利。浮弦相传，中风拘急。浮紧相传，中风体痛。浮洪相传，中风发热。

3.《脉诀刊误》元·戴起宗

【阳跷脉病而拘】两手阳脉浮而细微，绵绵不可知。俱有阴脉，亦复细绵绵，此为阴跷阳跷之脉。此家曾有病鬼魅，厥死，苦恍惚亡人为祸。诊得阳跷病拘急，阴跷病缓，……胁支满烦，横寸口边丸丸者，任脉也。若腹中有气如指，上抢心，不得俯仰，拘急，脉来紧细实长至关者，任脉也。动苦，少腹绕脐下，引横骨，阴中切痛。

【脾胃虚寒而拘】右关弦，寒痛，四肢拘急。

4.《订正太素脉秘诀》明·张太素

【脉缓而拘】……缓（风痹下虚败，项背拘急疼。）

【肝脉浮而拘】……肝部浮，主肝虚，中风瘫痪，筋脉拘挛。

【脉弦而拘】……弦，四肢拘急。紧，心脾疼。……弦，身背拘急。紧，背膊痛。

5.《诊家正眼》明·李中梓

【左关脉动而拘】动脉主痛，亦主于惊。左寸得动，惊悸可断；右寸得动，自汗无疑。左关若动，惊及拘挛；右关若动，心脾疼痛。左尺见之，亡精为病；右尺见之，龙火奋迅。

6.《四诊抉微》清·林之瀚

【肝筋受寒而拘】（左）寸迟寒惨少精神；（关）肢冷筋拘肝胁疼。左尺肾虚兼便浊，女人月信亦无音；（右）肺迟气短涕清痰，冷积伤脾在右关。少腹寒疼腰脚重，溲便不禁尺中寒。

【肝寒而拘】滑伯仁曰：左寸微，心虚惊怯忧惕，营血不足；关微，四肢恶寒拘急；尺微，伤精尿血，女人崩带；右寸微，寒痞，冷痰不化，少气；关微，胃寒气胀，食不化，脾虚噫气，腹痛；尺微，泄泻，脐下冷痛。

【热因寒束而拘】寸紧人迎气口分，当关心腹痛沉沉，尺中有紧为阴冷，定是奔豚与疝疼。张路玉曰：紧为诸寒收引之象。亦有热因寒束，而烦热拘急疼痛者，如太阳寒伤营证是也。然必人迎浮紧，乃为表证之确候。若气口盛坚，又为内伤饮食之兆。《金匮》所谓脉紧头痛风寒，腹中有宿食也。

【中风而拘】寸缓风邪项背拘，关为风眩胃家虚，神门濡泄或风秘，或是蹒跚足力迂。

【脉弦而拘】滑伯仁曰：弦为血气收敛，为阴中伏阳，或经络间为寒所入，为痛、为疟、为拘急、为寒热（或云：半表半里脉弦，主寒热往来，劳伤脉亦弦，主虚寒虚热）、为血虚盗汗、为寒凝气结、为疝、为饮、为劳倦。（按：肝为罢极之本，肝脉弦，故主劳倦）双弦胁急痛，弦长为积。寸弦头痛膈多痰，寒热癥瘕察左关，关后胃寒心腹痛，尺中阴疝脚拘挛。

【脉牢而拘】张路玉曰：湿痉拘急，寒疝暴逆，坚积内伏，乃有是脉，治方不出辛热开结，甘温助阳之治。设更加之以食填中土，大气不得流转，其变故在于须臾，可不为之密察乎？按：牢为气结、为痃疝、为劳伤痿极、为痰实气促。牢而数，为积热；牢而迟，为痼冷。大抵其脉，近乎无胃气也，故皆指为危脉。

【肝脉动而拘】动脉专司痛与惊，汗因阳动热因阴，或为泄痢拘挛病，男子亡精女子崩。左寸动者，惊悸可断；右寸动者，自汗无疑。左尺得动，亡精失血；右尺得动，龙火奋迅。

动在左关，惊及拘挛；动在右关，心脾疼痛。

7.《四诊心法要诀》清·吴谦

【色青黑而拘】黄赤风热，青白主寒，青黑为痛，甚则痹挛。恍白脱血，微黑水寒，痿黄诸虚，颧赤劳缠。【注】此以五色随其所在五官、五部、内部、外部、上部、下部主病之诊法也。黄赤为阳色，故为病亦阳，所以主风也，热也。青白黑为阴色，故为病亦阴，所以主寒也，痛也。若黑甚，在脉则麻痹，在筋则拘挛。恍白者，浅淡白色也，主大吐衄、下血、脱血也；若无衄吐下血，则为心不生血，不荣于色也。微黑者，浅淡黑色也，主肾病水寒也。痿黄者，浅淡黄色也，主诸虚病也。两颧深红赤色者，主阴火上乘，虚损劳疾也。

8.《脉确》清·黄琳

【肝寒而拘】尺当阴疝脚拘挛。（阴疝者，睾丸肿痛，上迟小腹也。盖肝脉络阴器，主阴疝，或寒，或涩，或热或虚，或气分或血分，临症以脉之迟数强弱辨之。肝主筋，肾主骨，筋束骨者也。寒则筋急，故拘挛。拘挛者，屈伸不利也。）

9.《脉诀乳海》清·王邦傅

【肝脉紧而拘】当关切痛无能动。《脉经》云：关紧，心下苦满急痛。脉紧者为实，宜茱萸当归汤，又大黄汤治之良。针巨阙下管泻之。《脉经》云：肝紧主惊风，筋脉拘挛腹痛，则紧而盛，痃癖则紧而实，右关紧，脾寒腹痛吐逆紧盛腹胀伤食。

10.《脉理求真》清·黄宫绣

【气血俱虚而拘】……涩为气血俱虚之候，故症多见拘挛麻木，忧郁，失血伤精，厥逆少食等症。然亦须分寒涩枯涩热涩之殊耳。若涩见呕吐泄泻，则为属虚属寒；涩见伤精失血，拘挛麻木，则为枯涩不和；涩见便结不解，则为热邪内闭，或寒滞不通。

【坚积内着，胃气将绝而拘】……牢为坚积内着，胃气将绝之候。（吴草庐曰：牢为寒实，革为虚寒。）故或见为湿痉拘急，寒疝暴逆，坚积内伏，治甚非易。倘不审其所因，而谓牢为内实，用以苦寒，或因思食而以濡滞恣啖，则其病益固矣。（李时珍曰：牢主寒实之病，木实则为痛。扁鹊云：软为虚，牢为实。失血者脉宜沉细，反浮大而牢者死，虚病见实脉也。张仲景曰：寒则牢固。有坚固之义。）

（五）挛

1.《脉经》晋·王叔和

【肾虚而挛】尺脉细而急者，筋挛，痹不能行。

【因寒而挛】肠澼，筋挛，其脉小细安静者，生；浮大紧者，死。

【阳虚而挛】伤寒，脉浮，自汗出，小便数，颇复（仲景"颇复"字作"心烦"）微恶寒，而脚挛急，反与桂枝欲攻其表，得之便厥，咽干，烦躁，吐逆，当作甘草干姜汤，以复其阳。厥愈足温，更作芍药甘草汤与之，其脚即伸。

【卫阳寒而挛】太阳病，无汗，而小便反少，气上冲胸，口噤不得语，欲作刚痉，葛根汤主之。刚痉为病，胸满口噤，卧不着席，脚挛急，其人必齘齿，可与大承气汤。

2.《察病指南》宋·施桂堂

【虚劳而挛】动脉属阴，指下按之无头尾，大如豆，沉沉微动。不来不往曰动，主四体虚劳疼痛，崩中血利，为惊恐，为挛、为泄。（众经悉皆以动为阳脉，此脉居关上，阴阳相搏为动，阳动则汗出，阴动则发热。）

【肠澼而挛】肠澼筋挛，脉细小安静者生，浮大坚者死。

【肝虚而挛】肝实则目赤，胁疼多怒，颊肿头旋耳聋，宜泻之。虚则目暗，筋挛胁拘，多悲恐，爪甲枯，不得大息，宜补之。心实则胸胁背臂尽痛，喜笑不休，口舌干燥，宜泻之。虚则少颜色，惊悸忧悲，舌根强，腰背痛，宜补之。

3.《诸病主病诗》宋·东轩居士

【脉动而挛】动脉专司气与惊，汗因阳动热因阴，或为泄痢拘挛病，男子亡阳女子崩。（此首总言动脉病。）

4.《濒湖脉学》明·李时珍

【肾阳虚而挛】〔主病诗〕弦应东方肝胆经，饮痰寒热疟缠身。浮沉迟数须分别，大小单双有重轻。寸弦头痛膈多痰，寒热癥瘕察左关。关右胃寒心腹痛，尺中阴疝脚拘挛。

【脉动而挛】〔主病诗〕动脉专司痛与惊，汗因阳动热因阴。或为泄痢拘挛病，男子亡精女子崩。仲景曰：动则为痛为惊。《素问》曰：阴虚阳搏，谓之崩。又曰：妇人手少阴脉动甚者，妊子也。

5.《订正太素脉秘诀》明·张太素

【肝虚而挛】肝部浮，主肝虚，中风瘫痪，筋脉拘挛，面痛牙痛，肠风下血。

【肝寒而挛】肝部迟，主筋挛骨疼，眼昏多泪，觞事易惊，转筋麻木。

【因寒而挛】若体中有寒，则筋挛骨痛也，治之以温。

6.《诊家正眼》明·李中梓

【肝寒而挛】弱为阳陷，真气衰弱。左寸心虚，惊悸健忘。右寸肺虚，自汗短气。左关木枯，必苦挛急。右关土寒，水谷之疴。左尺弱形，涸流可征，右尺若见，阳陷可验。

7.《脉语》明·吴昆

【脉紧而挛】紧状如转索，劲急曰紧，阴阳相搏也。为寒，为痛，为筋挛，为中恶。

8.《内经评文》清·周学海

【肝脉急而挛】肝脉急甚为恶言。微急为肥气。在胁下，若覆杯。缓甚为善呕。微缓为水瘕痹也。大甚为内痈，善呕衄。微大为肝痹，阴缩，咳引小腹。小甚为多饮。微小为消瘅。滑甚为㿉疝。微滑为遗溺。涩甚为溢饮。微涩为瘛挛筋痹。

9.《灵素节注类编》清·章楠

【血不养筋而挛】肝脉急甚者，为恶言；……微涩，为瘛挛，筋痹。（肝藏血，其本脉柔软而细长，……涩甚者，阳气无力运行，由水饮漫溢故也；微涩者，气血皆伤，筋失荣养，为瘛疭，为拘挛，而筋痹也。）

10.《四诊抉微》清·林之瀚

【肝虚而挛】左寸弱者，惊悸健忘；弱在左关，木枯挛急；左尺得弱，涸流可征。右寸弱者，自汗短气；弱在右关，水谷之疴；右尺得弱，阳陷可验。

【肾虚而挛】弦如琴弦，轻虚而滑，端直以长，指下挺然。弦脉迢迢端直长，肝经木旺土应伤。怒气满胸常欲叫，翳蒙瞳子泪淋浪。寸弦头痛膈多痰，寒热癥瘕察左关，关后胃寒心腹痛，尺中阴疝脚拘挛。

【肝虚而挛】动无头尾，其形如豆，厥厥动摇，必兼滑数。汪子良曰：动脉短滑数备。动脉摇摇数在关，无头无尾豆形团。其原本是阴阳搏，虚则摇兮胜者安。动脉专司痛与惊，汗因阳动热因阴，或为泄痢拘挛病，男子亡精女子崩。滑伯仁曰：动则为虚劳体痛，为泻、为崩。李士材曰：阴阳不和，气搏击则痛，气撺进则惊也。左寸动者，惊悸可断；右寸动者，自汗无疑。左尺得动，亡精失血；右尺得动，龙火奋迅。动在左关，惊及拘挛；动在右关，心脾疼痛。

【肝寒而挛】风木司天多掉眩，少阴疮疡热相煎，相火流行瘟疫盛，太阴湿土胃家怨，燥金用事多皮揭，寒水当权筋骨挛。

11.《医学指要》清·蔡贻绩

【风寒外束而挛】《内经》曰：营行脉中，卫行脉外。三焦必仰赖营卫之气，乃能行于腠理。故言三焦必兼营卫，而其脉亦与营卫同辨。六脉浮沉俱紧则邪中上下二焦。雾露之邪中于上焦则脉浮紧，其证发热头痛，项强，颈挛，腰痛，胫酸。

【卫阳虚而挛】浮而迟者，里气虚，沉而迟者，表气虚。迟在上则气不化精，迟在下则精不化气。气寒则不行，血寒则凝滞。若迟兼滑大者，多风痰顽痹之候。迟兼细小者，必真阳亏弱而然。或阴寒留蓄于中则为泄为痛，或元气不营于表则为慄为挛。

【阳虚而挛】动有阳盛阳虚之候，阳盛之动动而有力也，阳虚之动乃扰乱也，为痛，为惊，为自汗，为拘挛，为心脾疼痛，为心突精失，皆其候也。动之为义，以厥厥动摇急速有力得名也。厥厥者，谓似有根之动摇，动而不移，非若滑脉之流动动而不居也。

【血不养筋而挛】涩为阴虚，乃血气俱虚之候。为少气，为忧烦，为痹痛，为拘挛，为麻木，为无汗，为脾寒少食，为胃寒多呕，为二便不和，为四肢厥冷，男子为伤精，女子为不孕，为经脉不调。

12.《脉确》清·黄琳

【肾虚而挛】五脏病脉。扁鹊曰：脉长而弦，病出于肝。

脉大而洪，病出于心。脉下坚上虚，病出于脾。脉涩而浮，病出于肺。脉小而紧，病出于肾。

13.《脉诀乳海》清·王邦傅

【肝寒而挛】脉来软弱招招，如揭长竿末梢，曰肝平。故云没邪也。紧因筋急有些些。紧为寒，肝主筋，寒则筋挛，故紧因筋急有些些也。

14.《脉诀汇辨》清·李廷昰

【肝寒而挛】微脉模糊，气血大衰。左寸微者，心虚忧惕。微在左关，寒挛气乏。左尺得微，髓竭精枯。右寸微者，中寒少气。微在右关，胃寒气胀。右尺得微，阳衰寒极。

【肝虚而挛】左寸弱者，惊悸健忘。弱在左关，木枯挛急。左尺得弱，涸流可征。右寸弱者，自汗短气。弱在右关，水谷之疴。右尺得弱，阳陷可验。

15.《脉经钞》清·孙鼎宜

【肾虚而挛】尺脉细而急者筋挛，痹不能行。

16.《脉义简摩》清·周学海

【痛甚而挛】沉浊为内，浮泽为外。黄赤为热、为风，青黑为痛，白为寒，黄而膏润为脓，喻嘉言曰：脓即痰也。赤甚者为血，痛甚为挛，寒甚为皮不仁。

摇（诊断缺）

（六）振

1.《脉经》汉·王叔和

【膈上伏饮而振】膈上之病，满喘咳吐，发则寒热，背

痛，腰疼，目泣自出（目泣自出，一作目眩），其人振振身瞤
剧，必有伏饮。

2.《脉经钞》清·孙鼎宜

【膀胱虚寒而振】手尺中神门以后脉（《病源》二十九有
"浮为阳"三字）阳虚者，足太阳经也，病苦肌肉振动，脚中
筋急，耳聋，忽忽不闻，恶风，飕飕作声（《病源》作"耳鸣
忽然不闻，恶风"，无末四字）。上膀胱虚寒。

3.《望诊遵经》清·汪宏

【血气俱亏而振】

（1）瘛疭不定者，筋脉相引而难瘳。振摇不定者，血气
俱亏而可疗。

（2）拘急者，寒邪。纵缓者，热疾。瘛疭者，筋脉相引。
振掉者，血气俱虚。屈伸不能者，筋将惫。屈伸不利者，肾已
亏。屈而不伸者，病在筋。伸而不屈者，病在骨。

【元气虚而振】【太阳表虚而振】临症之际，已视其形容，
观其坐卧矣。然有法焉，不拘于行住坐卧，难列于俯仰屈伸，
屈指而计之，其纲有四：曰几几，曰振振，曰战，曰栗。几几
者何？项背强，几几然，犹短羽之鸟，欲飞而不能飞也。振振
者何？身体动，振振然，若耸悚之容，欲定而不能定也，战则
身为之摇矣。战之与振，振轻而战重也，栗则心为之战矣。栗
之与战，战外而栗内也，故其为病也。几几者太阳实，甚则有
卧不着席之形。振振者元气虚，甚则有身欲擗地之状。战者其
人本虚，邪在外而正与之争，正胜其邪，故势顺而易解。栗者
其气愈微，邪入内而正与之争，邪胜其正，故势逆而难瘳。且
几几者，太阳实，其证有有汗无汗之分。振振者，太阳虚，其
证有汗前汗后之辨。战在外，太阳之所属也，身温汗出，邪斯

退矣。栗在内,少阴之所主也,身寒肢厥,邪则陷焉。故凡临症之际,虽分观以审其常,必合论以通其变,盖不但不知其法者,不可为医。即知其法而泥于法,或知其法而离于法,亦皆不可为医也。经曰:能合色脉,可以万全。斯诚活法也已。

(七) 震

《类证治裁》清·林佩琴

【肝风动而震】凡上升之气,自肝而出。肝木性升散,不受遏郁,郁则经气逆,为嗳,为胀,为呕吐,为暴怒胁痛,为胸满不食,为飧泄,为㿗疝,皆肝气横决也。且相火附木,木郁则化火,为吞酸胁痛,为狂,为痿,为厥,为痞,为呃噎,为失血,皆肝火冲激也。风依于木,木郁则化风,为眩,为晕,为舌麻,为耳鸣,为痉,为痹,为类中,皆肝风震动也。故诸病多自肝来,以其犯中宫之土,刚性难驯,挟风火之威,顶巅易到,药不可以刚燥投也。

六、治则治法

（一）脏腑学说

1.《内经运气病释》清·陆懋修

【酸泻甘缓】厥阴之复。（此言木气先受金制，而既乃复也。）民病少腹坚满，里急暴痛。（此肝邪盛而气急也。）厥心痛，汗发。（此肝邪乘胃，上陵于心，而阳气泄也。）呕吐，饮食不入，入而复出，甚则入脾，食痹而吐。（此脾受肝伤，故食入不化，或入而气闭不通，吐出乃已也。）筋骨掉眩，清厥。（此风气盛而头目颤运，手足逆冷也。）厥阴之复，治以酸寒，佐以甘辛，以酸泻之，以甘缓之。（酸为木味，寒为水气。木之正味其泻以酸。木火相生，宜清以寒也。佐以甘辛者，木盛土衰，以甘补土。辛从金化，以辛制木也。酸泻甘缓，皆木之正味，而为正治。）

2.《太平圣惠方》宋·王怀隐

（1）【温肾散寒】治伤寒阴痉，三日不差，手足厥冷，筋脉拘急，汗不出，恐阴气内伤，宜服白术散方。白术（半两）白茯苓（半两）　麻黄（半两，去根节）　五味子（半两）桂心（三分）　高良姜（一分，锉）　羌活（半两）附子（三分，炮裂去皮脐）上件药，捣筛为散，每服五钱，以水一大盏，入生姜半分，煎至五分，去滓，不计时候温服。

（2）【温肾祛寒】治伤寒阴痉，闭目合面，手足厥逆，筋脉拘急，汗不止，宜服柴胡散方。柴胡（一两半，去苗）

白术（一两）　白茯苓（三分）　甘草（三分，炙微赤，锉）　五味子（一两）　干姜（三分，炮裂锉）　附子（三分，炮裂去皮脐）　防风（三分，去芦头）　桂心（半两）上件药，捣筛为散，每服五钱，以水一大盏，入生姜半分，煎至六分，去滓，不计时候温服。

（3）【温肾散寒止痉】治风痉，身体强直，口噤不能言，神思昏闷，宜服麻黄散方。　麻黄（三分，去根节）　羌活（三分）　桂心（半两）　黄芩（半两）　防风（三分，去芦头）　羚羊角屑（半两）　附子（三分，炮裂去皮脐）赤茯苓〔三（一）分〕　甘草（半两，炙微赤，锉）　芎藭（三分）　蔓荆子（半两）　酸枣仁（半两）上件药，捣筛为散，每服四钱，以水一中盏，煎至五分，去滓，入淡竹沥一合，更煎一两沸，不计时候，温服，衣覆汗出，避风。

（4）【温肾疏风止痉】治风痉，四肢强硬，口噤不开，宜服天麻丸方。天麻（一两）　乌蛇〔二（一）两，酒浸炙微黄去皮骨〕　白僵蚕（三分，微炒）　干蝎（三分，微炒）附子（一两，炮裂去皮脐）　干姜（半两，炮裂锉）　桂心（三分）　防风（三分，去芦头）　蝉壳（三分）　川乌头（三分，炮裂去皮脐）　羌活（三分）　细辛（三分）　独活（三分）　麻黄（一两半，去根节）　天南星（半两，炮裂）　羚羊角屑（一两）上件药，捣罗为末，炼蜜和捣三五百杵，丸如酸枣大，每服，不计时候，以温酒研下一丸。

3.《仁斋直指方论》南宋·杨士瀛

【辛凉祛风】【咸寒清热】【咸冷祛火】卷之一　总论附论五篇（出《丹溪心法》）

今夫厥阴为标，风木为本，其风邪伤于人也，掉摇而眩转，瞤动而瘛疭，猝暴强直之病生矣。少阴为标，君火为本，其热邪伤于人也，疮疡而痛痒，暴注而下迫，水液浑混之病生矣。少阳为标，相火为本，其火邪伤于人也，为热而瞀瘛，躁扰而狂越，如丧神守之病生矣。善为治者，风淫所胜，平以辛凉。热淫所胜，平以咸寒。火淫所胜，平以咸冷。以其病本于阳，必求其阳而疗之，病之不愈者未之有也。太阴为标，湿土为本，其湿邪伤于人也，腹满而身肿，按之而没指，诸痉强直之病生矣。阳明为标，燥金为本，其燥邪伤于人也，气滞而恚郁，皮肤以皲揭，诸涩枯涸之病生矣。太阳为标，寒水为本，其寒邪伤于人也，吐利而腥秽，水液以清冷，诸寒收引之病生矣。善为治者，湿淫所胜，平以苦热。燥淫所胜，平以苦温。寒淫所胜，平以辛热。以其病本于阴，必求其阴而治之，病之不愈者未之有也。

4.《黄帝素问宣明论方》金·刘完素

骨痹证（主肾弱。出《素问·逆调论》。）

【温肾祛寒】身寒大，衣不能热，肾脂枯涸不行，髓少勐弱，冻栗，故挛急。附子汤主之：治肾藏风寒湿骨痹，腰脊疼，不得俯仰，两脚冷，受热不遂，头昏耳聋音浑。附子（炮）　独活　防风（去苗）　川芎　丹参　萆薢　菖蒲　天麻　官桂　当归（各一两）　黄芪　细辛（去苗）　山茱萸　白术　甘菊花　牛膝（酒浸）　甘草（炙）　枳壳（麸炒，去穰。各半两）　上为末，每服三钱，水一大盏，生姜五片，煎至七分，去滓，温服，不计时候，日进三服。

5.《普济方》明·朱橚、滕硕、刘醇等

【疏风解痉】治肝气壅盛，项疼急，背膊劳倦，精神昏闷，小便赤涩，两眼赤痛，口舌生疮，急时背冷，胸中痰实。射干　秦艽　荆芥穗　山栀　薄荷　羌活　连翘　上为粗末，

每服三钱，水一中盏，枣三枚，煎至六分，去滓，不计时候，温服。

6.《古今医统大全》明·徐春甫

【滋肾养筋】治虚人瘛疭急补其阴。河间云：精液少，筋脉不荣灌而引急，及五劳七伤，小便数，大便难，加减建中汤主之。又云，肾生精液，肝主筋，心主脉，肾精盛，则滋育诸筋，荣灌诸脉，故筋脉柔和。今肾中精亏，筋脉相引而瘛，当滋肾以沃之。

7.《医灯续焰》清·潘楫

（1）卷六　劳极脉证第五十一　附方

【补肝养筋—木瓜散】木瓜散　治筋虚极，脚手拘挛，十指甲痛，数转筋。甚则舌卷卵缩，唇青面黑。木瓜（去子）　虎胫骨（酥炙）　五加皮（洗）　当归（酒浸）　桑寄生　酸枣仁（炒）　人参　柏子仁　黄芪（各一两）　炙甘草（一两）煎服法同前。

（2）卷十　弊病脉证第六十八　附方

【镇肝祛邪】奇效人参散　治肝痹，气逆，胸胁引痛，眠卧多惊，筋脉挛急。此药镇肝去邪。人参（二两）　杜仲（去粗皮、炒）　黄芪（蜜炙）　酸枣仁（微炒）　茯神（去木，各一两）　五味子　细辛（去苗）　熟地黄　秦艽（去苗土）　羌活（去芦）　丹砂（细研）　芎䓖（各半两）上为细末。入丹砂，再研令匀。每服一钱，不拘时，温酒调下。日三服。

（3）卷十一　水病脉证第七十　附方

【补肾祛邪】和剂木瓜丸　治肾经虚弱下攻，腰膝沉重少力，腿脚肿痒，疮破生疮，脚心瘾痛，筋脉拘挛。或腰膝缓弱，步履艰难，举动喘促，面色黧黑，大小便秘涩，饮食减少，无问久新，并宜服之。熟地黄（洗、焙）　陈皮（去白）　乌药（各四两）　黑牵牛（炒，三两）　石楠藤　杏仁（去皮尖）　当归　苁蓉（酒浸、焙）　干木瓜　续断　牛膝（酒浸，各二两）　赤芍药（一两）　上为细末，酒糊为丸，如桐子大。空心木瓜汤吞三五十丸，温酒亦得。

（4）卷十七　奇经八脉脉证第七十九　附方

【镇心安神，温脾暖肾】震灵丹（紫府元君南岳魏夫人方。出《道藏》。一名紫金丹）治男子真元衰惫，五劳七伤，脐腹冷疼，肢体酸痛，上盛下虚，头目眩晕，心神恍惚，血气衰微，及中风瘫痪，手足不遂，筋骨拘挛，腰膝沉重，容枯肌瘦，目暗耳聋，口苦舌干，饮食无味，心肾不足，精滑梦遗，膀胱疝坠，小腹淋沥，夜多盗汗，久泻久痢，呕吐不食，八风五痹，一切沉寒痼冷，服之如神。及治妇人血气不足，崩漏虚损，带下，久冷胎藏无子。

禹余粮（火煅醋淬不计遍数，手捻得碎为度）　紫石英　赤石脂　丁头代赭石（如禹余粮炮制，各四两）以上四味，并作小块，入甘锅内，盐泥固济。候干，用炭十斤，煅通红，火尽为度。入地埋，出火毒二宿。滴乳香（另研）　五灵脂（去砂石、筛）　没药（去砂石、研，各二两）　朱砂（水飞过，一两）上八味，并为细末，以糯米粉煮糊为丸，如鸡豆大。晒干出光。每一丸，空心温酒或冷水任下。常服镇心神，驻颜色，温脾胃，理腰脐，除尸疰蛊毒，辟鬼魅邪厉。久服轻身，渐入仙道。忌猪、羊血，恐减药力。妇人醋汤下。孕妇不可服。

8.《证治针经》清·郭诚勋

【缓急熄风，滋液驱热】原夫肝阴既亏，风由火出，轻则

97

窍络阻塞头旋眩晕，甚则瘈疭疼厥。是故缓肝急所以熄风，滋肾液乃以驱热。虎潜丸补真阴，地黄饮子培天一，滋肾丸与复脉汤咸宜。

9.《临证验舌法》清·杨云峰

【补肝祛寒】七味饮倍肉桂方　熟地（八钱）　山药（四钱）　净萸肉（四钱）　丹皮（三钱）　茯苓（三钱）　泽泻（二钱）　肉桂（二钱）

按：上方主治肝胆气虚，筋无所养，变为寒症。以致筋骨疼痛，脚软懒行，及伤寒服凉药过多，木中无火，手足牵引，肝经血虚，以致火燥筋挛，变为结核瘰疬等症。经曰："辛以润之。"此方是也。凡舌见青色滑润，而形色又兼胖嫩者，肝胆木气虚寒也，养荣汤倍肉桂主之。

10.《伤寒指掌》清·吴坤安

卷三　伤寒变症　呃逆（新法兼参叶案）

【摄纳下焦】下焦阳虚　凡呃逆起自下焦，浑身振动者，乃属下焦虚寒，阳气竭而呃也，宜理阴煎，加丁香、五味、胡桃肉以纳之。或都气饮，加熟附、胡桃、丁香以纳之，不已则死。邵评：呃逆自下焦而来，肝肾大虚，气不摄纳，由丹田而冲逆，故浑身振动。此元海无根，虚脱之候，宜摄纳下焦肝肾治之。

11.《奉时旨要》清·江涵暾

【补益肝肾】《经》云：身半以下者，湿中之也。又云：清湿袭虚，则病始于下，致为腿足之病。又云：足阳明实则狂颠，虚则足不收，胫枯。大抵腰、腿、脚、膝，痠疼重着肿痛者，不问久近干湿，总宜除湿汤。若兼吞酸胀满者，平胃散。腿痛之症，有由于血虚，足不任地，行则振掉，宜六味丸加巴戟、续断、杜仲、鹿茸。

12. 《张氏医通》清·张璐

【祛肝风】经云：寒气客于皮肤，阴气盛，阳气虚，故为振寒寒栗。深师曰：振乃阴气争胜，故为战。栗则阳气不复，故为颤。骨者髓之府，不能久立，行则振掉，骨将惫矣。颤振与瘈疭相类，瘈疭则手足牵引，而或伸或屈；颤振则但振动而不屈也。亦有头动而手不动者，盖木盛则生风生火，上冲于头，故头为颤振。若散于四末，则手足动而头不动也。经曰：诸风掉眩，皆属于肝。若肝木实热，泻青丸。肝木虚热，六味丸。肝木虚弱，逍遥散加参、术、钩藤。挟痰，导痰汤加竹沥。脾胃虚弱，六君子汤加芎、归、钩藤。卫虚多汗恶寒，加黄芪二钱，附子五分。脾虚，补中益气加钩藤。心血虚少而振，平补正心丹。心气虚热而振，本方去肉桂、山药、麦冬、五味，加琥珀、牛黄、黄连，名琥珀养心丹。心虚挟痰而振，本方去龙齿、肉桂、山药、麦冬、五味，加琥珀、川芎、胆星、麝香、甘草，为秘方补心丹。心虚挟血而振，龙齿清魂散。肾虚而行步振掉者，八味丸、十补丸选用。实热积滞，可用汗吐下法。戴人治马叟，手足振掉，若线提傀儡，用涌法，出痰数升而愈。此必痰证痰脉，而壮盛气实者，不可不知。〔诊〕颤振之脉，小弱缓滑者可治，虚大急疾者不治，间有沉伏涩难者，必痰湿结滞于中之象。凡久病脉虚，宜于温补，暴病脉实，宜于峻攻，若久病而脉反实大，暴病而脉反虚弱，决无收功之理也。

13. 《伤寒论纲目》清·沈金鳌

【祛风涤热】陶华曰：瘈则急而缩，疭则缓而伸，热则生风，风主乎动，故筋脉相引而伸缩。伤寒至此死症也，能去风涤热治之，幸有生者，治法与痉病略同。不仁，谓不柔和。诸虚乘寒，为郁冒不仁。血气虚弱，不能周流一身，于是正气为邪气所伏，故肢体顽麻不仁，厥如死尸，用麻桂各半汤。不愈，补中益气汤入姜汁。李中梓曰：瘈疭者，或缩或伸，动而不定，汗出时盖覆不周，腰背手足搐搦，牛蒡根汤。脉浮数有风热，防风通圣散。血不养筋，大秦艽汤。

14.《时病论》清·雷丰

【清热熄风】却热息风法：治温热不解，劫液动风，手足瘈疭。

15.《杂病广要》日本·丹波元坚

【补心气祛痰、导滞吐下、补气祛风】颤振与瘈疭相类，但瘈疭则手足牵引而或屈或伸，颤振则但战动而不屈伸也。有气虚而振，用参术汤补之。（系异功散加黄芪，甚者加附子）。心虚而振，用补心丸养之（用归、甘、参、生地、远志、酸枣、柏仁、朱砂、金箔、麝、琥、茯、芎、菖、胆南星）。挟痰，用导痰汤加竹沥。有实热积滞而振，宜吐下之可也。若老人战动，宜定振丸。（《统旨》）（定振丸用四物汤及天麻、秦艽、全蝎、细辛、荆、防、术、芪、威灵仙。）

（二）五运六气学说

1.《圣济总录》宋·赵佶

（1）【补虚治风】论曰：风者百病之始，清净则肉腠闭拒，虽有大风苛毒，弗之能害，体虚之人，本脏亏耗，风邪易乘，其证或心神惊悸，手足颤掉，筋脉拘急。凡此之类，皆因虚挟风所致，法宜于补药中，加以治风之剂。

（2）【祛风散寒止痉】论曰：柔痉之状，摇头发热，颈项强急，腰身反张，或瘛疭口噤，与刚痉同，然谓之柔痉者，特以其自汗不恶寒故也，痉又谓之痓者，盖痓痉一类，古人特以强直名之。

治伤寒柔痉，项背强几几，反汗出恶风。桂枝加葛根汤方 葛根（四两） 麻黄（去节，煎掠去沫，焙） 芍药（各三两）甘草（炙锉） 桂（去粗皮，各二两） 上五味，粗捣筛，每服五钱匕，水二盏，入生姜五片，大枣两枚劈破，煎至一盏，去滓温服，良久再服，以衣被覆微汗出瘥，不须啜粥。

治伤寒柔痉，手足厥冷，筋急汗不止，桂术汤方 桂（去粗皮，一两） 白术 人参 附子（炮裂去脐皮，各三分） 防风（去叉） 干姜（炮） 甘草（炙，各半两）上七味，锉如麻豆，每服五钱匕，水一盏半，煎至八分，去滓温服，日二服。

治伤寒柔痉，手足逆冷，筋脉拘急，汗出不止，颈项强直，摇头口噤。附子白术汤方 附子（炮裂，去皮脐） 白术（各一两） 芎藭（三分） 独活（去芦头） 桂（去粗皮，各半两） 上五味，锉如麻豆，每服三钱匕，水一盏，入生姜半分拍碎，枣二枚劈破，同煎至七分，去滓温服，不计时候。

治伤寒柔痉汗出，身体强直，手足多寒。五味子汤方 五味子（炒，一两） 附子（炮裂，去脐皮） 木香 槟榔（各三分） 白术 桂（去粗皮） 干姜（炮） 甘草（炙，各半两）上八味，锉如麻豆，每服五钱匕，水一盏半，煎至八分，去滓食后温服，晚再服。

2.《太平圣惠方》宋·王怀隐

（1）夫伤寒痉病之状，身热足寒，头项强直。恶寒头面热，摇头，卒口噤，背脊反张是也。此由肺热移于肾，转而为痉。痉有刚柔，太阳病，发热无汗而不恶寒，为刚痉；发热汗出而恶寒，为柔痉，诊其脉沉细，此为痉也。

【清内热散寒】治伤寒阴痉，节筋急硬。阳痉即易差，阴痉即难差，宜羌活散方。羌活（一两）黄松木节（一两，锉）茯神（一两）石膏（一两）防风（一两，去芦头）王不留行（半两）桂心（半两）麻黄（一两，去根节）当归（半两锉微炒）上件药，捣筛为散，每服四钱，以水一中盏，入生姜半分，枣二枚，煎至六分，去滓，不计时候温服，频服。三服后宜食荆芥葛根石膏豉粥，避风。如额上渐润，即以厚衣盖之，汗出便差。

【温中散寒】治伤寒阴痉，颈项强直，四肢拘急，疼痛，足冷口噤，宜服附子散方。附子（炮裂去皮脐）人参（去芦头）白茯苓前胡（去芦头）白术麻黄（去根节）桂心半夏（汤洗七遍，去滑）独活当归（锉，微炒）（以上各一两）石膏（二两）干姜（半两，炮裂锉）上件药，捣筛为散，每服五钱，以水一中盏，入生姜半分，煎至五分，去滓，不计时候，温温频服。

【清内热散外寒】治伤寒阴阳痉病，头痛壮热，百节酸疼，吐逆闷绝，口噤，腰背反张，手足强直，肉热脉数，宜服麻黄散方。麻黄（一两半，去根节）防风（一两，去芦头）赤茯苓（一两）秦艽（一两，去苗）葳蕤（一两）葛根（一两半）独活（一两半）汉防己（三分）芎䓖（三分）白藓皮（三分）牡丹（三分）石膏（一两）桑寄生（一两）甘草（三分，炙微赤，锉）黄芩（一两）上件药，捣筛为散，每服五钱，以水一大盏，煎至七分，去滓，入淡竹沥一合，更煎三两沸，分温二服，日三四服。

【温中散寒】治伤寒，汗出后成阴阳痉，骨节烦痛，不得屈伸，近之即痛，汗出短气，小便不利，恶风，身体微肿，宜服此方。附子（一两，炮裂去皮脐）　白术（三分）　甘草（半两，炙微赤，锉）上件药，捣筛为散，每服五钱，以水一大盏，入生姜半分，枣三枚，煎至五分，去滓，不计时候温服。

【清热止痉】治伤寒阳痉，身热无汗，恶寒，头项强直，四肢疼痛，烦躁心悸，睡卧不得，宜服羚羊角散方。羚羊角屑（一分）　犀角屑（一分）　防风（一分，去芦头）　茯神（一分）　柴胡（一分，去苗）　麦门冬（一分，去心）　人参（一分，去芦头）　葛根（一分，锉）　甘草（一分，炙微赤，锉）　枳壳（一分，麸炒微黄去瓤）　石膏（半两）龙齿（半两）上件药，捣筛为散，每服三钱，以水一中盏，煎至五分，去滓，不计时候温服。

【疏风散寒】治风痉口噤，腰背强直，不可转侧，宜服天麻散方。天麻（一两半）　当归（一两，锉微炒）　防风（一两，去芦头）　独活（一两半）　麻黄（一两半，去根节）桂心（一两）　细辛（一两）　附子（一两，炮裂去皮脐）　蔓荆子（一两）上件药，捣粗罗为散，每服四钱，以水酒各半中盏，入生姜半分，煎至五分，去滓，不计时候，温服。

3.《黄帝素问宣明论方》金·刘完素

【祛湿通络】著痹证（主痹。出《素问·痹论》）　湿气胜者，为著痹，湿地水气甚重，著而不去，多汗而濡者。茯苓川芎汤主之：治著痹，留注不去，四肢麻，拘挛，浮肿。赤茯苓　桑白皮　防风　官桂　川芎　麻黄　芍药　当归　甘草（炙，各等分）上为末，每服二钱，水二盏，枣三枚，同煎至一盏，去滓，空心，温服。如欲出汗，以粥投之。

4.《素问病机气宜保命集》金·刘完素

【祛风通络】中风六证混淆，系之于少阳厥阴，或肢节挛痛，或麻木不仁，宜羌活连翘续命主之。小续命（八两），加羌活（四两）　连翘（六两）　古之续命混淆，无六证之别。今各分经疗治，又分经针刺法，厥阴之井大敦，刺以通其经；少阳之经绝骨，灸以引其热。是针灸同象法，治之大体也。

5.《普济方》明·朱橚、滕硕、刘醇等

【散外邪泻内积】【散邪解肌】项背强者动亦如之，非如几案之几而偃屈也。太阳伤寒项背强，其或太阳中风，加之寒湿而成痉者，亦项强也。经曰：病者身热足寒，颈项强急，恶风，时头热面赤目赤，独头面摇，口噤，背反张者，痉病也。《金匮要略》曰：太阳病，其证项背强几几，然脉反流动者，此为痉，桂枝加栝蒌汤主之。然项背强虽悉属太阳证当发散，而又有结胸病者，项亦强如痉状，下之则和，宜大陷胸丸主之。临病之际，审其表里，可汗可下，随证投汤则万全矣。（伤寒头项强急，太阳表证也，当发散而解之。若误下，则太阳邪风乘虚入里，则为结胸；太阳病，项背强，无汗而恶风，则为表实，宜葛根汤；汗出恶风，则为表虚，宜桂枝汤加葛根，不加麻黄；太阳误下，而成结胸，亦项强，宜大陷胸丸；凡太阳伤风，复感寒湿，身有热而足有寒，及头摇口噤，背反张，脉沉迟者，此为发痉，可与桂枝加栝蒌根汤；项强而胁下满者，可与小柴胡汤。）

6.《医灯续焰》清·潘楫

（1）卷九　脚气脉证第六十六　附方

【祛风散寒除湿】集验麻黄左经汤。治风、寒、暑、湿流注足太阳经，腰足挛痹，关节重痛，行履艰难，憎寒发热，无汗而寒，或自汗恶风，头痛眩晕，并一切瘫痪麻木等证。麻黄（去节）　干葛　细辛（去苗）　白术（去芦）　茯苓（去

皮） 防己（去皮） 桂心 羌活（去芦） 防风（去芦）
甘草（炙，各等分） 上咬咀，每服七钱，水二盏，姜五片，
枣一枚，煎一盏，空心服。自汗去麻黄，加肉桂、芍药。重着
加术、陈皮。无汗减桂，加杏仁、泽泻。

（2）卷九 脚气脉证第六十六 附方

【祛风散寒除湿】大料神秘左经汤。治风、寒、暑、湿流
注足三阳经。手足拘挛，疼痛，行履艰难，憎寒发热，自汗恶
风。或无汗恶寒，头眩，腰重，关节挛痛。或卒中昏塞，大小
便秘涩。或腹痛，呕吐，下利，恶闻食臭，髀腿顽痹，缓纵不
随，热闷惊悸，心烦气上，脐下冷痹，喘满气粗。麻黄（去
节） 干葛 细辛（去苗） 厚朴（姜制） 茯苓（去皮）
防己（去皮） 枳壳（去瓤，麸炒） 桂心 羌活（去芦）
防风（去芦） 柴胡（去芦） 黄芩 半夏（酒洗七次）
干姜（炮） 麦门冬（去心） 甘草（炙，各等分） 上咬
咀，每服七钱，水一盏半，生姜五片，枣一枚，煎一盏，去
滓，空心服。自汗加牡蛎、白术，去麻黄。肿满加泽泻、木
通。热甚无汗减桂，加橘皮、前胡、升麻。腹痛吐利去黄芩，
加芍药、附子（炮）。大便秘加大黄、竹沥。喘满加杏仁、桑白
皮、紫苏等分。凡有此病，备细详证，逐一加减，无不愈者。

（3）卷九 脚气脉证第六十六 附方

【补气祛风散寒除湿】追毒汤。治肝、肾、脾三经为风、
湿、寒、热毒上攻。阴阳不和，四肢拘挛，上气喘满，小便秘
涩，心热烦闷，遍身浮肿，脚弱缓纵，不能行步。半夏（汤
洗七次） 黄芪（去芦） 甘草（炙） 当归（去芦） 人
参（去芦） 厚朴（姜制） 独活（去芦） 橘皮（去白，
各一两） 熟地黄 芍药 枳实（去瓤、麸炒） 麻黄（去
节，各二两） 桂心（三两） 上咬咀，每服八钱，水一大

盏半，姜七片，枣三枚，煎一大盏，去滓，空心温服。日三夜一。

（三）气血阴阳津液学说

1.《扁鹊心书》宋·窦材

【补益真阳】四肢为诸阳之本，阳气盛则四肢实，实则四体轻便。若手足颤摇不能持物者，乃真元虚损也。常服金液丹五两，姜附汤自愈。若灸关元三百壮则病根永去矣。（手足颤摇，终身痼疾，若伤寒初起如是者，多难治。若过汗伤营而致者，宜以重剂扶阳，加以神气昏乱者，亦不治。）

2.《太平圣惠方》宋·王怀隐

（1）【养血散寒】治风痉摇头口噤，身体强直，宜服当归散方。当归（一两，锉微炒）　细辛（一两）　防风（一两去芦头）　桂心（一两）　独活（二两）　麻黄（二两，去根节）　附子（一两，炮裂去皮脐）　芎䓖（一两）　薏苡仁（一两）上件药，捣粗罗为散，每服四钱，以水酒各半中盏，入生姜半分，煎至五分，去滓，不计时候，温服。

（2）【养阴散寒】治伤寒阳痉，经二三日不瘥，毒气攻五脏，心神烦躁，四肢疼痛，宜服桂心散方。桂心　柴胡（去苗）　赤茯苓　五味子　麦门冬（去心）　槟榔　甘草　细辛（以上各三分）上件药，捣筛为散，每服五钱，以水一大盏，入生姜半分，煎至五分，去滓，不计时候温服。

（3）【养血祛风】治伤寒头痛，面色赤，发热，形如中风，常自汗出，呕逆，下之益烦，心懊憹，腹如饥，发汗致痉，身强难以屈伸，宜服芎䓖散方。芎䓖（一两）　独活（二两）　柴胡（一两半，去苗）　川大黄（一两，锉碎微炒）　防风（三分，去芦头）上件药，捣筛为散，每服五钱，以水一中盏，煎至五分，去滓，不计时候温服。

3. 《普济方》明·朱橚、滕硕、刘醇等

（1）【补虚治风】夫风者，百病之始也。清净则肉腠闭拒，虽有大风奇毒弗之能害。体虚之人本脏亏耗，风邪易乘，其症或心神惊悸，手足颤掉，筋脉拘急。凡此之类，皆因虚挟风所致，法宜补药中加以治风之剂。

（2）【养血疏风解痉】卷一百二十二　伤寒门　摇头

伤寒摇头者，盖头者诸阳之会也。诸阳之脉皆上于头，诸阴脉皆至颈胸中而还。阳脉不至，则头为之摇。伤寒摇头有三，皆所主不同也。有口言而摇头者，里痛也，以里有痛者，语言则剧，欲言则头为之战摇也。有曰独摇头，猝口噤，背反张者，痉病也，以风盛于上，风主动摇故也，里痛非邪也，痛使之然，痉病非逆也，风使之然。至于阳反独留形体如烟熏，直视摇头者，名曰心绝，盖心藏神而为阳之本，阳根于阴，阴根于阳，阴阳相根，则营卫上下相通矣。绝则神去而阴竭，阳无根则不能主持，故头为之摇矣。《玉函》曰：灌苗者必固其根，伐木者必枯其上。内绝其根，外作摇头，又何疑焉？心绝者真病也，风痉里痛者邪气也，观其头摇又当明其脏痞也。摇头直视形似烟熏，为真病心家已绝。若痉病有反张口噤头摇者，盖头者诸阳之会，诸阳有乖则头为之摇。然有心绝而摇头者，有风盛而摇头者，形证皆不类焉，盖阴根于阳，阳根于阴，阴阳相根，气血所以周流而无间，心绝则神去而阴竭，阳独无根不能自主，是以头摇，经所谓阳反独留，形如烟熏，直视摇头者此也。至于太阳发痉，则风盛于上，风主乎动，是以头摇，经所谓独摇头，猝口噤，项背反张者此也。言而摇头者，头中有痛，言则痛甚，痛则必摇，经所谓摇头言者里痛

也。又曰言者为虚，不言者为实是也，合而言之均是摇头，析而分之，曰实邪，曰虚邪，曰真病，又当明其脏腑。云摇头直视，形如烟熏者，心家绝也，为真病，不治。太阳发痓，摇头，口噤，背反张，身热足冷，各有本条。摇头言者，其里有痛，言者虚也，可与如圣饼及芎辛汤服之。

（3）【温阳祛风】又问刚柔二痓，与阴阳二痓是如何？"痓"亦作"痉"。阳痓属刚痓，阴痓属柔痓，附术散，桂心白术汤，附子防风散，八物白术散，桂枝煮散，可选而用之。

4.《景岳全书》明·张景岳

（1）【补元气】凡伤寒治法，在表者宜散，在里者宜攻，此大则也。然伤寒死生之机，则全在虚实二字，夫邪之所凑，其气必虚，故伤寒为患，多系乘虚而入者。时医不察虚实，但见伤寒，则动曰伤寒无补法，任意攻邪。殊不知可攻而愈者，原非虚证，正既不虚，邪自不能害之，及其经尽气复，自然病退，故治之亦愈，不治亦愈，此实邪之无足虑也。惟是挟虚伤寒，则最为可畏，使不知固本御侮之策，而肆意攻邪，但施孤注，则凡攻散之剂，未有不先入于胃，而后达于经，邪气未相及，而胃气先被伤矣，即不尽脱，能无更虚？元气更虚，邪将更入，虚而再攻，不死何待？是以凡患伤寒而死者，必由元气之先败，此则举世之通弊也。故凡临证者，但见脉弱无神，耳聋手颤，神倦气怯，畏寒喜暗，言语轻微，颜色青白，诸形证不足等候，便当思顾元气。

（2）【养血除燥】凡非风口眼歪斜，半身不遂，及四肢无力，掉摇拘挛之属，皆筋骨之病也。夫肝主筋，肾主骨，肝藏血，肾藏精。精血亏损，不能滋养百骸，故筋有缓急之病，骨有痿弱之病，总由精血败伤而然。即如树木之衰，一枝津液不到，即一枝枯槁，人之偏废亦犹是也。经曰：足得血而能步，掌得血而能握。今其偏废如此，岂非血气衰败之故乎？临川陈先生曰：医风先医血，血行风自灭。盖谓肝邪之见，本由肝血之虚，肝血虚则燥气乘之，而木从金化，风必随之，故治此者，只当养血以除燥，则真阴复而假风自散矣。若用风药，则风能胜湿，血必愈燥，大非宜也。

5.《理虚元鉴》明·汪绮石

【清气养荣】黄柏、知母　禁用。《丹溪心法》有云：虚损吐血，不可骤用苦寒，恐致相激，只宜琼玉膏主之。何事首尾矛盾？又载三补丸，以芩、连、柏三味主之，大补丸以黄柏一味主之，乃至滋阴百补丸，知、柏并用。后之学者宗之，凡遇虚劳咳嗽、吐血、虚火、虚热之疾，皆以知、柏二味，以为清火滋阴，殊不知虚劳之火，虚火也，相火也，阴火也。即丹溪云：虚火可补，人参、黄芪之属。相火系于肝肾之间，出入于甲胆，听命于心君。君火明，则相火伏，若君火不明，则相火烈焰冲天，上感清虚之窍，耳聋、鼻干、舌痛、口苦、头晕、身颤、天突急而淫淫作痒、肺叶张而咳嗽频仍。当此时也，惟有清气养荣，滋方寸灵台之雨露，以宁膻中之烦焰，则甲胆乙肝之相火，不扑而自灭矣。

6.《医灯续焰》清·潘楫

【养血祛痰温经—济生续断汤】济生续断汤　治肝劳虚寒，胁痛胀满，挛缩烦闷，眼昏不食。川续断（酒浸）　川芎　当归（酒浸、去芦）　陈皮（去白）　半夏（制）　干姜（炮，各一两）　肉桂（不见火）　炙甘草（各半两）咬咀，每服四钱。水一盏，姜五片，煎服无时。

7.《六因条辨》清·陆子贤

（1）【养阴清热，扶正补气】春温舌黑神昏，烦躁咬牙，手足振颤，时或抽搐，此热极风生，已成痉厥。宜用东洋参、鲜生地、元参心、连翘心、鲜石斛、羚角、钩藤、石决明、白芍、鲜菖蒲等味，扶正熄风也。神昏舌黑，烦躁不安，阳津阴液俱耗。阴亏则阳乏交恋少阳木火，变为壮火，化出内风，肆横旋扰，内逼神明，外窜经脉。故手足振动，抽搐咬牙。然此亦有虚实之分，其虚者，阴伤风动，热走胃络，固宜清之补之。其实者，热结在腑，肠胃拥塞，便闭口噤，又宜攻之疏之。其间虚实，大相径庭，若勿辨明，贻害无穷。兹云：手足振颤，咬牙切齿，一似啮物，兼之神昏舌黑，虚象昭然。故用生地、元参、连翘、石斛、白芍以养阴清热，羚角、石决明、钩藤、菖蒲以清络熄风，东洋参以扶补正气，庶几可保万一焉。

（2）【凉血清热，化斑养津，清心镇神】伏暑舌焦，尖绛昏谵，妄笑脉促，斑紫，肢体振颤，此邪已入血，热动风生。宜用犀角地黄汤，加元参心、连翘心、鲜石斛、鲜菖蒲、紫草、竹叶、至宝丹等味，凉血化邪也。凡营热不解，必致入血，舌黑尖绛，斑紫昏谵，血热已极，热极则阴损阳亢，风由振动，故肢体颤摇，将欲变痉。必用犀角、生地、丹皮、赤芍、紫草凉血清热，合连翘、元参、菖蒲、石斛化斑养津，兼竹叶、至宝清心镇神不致痉厥，便为佳兆。

（3）【养阴却热】冬温烦热，舌绛而干，斑疹显透，神迷妄笑，寻衣摸床，手足振颤，此阴伤风动。宜用炙甘草汤，去姜桂，加牡蛎、鲜石斛、鲜菖蒲等味，养阴却热也。热不解，而舌干色绛，斑已透，而神迷妄笑，乃热极阴伤，阳动化风，故寻衣摸床，手足摇动。若非毓阴和阳，恐难挽回造化。必藉参、甘、胶、地、麦冬、牡蛎、菖蒲、石斛扶正养阴，则液返津回，肝阴内复，而风阳自熄焉。

（4）【养阴化斑】斑疹舌黑昏谵，斑紫或黑，手足振颤，此血热已极，内闭外脱。宜用固本汤，加犀角、元参、紫草、人中黄、至宝丹等味，养阴化斑也。

（5）【养阴清热】①春温舌黑神昏，烦躁咬牙，手足振颤，时或抽搐，此热极风生，已成痉厥。宜用东洋参、鲜生地、元参心、连翘心、鲜石斛、羚角、钩藤、石决明、白芍、鲜菖蒲等味，扶正熄风也。神昏舌黑，烦躁不安，阳津阴液俱耗。阴亏则阳乏交恋，少阳木火，变为壮火，化出内风，肆横旋扰，内逼神明，外窜经脉。故手足振动，抽搐咬牙。然此亦有虚实之分，其虚者，阴伤风动，热走胃络，固宜清之补之。其实者，热结在腑，肠胃拥塞，便闭口噤，又宜攻之疏之。其间虚实，大相径庭，若勿辨明，贻害无穷。兹云：手足振颤，咬牙切齿，一似啮物，兼之神昏舌黑，虚象昭然。故用生地、元参、连翘、石斛、白芍以养阴清热。②冬温烦热，舌绛而干，斑疹显透，神迷妄笑，寻衣摸床，手足振颤，此阴伤风动。宜用炙甘草汤，去姜桂，加牡蛎、鲜石斛、鲜菖蒲等味，养阴却热也。

（6）【清络熄风】羚角、石决明、钩藤、菖蒲以清络熄风，东洋参以扶补正气，庶几可保万一焉。

（7）【凉血化邪】伏暑舌焦，尖绛昏谵，妄笑脉促，斑紫，肢体振颤，此邪已入血，热动风生。宜用犀角地黄汤，加元参心、连翘心、鲜石斛、鲜菖蒲、紫草、竹叶、至宝丹等味，凉血化邪也。

（8）【凉血清热】凡营热不解，必致入血，舌黑尖绛，斑紫昏谵，血热已极，热极则阴损阳亢，风由振动，故肢体颤摇，将欲变痉。必用犀角、生地、丹皮、赤芍、紫草凉血清热，

（9）【清心镇神】　合连翘、元参、菖蒲、石斛化斑养津，兼竹叶、至宝清心镇神不致痉厥，便为佳兆。

（10）【毓阴和阳】　热不解，而舌干色绛，斑已透而神迷妄笑，乃热极阴伤，阳动化风，故寻衣摸床，手足摇动。若非毓阴和阳，恐难挽回造化。必藉参、甘、胶、地、麦冬、牡蛎、菖蒲、石斛扶正养阴，则液返津回，肝阴内复，而风阳自熄焉。

（11）【养阴化斑】　斑疹舌黑昏谵，斑紫或黑，手足振颤，此血热已极，内闭外脱。宜用固本汤，加犀角、元参、紫草、人中黄、至宝丹等味，养阴化斑也。

（12）【养阴扶正，凉血化斑】　舌黑昏谵，斑色紫黑，是血络热甚，津枯液涸矣。更兼手足振摇，内风旋动，乃正不胜邪，神不自持。若非养阴扶正，凉血化斑，则危在顷刻。然舌黑须要分别有地无地，若黑而兼黄，底赤尖绛，斯属有地之黑，为津枯邪滞。若脉证尚强，法宜攻下，如黑而光赤，并无黄底，此为无地之黑，乃热灼津枯。若然脉证属虚，法宜滋阴。至斑色紫黑，亦要分别虚实。若黑而边红鲜润，根脚不散，乃邪火抑郁，宜透宜攻。如黑而边散，枯晦不显，乃津液涸竭，元气已败，万无生理。必欲用药，宜滋宜补，务在临症时，细心体认，对症处方，庶不愧为司命矣。

8.《重订通俗伤寒论》清·俞根初

【养血为先，或润燥清火或熄风潜阳】第四章　气血虚实第三节　血虚症

心主血而藏神。虚则心烦不寐，精神衰弱，甚则五液干枯，夜热盗汗。脾统血而运液。虚则唇口燥烈，津不到咽，甚则舌肉干枯，肌肤甲错。肝藏血而主筋。虚则血不养筋，筋惕肉瞤，甚则一身痉挛，手足瘈疭。至于两颧嫩红，唇淡面白，

尤其血虚之显然者也。治必辨其因虚致病者，养血为先，或佐润燥清火，或佐熄风潜阳，随其利而调之。若因病致虚，去病为要，病去则虚者亦生。断不可骤进蛮补，补住其邪，使邪气反留连而不去。

9.《医学指要》清·蔡贻绩

【祛风养血】如圣饮　治刚柔二痉，头摇口噤身反张，手足挛搐，头面赤，项强急等症宜用。羌活　防风　川芎　白芷　芍药　当归（各八分）　乌药（七分）　柴胡　黄芩（各一钱）　半夏　甘草（各四分）　姜（引）　一法　临服入姜汁、竹沥，温服。有汗是柔痉，加白术、桂枝；无汗是刚痉，加麻黄、苍术；口噤咬牙，大便实者，加大黄。

10.《推拿抉微》民国·涂蔚生

【生津液，和筋脉】涂蔚生曰：痉之为病，由于发汗太多，以伤卫阳之气，或风病下之，而过伤其阴营之血也。如仲景所云：太阳病，发热无汗，反恶寒者，名曰刚痉。太阳病，发热汗出，而不恶寒者，名曰柔痉。夫痉而曰刚，曰柔，乃从太阳之伤寒伤风症夹泻而出。其别于痉之正病，非痉之正证可知。故其下文又曰：太阳病发汗太多，因致痉。夫风病下之刚痉，复发汗，必拘急。疮家虽身疼痛，不可发汗，汗出则痉。是痉之由于血枯津少，不能荣养筋脉，已可概见。然犹恐医者之过于拘泥，不能随症变通，故其后又曰：太阳病，其症备，身体强，几几然，脉反沉迟，此为痉，栝蒌桂枝汤主之。太阳病无汗，而小便反少，气上冲胸，口噤不得语，欲作刚痉，葛根汤主之。痉为病，胸满口噤，卧不著席，脚挛急，必齘齿，可与大承气汤。以见痉之不可汗者，而有时症兼太阳之寒凝筋脉者，亦可汗之。痉之不可下者，而有时症兼阳明之热灼津液者，亦可下之。其正治之法，虽未揭明，而其曰下之则痉，汗出则痉，是明教人以治痉之正法，不可汗下，只可生津液，和筋脉者也。汉后诸医多昧于其借宾定主之文，而不能将此中奥义，详为指出。甚至有除却刚痉、柔痉之外，尚有阳痉阴痉之说者，殊属可怪。至近代之唐容川出焉，始能将此中精微揭出，诚可谓独具慧眼、启千载之昏瞆，振万古之迷蒙者矣。余于读容川此节之所得，谨撮其要，以为痉症之谈。

七、方药

1.《神农本草经》战国·托名神农

（1）牛膝　味苦，酸（《御览》作辛）。主寒（《御览》作伤寒）湿痿痹，四肢拘挛，膝痛不可屈伸，逐血气，伤热火烂，堕胎。久服，轻身、耐老（《御览》作能老）。一名百倍，生川谷。《吴普》曰：牛膝，神农：甘；一经：酸；黄帝、扁鹊：甘；李氏，温。雷公：酸，无毒。生河内或临邛。叶如夏蓝；茎本赤。二月、八月采（《御览》）。《名医》曰：生河内及临朐。二月、八月、十月采根，阴干。案：《广雅》云：牛茎，牛膝也；陶弘景云：其茎有节，似膝，故以为名也。膝，当为膝。

（2）薏苡仁　味甘，微寒。主筋急，拘挛不可屈伸，风湿痹，下气。久服，轻身、益气。其根，下三虫。一名解蠡。生平泽及田野。《名医》曰：一名屋菼，一名起实，一名赣。生真定。八月采实；采根，无时。案：《说文》云在：苢，一曰英。赣，一曰薏苢。《广雅》云：赣，起实，目也。《吴越春秋》：鲧娶于有莘氏之女，名曰女嬉，年壮未孳，嬉于砥山，得薏苡面而吞之，意若为人所感，因而妊孕。《后汉书·马援传》：援在交趾，常饵薏苡实，用能轻身、省欲，以胜瘴。

（3）细辛　味辛，温。主咳逆，头痛脑动，百节拘挛，风湿。痹痛、死肌。久服，明目、利九窍，轻身、长年。一名小辛。生山谷。《吴普》曰：细辛，一名细草（《御览》引云：一名小辛）。神农、黄帝、雷公、桐君：辛，小温；岐伯：无毒；李氏：小寒。如葵叶，色赤黑，一根一叶相连（《御览》引云：三月、八月采根）。《名医》曰：生华阴。二月、八月采根，阴干。案：《广雅》云：细条、少辛，细辛也。《中山经》云：浮戏之山，上多少辛。郭璞云：细辛也。《管子·地员篇》云：小辛，大蒙。《范子计然》云：细辛，出华阴，色白者，善。

（4）芎䓖　味辛，温。主中风入脑，头痛，寒痹，筋挛缓急，金创，妇人血闭无子。生川谷。《吴普》曰：芎䓖（《御览》引云：一名香果），神农、黄帝、岐伯、雷公：辛，无毒，扁鹊：酸，无毒，李氏：生温，熟寒，或生胡无桃山阴，或太山（《御览》作或斜谷西岭，或太山）。叶香细青黑，文赤如藁本，冬夏丛生，五月花赤，七月实黑，茎端两叶，三月采。根有节，似马衔状。《名医》曰：一名胡䓖，一名香果。其叶，名蘼芜。生武功斜谷西岭，三月、四月采根，曝干。案：《说文》云：营，营䓖，香草也。芎，司马相如说：或从弓；《春秋左传》云：有山鞠穷乎。杜预云：鞠穷所以御湿。《西山经》云：号山，其草多芎䓖。郭璞云：芎䓖，一名江蓠。《范子计然》云：芎䓖生始无，枯者，善（有脱字）。《司马相如赋》有芎䓖。司马贞引司马彪云：芎䓖，似藁本；郭璞云：今历阳呼为江蓠。

（5）蔓荆实　味苦，微寒。主筋骨间寒热痹、拘挛，明目坚齿，利九窍，去白虫。久服，轻身、耐老，小荆实亦等。生山谷。《名医》曰：生河间、南阳、冤句，或平寿都乡高岸上，及田野中。八月、九月采实，阴干。案：《广雅》云：牡荆，蔓荆也；《广志》云：楚荆也。牡荆，蔓荆也。据牡、曼，声相近，故《本经》于蔓荆，不载所出州土，以其见牡荆也。今或别为二条，非。

（6）雁肪　味甘，平。主风挛拘急，偏枯，气不通利。久服，益气、不饥、轻身、耐老。一名鹜肪。生池泽。《吴普》曰：雁肪，神农、岐伯、雷公：甘，无毒（《御览》有鹜肪二字，当作一名鹜肪）。杀诸石药毒（《御览》引云：采无时）。《名医》曰：生江南，取无时。案：《说文》云：雁，鹅也。鹜，舒凫也。《广雅》云：□鹅，仓□雁也。凫鹜，鸭也。《尔雅》云：舒雁，鹅。郭璞云：《礼记》曰：出如舒雁，今江东呼□。又舒凫，鹜，郭璞云：鸭也。《方言》云：雁自关而东，谓之□鹅；南楚之外，谓之鹅，或谓之仓□。据《说文》云：别有雁，以为鸿雁字，鴹字，鴹，即雁之急音，此雁肪，即鹅、鸭脂也。当作雁字。《名医》不晓，别出鹜肪条，又出白鸭、鹅条，反疑此为鸿雁，何其谬也。陶、苏皆乱说之。上禽，上品二种，旧同。

（7）枲耳实　味甘，温。主风头寒痛，风湿周痹，四肢拘挛痛，恶肉死肌。久服益气，耳目聪明，强志轻身。一名胡枲，一名地葵。生川谷。《名医》曰：一名葹，一名常思，生安陆及六安田野，实熟时采。案：《说文》云：萩，卷耳也；苓，卷耳也。《广雅》云：苓耳，葹，常枲，胡枲，枲耳也。《尔雅》云：苍耳，苓耳。郭璞云：江东呼为常枲，形似鼠耳，丛生如盘。《毛诗》云：采采卷耳。《传》云：卷耳，苓耳也。陆玑云：叶青，白色，似胡荽，白花，细茎蔓生。可煮为茹，滑而少味；四月中生子，正如妇人耳珰，今或谓之耳珰草。郑康成谓是白胡荽，幽州人谓之爵耳。《淮南子·览冥训》云：位贱尚枲。高诱云：枲者，枲耳，菜名也。幽冀谓之檀菜，雒下谓之胡枲。

（8）大黄豆卷　味甘，平。主湿痹，筋挛，膝痛。生大豆　涂痈肿，煮汁饮，杀鬼毒，止痛。赤小豆　主下水，排痈肿脓血。生平泽。《吴普》曰：大豆黄卷，神农、黄帝、雷公：无毒。采无时。去面野。得前胡、乌啄、杏子、牡蛎、天雄、鼠屎，共蜜和，佳。不欲海藻、龙胆。此法，大豆初出黄土芽是也。生大豆，神农、岐伯：生、熟，寒。九月采。杀乌豆毒，并不用元参。赤小豆，神农、黄帝：咸；雷公：甘。九月采（《御览》）。《名医》曰：生大山。九月采。案：《说文》云：椒，豆也，象豆生之形也；苔，小椒也。藿，椒之少也。《广雅》云：大豆，椒也；小豆，苔也；豆角，谓之荚；其叶，谓之藿。《尔雅》云：戎叔，谓之荏叔。孙炎支：大豆也。

（9）附子　味辛，温。主风寒咳逆邪气，温中，金创，破癥坚积聚，血瘕，寒湿，踒（《御览》作痿）躄拘挛，脚痛不能行步（《御览》引云：为百药之长。《大观本》作黑字）。生山谷。《吴普》曰：附子，一名茛，神农：辛；岐伯、雷公：甘，有毒；李氏：苦，有毒，大温。或生广汉。八月采。皮黑，肥白（《御览》）。《名医》曰：生犍为及广汉东。月采，为附子；春采，为乌头（《御览》）。案：《范子计然》云：附子，出蜀武都中。白色者，善。

（10）天雄　味辛，温，主大风，寒湿痹，沥节痛，拘挛缓急，破积聚，邪气，金创，强筋骨，轻身健行。一名白幕（《御览》引云：长阴气，强志，令人武勇，力作不倦。《大观本》作黑字）。生山谷。《名医》曰：生少室。二月采根，阴干。案：《广雅》云：蘬奚毒，附子也。一岁，为萴子；二岁，为乌喙；三岁，为附子；四岁，为乌头；五岁，为天雄。《淮南子·缪称训》云：天雄，乌喙，药之凶毒也。良医以活人。

（11）陆英　味苦，寒。主骨间诸痹，四肢拘挛、疼酸，膝寒痛，阴痿，短气不足，脚肿。生川谷。《名医》曰：生熊耳及冤句。立秋采。又曰：荫蘿，味酸，温，有毒。一名堇（今本误作堇），一名芨。生田野。春夏采叶；秋冬采茎、根。案：《说文》云：堇草也。读若厘。芨，堇草也，读若急。蘿，厘草也。《广雅》云：蕨盆，陆英莓也。《尔雅》云：芨堇草。《唐本》注陆英云：此物，荫蘿是也。后人不识，浪出荫蘿条。今注云：陆英，味苦、寒，无毒；荫蘿，味酸、温，有毒，既此不同。难谓一种，盖其类尔。

（12）豚卵　味苦，温。主惊痫、癫疾，鬼注、蛊毒，除寒热，贲豚、五癃，邪气、挛缩。一名豚颠。悬蹄：主五痔、伏热在肠、肠痈、内蚀。案：《说文》云：小豕也。从彑省，象形，从又；持内以给祭祀，篆文作豚。《方言》云：猪，其子或谓之豚，或谓之貕。吴扬之间，谓之猪子。

（13）白马茎　味咸，平。主伤中脉绝，阴不起，强志益气，长肌肉，肥健，生子。眼：主惊痫，腹满，疟疾，当杀用之。悬蹄：主惊邪，瘨疯，乳难，辟恶气、鬼毒、蛊注、不祥。生平泽。

（14）术　味苦，温。主风寒湿痹、死肌、痉、疸。止汗，除热，消食，作煎饵。久服，轻身、延年、不饥。一名山蓟（《艺文类聚》引作山筋），生山谷。

（15）独活　味苦，平。主风寒所击，金疮，止痛，贲豚，痫痉，女子疝瘕。久服，轻身、耐老。一名羌活，一名羌青，一名护羌使者。生川谷。

（16）发髪　味苦，温。主五癃，关格不通，利小便水道，疗小儿痫、大人痉，仍自还神化。

（17）龙骨　味甘，平。主心腹鬼注，精物老魅，咳逆，泄利脓血，女子漏下症瘕坚结，小儿热气惊痫。齿：主小儿、大人惊痫瘨疾狂走，心下结气，不能喘息，诸痉，杀精物。久服，轻身、通神明、延年。生山谷。

（18）麝香　味辛，温。主辟恶气，杀鬼精物，温疟，蛊毒，痫痉，去三虫。久服除邪，不梦寤厌寐。生川谷。

（19）牛黄　味苦，平。主惊痫，寒热热盛狂痓，除邪逐鬼。生平泽。

（20）丹雄鸡　味甘，微温。主女人崩中漏下，赤白沃，补虚温中，止血，通神，杀毒，辟不祥。头：主杀鬼，东门上者尤良，肪：主耳聋。肠：主遗溺。肶胵裹黄皮：主泄利。尿白：主消渴，伤寒寒热。黑雌鸡：主风寒湿痹，五缓六急，安胎。翩羽：主下血闭。鸡子：主除热，火疮痫痉，可作虎魄神物。鸡白蠹：肥脂。生平泽。

（21）石蜜　味甘，平。主心腹邪气，诸惊痉痫，安五脏，诸不足，益气补中，止痛解毒，除众病，和百药。久服，强志、轻身、不饥、不老。一名石饴。生山谷。

（22）贝母　味辛，平。主伤寒烦热，淋沥，邪气，疝瘕，喉痹，乳难，金创，风痉。一名空草。

（23）牡丹　味苦辛，寒。主寒热，中风、瘛疭、痉，惊痫邪气，除症坚，瘀血留舍肠胃，安五脏，疗痈创。一名鹿韭，一名鼠姑。生山谷。

（24）虎掌　味苦，温。主心痛寒热，结气、积聚、伏梁、伤筋、痿、拘缓，利水道。生山谷。《吴普》曰：虎掌，神农、雷公：苦，无毒；岐伯、桐君：辛，有毒。立秋九月采之（《御览》引云：或生太山，或宛朐）。

（25）莨荡子　味苦，寒。主齿痛出虫，肉痹拘急，使人健行，见鬼。多食，令人狂走。久服，轻身、走及奔马、强志、益力、通神。一名横唐。生川谷。《名医》曰：一名行唐。生海滨及壅州。五月采子。案：《广雅》云：慈萍，茵荡也。陶弘景云：今方家多作狼蘼。旧作茗。案：《说文》无茗、蘼字。《史记 • 淳于意传》云：淄川王美人怀子而不乳，引以莨荡药一撮。《本草图经》引作浪荡，是。

（26）麋脂　味辛，温。主痈肿、恶创、死肌，寒、风、湿痹，四肢拘缓不收，风头，肿气，通腠理。一名官脂。生山谷。《名医》曰：生南山及雀淮南边。十月取。

（27）蛇蜕　味咸，平。主小儿百二十种惊痫、癫疭、瘨疾、寒热、肠痔，虫毒，蛇痫。火熬之，良。一名龙子衣，一名蛇符，一名龙子单衣，一名弓皮。生川谷及田野。

2.《本草经集注》南北朝·陶弘景

（1）茈胡（为君）　味苦，平、微寒，无毒。主治心腹，去肠胃中结气，饮食积聚，寒热邪气，推陈致新。除伤寒心下烦热，诸痰热结实，胸中邪逆，五脏间游气，大肠停积水胀，及湿痹拘挛，亦可作浴汤。久服轻身，明目，益精。一名地薰，一名山菜，一名茹草叶，一名芸蒿，辛香可食。生洪农川谷及宛朐，二月、八月采根，曝干。（得茯苓、桔梗、大黄、石膏、麻子仁、甘草、桂，以水一斗煮取四升，入硝石三方寸匕，治伤寒，寒热头痛，心下烦满。半夏为之使，恶皂荚，畏女菀、藜芦。）

（2）防风　味甘、辛，温、无毒。主治大风，头眩痛，恶风，风邪，目盲无所见，风行周身，骨节疼痹，烦满。胁痛胁风，头面去来，四肢挛急，字乳金疮内痉。久服轻身。叶：主中风热汗出。一名铜芸，一名茴草，一名百枝，一名屏风，一名蕳根，一名百蜚。生沙苑川泽及邯郸、琅琊、上蔡。二月、十月采根，曝干。（得泽泻、藁本治风，得当归、芍药、阳起石、禹余粮治妇人子藏风，杀附子毒，恶干姜、藜芦、白蔽、芫花。）郡县无名沙苑。今第一出彭城、兰陵，即近琅琊者。郁州互市亦得之。次出襄阳、义阳县界，亦可用，即近上蔡者。唯实而脂润，头节坚如蚯蚓头者为好。世用治风最要，道方时用。（《大观》卷七，《政和》一七九页）

（3）秦艽 味苦、辛，平、微温，无毒。主治寒热邪气，寒湿风痹，肢节痛，下水，利小便。治风无问久新，通身挛急。生飞乌山谷。二月、八月采根，曝干。（菖蒲为之使。）飞乌或是地名，今出甘松、龙洞、蚕陵，长大黄白色为佳。根皆作罗文相交，中多衔土，用之熟破除去。方家多作秦胶字，与独活治风常用，道家不须尔。（《大观》卷八，《政和》二〇三）

（4）钩吻 味辛，温，有大毒。主治金创乳痓，中恶风，咳逆上气，水肿，杀鬼疰蛊毒。破症积，除脚膝痹痛，四肢拘挛，恶疮疥虫，杀鸟兽。一名野葛。折之青烟出者名固活。甚热，不入汤。生傅高山谷及会稽东野。秦钩吻，味辛。治喉痹，咽中塞，声变，咳逆气，温中，一名除辛，一名毒根。生寒石山，二月、八月采。（半夏为之使，恶黄芩。）五府中亦云，钩吻是野葛，言其入口能钩人喉吻，或言吻作挽字，牵挽人腹而绝之。核事而言，乃是两物。野葛是根，状如牡丹，所生处亦有毒，飞乌不得集之，今人用合膏服之无嫌。钩吻别是一草，叶似黄精而茎紫，当心抽花，黄色，初生既极类黄精，故以为杀生之对也。或云钩吻是毛茛，此《本经》及后说皆参错不同，未详定云何？又有一物名阴命，赤色，着木悬其子，生山海中，最有大毒，入口即杀人。（敦煌卷子本《新修》卷十，《大观》卷十，《政和》二五二页）

（5）龙骨 味甘，平、微寒，无毒。主治心腹鬼疰，精物老魅，咳逆，泄痢脓血，女子漏下，症瘕坚结，小儿热气惊痫。治心腹烦满，四肢痿枯，汗出，夜卧自惊，恚怒，伏气在心下，不得喘息，肠痈内疽阴蚀，止汗，小便利，溺血，养精神，定魂魄，安五脏。白龙骨：治梦寐泄精，小便泄精。龙齿：主治小儿大人惊痫，癫疾，狂走，心下结气，不能喘息，诸痉，杀精物。治小儿五惊，十二痫，身热不可近人，大人骨间寒热，又杀蛊毒。（得人参、牛黄良，畏石膏。）角：主治惊痫，瘛疭，身热如火，腹中坚及热泄。

（6）石胆　味酸、辛，寒；有毒。主明目，目痛，金创，诸痫痉，女子阴蚀痛，石淋，寒热，崩中下血，诸邪毒气，令人有子，散癥积，咳逆上气，及鼠瘘恶疮。炼饵服之不老，久服增寿神仙。能化铁为铜，成金银。一名毕石，一名黑石，一名棋石，一名铜勒。生羌道山谷羌里句青山。二月庚子、辛丑日采。

（7）竹叶淡竹叶　味苦，平、大寒，无毒。主治咳逆上气。溢筋急，恶疡，杀小虫。除烦热，风痉，喉痹，呕逆。根：作汤，益气，止渴，补虚，下气，消毒。汁：主治风痉，痹。实：通神明，轻身，益气。生益州。淡竹叶：味辛，平、大寒。主胸中痰热，咳逆上气。其沥：大寒。治暴中风，风痹，胸中大热，止烦闷。其皮茹：微寒，治呕哕，温气，寒热，吐血，崩中，溢筋。苦竹叶及沥：治口疮，目痛，明目，通利九窍。竹笋：味甘，无毒。主治消渴，利水道，益气，可久食。干笋烧服，治五痔血。

（8）六畜毛蹄甲　味咸，平，有毒。主治鬼疰蛊毒，寒热，惊痫痉，癫疾，狂走，骆驼毛尤良。六畜，谓马、牛、羊、猪、狗、鸡也，骡、驴亦其类。骆驼出外国，方家并不复用。且马、牛、羊、鸡、猪、狗毛蹄，亦已各出其身之品类中，所主治不必皆同此矣。（《新修》二一六页，《大观》卷十

八，《政和》三九五页）

（9）鼠妇　味酸，温，微寒，无毒。主治气癃，不得小便，妇人月闭。血瘕，痫痉，寒热，利水道。一名负蟠，一名蛜，一名蟠。生魏郡平谷及人家地上，五月五日取。一名鼠负，言鼠多在坎中，背则负之，今作妇字，如似乖理。又一名鼠姑。（《大观》卷二十二，《政和》四五五页）

3.《新修本草》唐·政府编修

（1）鹿良　味咸，臭。主小儿惊痫，贲豚，痫疭，大人痉。五月采。

（2）柴胡　为君，味苦，平、微寒，无毒。主心腹，去肠胃中结气，饮食积聚，寒热邪气，推陈致新。除伤寒心下烦热，诸痰热结实，胸中邪逆，五脏间游气，大肠停积水胀，及湿痹拘挛，亦可作浴汤。久服轻身，明目，益精。一名地薰，一名山菜，一名茹草，叶一名芸蒿，辛香可食。生洪农川谷及宛朐，二月、八月采根，曝干。得茯苓、桔梗、大黄、石膏、麻子仁、甘草、桂，以水一斗煮取四升，入硝石三方寸匕，疗伤寒，寒热头痛，心下烦满。半夏为之使，恶皂荚，畏女菀、藜芦。今出近道，状如前胡而强。《博物志》云：芸蒿叶似邪蒿，春秋有白蒻，长四、五寸，香美可食，长安及河内并有之。此柴胡疗伤寒第一用。〔谨案〕茈是古柴字。《上林赋》云：茈姜。及《尔雅》云：藐，茈草，并作茈字。且此草，根紫色，今太常用茈胡是也。又以木代系，相承呼为茈胡。且检诸本草，无名此者。伤寒大小柴胡汤，最为痰气之要，若以芸蒿根为之，更作茨音，大谬矣

4.《证类本草》北宋·唐慎微

（1）茵芋　味苦，温、微温，有毒。主五脏邪气，心腹

寒热，羸瘦，如疟状，发作有时，诸关节风湿痹痛，疗久风湿，走四肢，脚弱。一名莞草，一名卑共。生泰山川谷。三月三日采叶，阴干。陶隐居云：好者出彭城，今近道亦有。茎叶状如莽草而细软。取用之皆连细茎。方用甚稀，淮以合疗风酒散。臣禹锡等谨按蜀本图经云：苗高三、四尺，叶似石榴短厚，茎赤。今出华州、雍州。四月采茎、叶，日干。《药性论》云：茵芋，味苦、辛，有小毒，能治五脏寒热似疟，诸关节中风痹，拘急挛痛，治男子、女人软脚毒风，治温疟发作有时。日华子云：治一切冷风，筋骨怯弱羸颤。入药炙用。出自海盐。形似石南，树生，叶厚，五、六、七月采。

（2）钓藤　微寒，无毒。主小儿寒热，十二惊痫。陶隐居云：出建平。亦作吊藤字。唯疗小儿，不入余方。唐本注云：出梁州。叶细长，茎间有刺，若钓钩者是。臣禹锡等谨按蜀本云：味苦。《药性论》云：钓藤，臣，味甘，平。能主小儿惊啼，瘛疭热拥。日华子云：治客忤胎风。

（3）侧子　（大热，治湿风，大风，拘急。使）

（4）鼠壤土　主中风筋骨不遂，冷痹骨节疼，手足拘急，风掣痛，偏枯死肌。多收取曝干用之。

（5）女萎（萎蕤）　主贼风，手足枯痹，四肢拘挛，茵芋酒中用女萎。

（6）防风　花主心腹痛，四肢拘急，行履不得，经脉虚羸，主骨节间疼痛。

（7）干姜　《肘后方》：治身体重，小腹急，热必冲胸膈，头重不能举，眼中生翳，膝胫拘急。干姜四两，末。汤和温服，覆取汗，得解。

（8）天麻　味辛，平，无毒。主诸风湿痹，四肢拘挛，小儿风痫惊气，利腰膝，强筋力。久服益气，轻身长年。生郓州、利州、泰山、崂山诸山。五月采根，曝干。

（9）伏牛花　味苦、甘，平，无毒。疗久风湿痹，四肢拘挛，骨肉疼痛。作汤，主风眩头痛，五痔下血。一名隔虎刺花。花黄色，生蜀地，所在皆有。三月采。

（10）白花蛇　味甘，咸，温，有毒。主中风，湿痹不仁，筋脉拘急，口面㖞斜，半身不遂，骨节疼痛，大风疥癞及暴风瘙痒，脚弱不能久立。一名褰鼻蛇，白花者良。生南地及蜀郡诸山中。九月、十月采捕之，火干。（今附）

（11）六月河中诸热砂　主风湿顽痹不仁，筋骨挛缩，脚疼冷风掣，瘫缓，血脉断绝。取干沙日曝令极热，伏坐其中，冷则更易之，取热彻通汗。然后随病进药，及食忌风冷劳役。

（12）独活　味苦、甘，平、微温，无毒。主风寒所击，金疮止痛，贲豚，痫痓（音炽），女子疝瘕。疗诸贼风，百节痛风无久新者。久服轻身耐老。一名羌活，一名羌青，一名护羌使者，一名胡王使者，一名独摇草。此草得风不摇，无风自动。生雍州川谷，或陇西南安。二月、八月采根，曝干。（豚实为之使。）陶隐居云：药名无豚实，恐是蠡实。此州郡县并是羌活，羌活形细而多节软润，气息极猛烈。出益州北部、西川为独活，色微白，形虚大，为用亦相似而小不如。其一茎直上，不为风摇，故名独活。至易蛀，宜密器藏之。《唐本注》云：疗风宜用独活，兼水宜用羌活。臣禹锡等谨按《药性论》云：独活，君，味苦、辛。能治中诸风湿冷，奔喘逆气，皮肌苦痒，手足挛痛，劳损，主风毒齿痛。又云羌活，君，味苦、辛，无毒。能治贼风，失音不语，多痒，血癞，手足不遂，口面㖞邪，遍身瘰痹。日华子云：羌活，治一切风并气，筋骨拳挛，四肢羸劣，头旋，明目，赤疼及伏梁水气，五劳七伤，虚损冷气，骨节酸疼，通利五脏。独活即是羌活母类也。《图经》

曰：独活、羌活，出雍州川谷，或陇西南安，今蜀汉出者佳。春生苗，叶如青麻。六月开花作丛，或黄或紫。结实时叶黄者是夹石上生，叶青者是土脉中生。此草得风不摇，无风自动，故一名独摇草。二月、八月采根，曝干用。《本经》云：二物同一类，今人以紫色而节密者为羌活，黄色而作块者为独活。

（13）留军待　味辛，温，无毒。主肢节风痛，筋脉不遂，折伤瘀血，五缓挛痛。生剑州山谷，其叶似楠木而细长。采无时。

（14）淫羊藿　味辛，寒，无毒。主阴痿，绝伤，茎中痛，利小便，益气力，强志，坚筋骨，消瘰疬赤痈，下部有疮洗出虫。丈夫久服令人有子。一名刚前。生上郡阳山山谷。（薯蓣为之使。）陶隐居云：服此使人好为阴阳。西川北部有淫羊，一日百遍合，盖食藿所致，故名淫羊藿。唐本注云：此草，叶形似小豆而圆薄，茎细亦坚，所在皆有，俗名仙灵脾者是也。臣禹锡等谨按蜀本云：淫羊藿，温。注云：生处不闻水声者良。《药性论》云：淫羊藿亦可单用。味甘，平。主坚筋益骨。日华子云：仙灵脾，紫芝为使，得酒良。治一切冷风劳气，补腰膝，强心力，丈夫绝阳不起，女人绝阴无子，筋骨挛急，四肢不任，老人昏耄，中年健忘。又名黄连祖、千两金、干鸡筋、放杖草、弃杖草。图经曰：淫羊藿，俗名仙灵脾。生上郡阳山山谷，今江东、陕西、泰山、汉中、湖湘间皆有之。叶青似杏叶，上有刺，茎如粟秆，根紫色有须，四月开花白色，亦有紫色碎小独头子，五月采叶晒干，湖湘出者叶如小豆，枝茎紧细，经冬不凋，根似黄连，关中俗呼三枝九叶草，苗高一、二尺许，根、叶俱堪使。雷公云：凡使时呼仙灵脾，须用夹刀夹去叶四畔花枒尽后，细锉，用羊脂相对拌炒过，待羊脂尽为度。每修事一斤，用羊脂四两为度也。

（15）仙茅　味辛，温，有毒。主心腹冷气不能食，腰脚风冷挛痹不能行，丈夫虚劳，老人失溺，无子，益阳道。久服通神强记，助筋骨，益肌肤，长精神，明目。一名独茅根，一名茅瓜子，一名婆罗门参。《仙茅传》云：十斤乳石，不及一斤仙茅，表其功力尔。生西域，又大庾岭。亦云忌铁及牛乳。二月、八月采根。（今附）

（16）紫葛　味甘、苦，寒，无毒。主痈肿恶疮。取根皮捣为末，醋和封之。生山谷中，不入方用。唐本注云：苗似葡萄，根紫色，大者径二、三寸，苗长丈许。（唐本先附）臣禹锡等谨按蜀本图经云：蔓生，叶似蘡薁。根皮肉俱紫色，所在山谷有之，今出雍州。三月、八月采根皮，日干。日华子云：味苦，滑冷。主痈缓，挛急，并热毒风，通小肠。紫葛有二种，此即是藤生者。

（17）芙（音祓）树　有大毒。主风痹偏枯，筋骨挛缩，瘫痪，皮肤不仁，疼冷等。

（18）野驼脂　无毒。主顽痹风瘙，恶疮毒肿死肌，筋皮挛缩，踠损筋骨。火炙摩之，取热气入肉，又以和米粉作煎饼食之，疗痔。勿令病人知。脂在两峰内。生塞北、河西。家驼为用亦可。

5.《本草图经》宋·苏颂

（1）王不留行　生泰山山谷，今江浙及并河近处皆有之。苗茎俱青，高七、八寸已来；根黄色如荠根；叶尖如小匙头，亦有似槐叶者；四月开花，黄紫色，随茎而生，如松子状，又似猪蓝花。五月内采苗茎，晒干用。俗间亦谓之剪金草。河北生者，叶圆花红，与此小别。张仲景治金疮，八物王不留行散，小疮粉其中。大疮但服之。产妇亦服。《正元广利方》疗诸风痉，有王不留行汤，最效。

（2）葛根　生汶山川谷，今处处有之，江浙尤多。春生苗，引藤蔓，长一、二丈，紫色；叶颇似楸叶而青；七月著花，似豌豆花，不结实；根形如手臂，紫黑色。五月五日午时采根，曝干。以入土深者为佳。今人多以作粉食之，甚益人。下品有葛粉条，即谓此也。古方多用根。张仲景治伤寒，有葛根及加半夏、葛根黄芩黄连汤，以其主大热解肌，开腠理故也。葛洪治臂（古对切）腰痛，取生根嚼之，咽其汁，多益佳。叶主金刃疮，山行伤刺血出，卒不可得药，但接叶敷之，甚效。《正元广利方》金创、中风、痓，欲死者，取生根四大两，切，以水三升，煮取一升，去滓，分温四服。口噤者，灌下，即差。

（3）栾荆　旧不著所出州郡，今生东海及淄州、汾州。性温，味苦，有小毒。苗叶主大风，头面手足诸风，癫狂痓，痹冷病。苏恭云：茎叶都似石南，干亦自反，经冬不凋，叶上有细黑点者真也。今诸郡所上者，枝茎白；叶小圆而青色，颇似榆叶而长，冬夏不枯；六月开花，花有紫、白二种；子似大麻。四月采苗叶，八月采子。与柏油同熬，涂驼畜疮疥，或淋渫药中用之。亦名顽荆。

（4）葳蕤　生泰山山谷丘陵，今滁州、舒州及汉中皆有之。叶狭而长，表白里青，亦类黄精。茎秆强直，似竹箭杆，有节；根黄多须，大如指，长一、二尺，或云可啖；三月开青花，结圆实。立春后采根，阴干用之。《本经》与女葳同条，云是一物二名，又云自是二物，苗蔓与功用全别。《尔雅》：谓荧，委葳。（上于为芪，下人垂切）。郭璞注云：药草也。亦无女葳之别名，疑别是一物。且《本经》中品，又别有女葳条。苏恭云：即此女葳。今《本经》朱书是女葳能效，黑字是葳蕤之功。观古方书所用，则似差别。胡洽治时气、洞

129

下、蜇下，有女葳丸。治伤寒泠下结肠丸中，用女葳。治虚劳小黄芪酒云。下痢者加女葳，详此数方所用，乃似中品女葳，缘其性温，主霍乱泄痢故也。又主贼风手足枯痹、四肢拘挛茵芋酒中用女葳，及《古今录验》治身体病疡斑剥女葳膏，乃似朱字女葳，缘其主中风不能动摇及去皯好色故也。又治伤寒七、八日不解续命鳖甲汤，治脚弱鳖甲汤，并用葳蕤。及延年方，主风热项急痛、四肢骨肉烦热葳蕤饮，又主虚风热发，即头热葳蕤丸，乃似此黑字葳蕤，缘其主虚热湿毒、腰痛故也。三者主治既别，则非一物明矣。然陈藏器以为更非二物，是不然矣。此女葳性平，味甘。中品女葳味辛，性温。性味既殊，安得为一物。又云葳蕤一名地节，极似偏精，疑即青黏。华佗所服漆叶青黏散是此也。然世无复能辨者，非敢以为信然耳。

（5）茵芋　出泰山川谷，今雍州、绛州、华州、杭州亦有之。春生苗，高三、四尺，茎赤；叶似石榴而短厚，又似石南叶；四月开细白花，五月结实；三月、四月、七月采叶连细茎，阴干用，或云日干。胡洽治贼风，手足枯痹，四肢拘挛。茵芋酒主之。其方茵芋、附子、天雄、乌头、秦芁、女萎、防风、防己、踯躅、石南、细辛、桂心各一两，凡十二味，切，以绢袋盛，清酒一斗渍之，冬七日，夏三日，春秋五日，药成。初服一合，日三。渐增之，以微痹为度。

（6）五加皮　生汉中及冤句，今江淮、湖南州郡皆有之。春生苗，茎、叶俱青，作丛，赤茎，又似藤蔓，高三、五尺，上有黑刺；叶生五义作簇者良，四叶、三叶者最多，为次；每一叶下生一刺；三、四月开白花；结细青子，至六月渐黑色；根若荆根，皮黄黑，肉白，骨坚硬。五月、七月采茎，十月采根，阴干用。蕲州人呼为木骨。一说今所用乃有数种：京师、北地者，大片类秦皮、黄柏辈，平直如板而色白，绝无气味，疗风痛颇效，余不入用；吴中乃剥野椿根为五加皮，柔韧而无味，殊为乖失；今江淮间所生，乃为真者，类地骨，轻脆芳香是也。其苗茎有刺类蔷薇，长者至丈余；叶五出如桃花，香气如橄榄；春时结实如豆粒而扁，春青，得霜乃紫黑。吴中亦多，俗名为追风使，亦曰刺通。剥取酒渍以疗风，乃不知其为五加皮也。江淮、吴中往往以为藩蓠，正似蔷薇、金樱草，一如上所说。但北间多不知用此种耳。亦可以酿酒，饮之治风痹四肢挛急。

（7）桑根白皮　《本经》不著所出州土，今处处有之。采无时。不可用出土上者，用东行根益佳，或云木白皮亦可用。初采得，以铜刀剥去上粗皮，其取里白，切，焙干。其皮中青涎勿使刮去，药力都在其上。恶铁及铅，不可近之。桑叶以夏秋再生者为上，霜后采之，煮汤淋渫手足，去风痹殊胜。桑耳，一名桑黄，有黄熟陈白者，又有金色者，皆可用。碎切，酒煎，主带下。其实，椹。有白、黑二种，曝干，皆主变白发，皮上白藓。花，亦名桑花，状似地钱，刀削取，炒干，以止衄、吐血等。其柴烧灰淋汁，医家亦多用之。桑上蠹虫，主暴心痛，金疮肉生不足。皮中白汁，主小儿口疮，傅之便愈，又以涂金刃所伤，燥痛须臾血止。更剥白皮裹之，令汁得入疮中良。冬月用根皮皆验。白皮作线，以缝金创肠出者，更以热鸡血涂之。唐·安金藏剖腹，用此法便愈。桑条作煎，见近效方。云桑煎疗水气、肺气、脚气、痛肿兼风气。桑条二两，用大秤六两，一物细切如豆，以水一大升，煎取三大合，如欲得多造，准此增加。先熬令香，然后煎。每服，肚空时吃，或茶汤，或羹粥，每服半大升。亦无禁忌也。本方云桑枝，平，不冷不热，可以常服。疗遍体风痒干燥，脚气风气，四肢拘挛，上气眼晕，肺气嗽，消食，利小便。久服轻身，聪明耳目，令人光泽，兼疗口干。《仙经》云：一切仙药，不得桑煎不服。出《抱朴子》。本方桑枝一小升，细切，熬令香，以水三大升，煎取二大升，一日服尽，无问食前后，此服只依前方也。桑叶可常服，神仙服食方，以四月桑茂盛时采叶。

（8）茄子　旧不著所出州土，云处处有之。今亦然。段成式云：茄者、连茎之名，字当革遐反，今呼若伽，未知所自耳。茄之类有数种：紫茄、黄茄，南北通有之；青水茄、白茄，惟北土多有。入药多用黄茄，其余惟可作菜茹耳。又有一种苦茄，小株有刺，亦入药。江南有一种藤茄，作蔓生，皮薄，似葫芦，亦不闻中药。江南方有，疗大风热痰，取大黄老茄子，不计多少，以新瓶盛贮，埋之土中，经一年，尽化为水，取出，入苦参末，同丸如梧子。食已及欲卧时，酒下三十粒，甚效。又治坠扑内损，散败血，止痛及恶疮发背等。重阳日收取茄子百枚，去蒂，四破切之，硝石十二两，碎捣，以不津瓶器，大小约可盛纳茄子者，于器中，先铺茄子一重，乃下硝石一重复之，如此令尽，然后以纸三数重，密密封之，安置净处，上下以新砖撑覆，不犯地气。至正月后取出，去纸一、两重，日中曝。逐日如此，至二、三月，度已烂，即开瓶倾出，滤去滓，别入新器中，以薄绵盖头，又曝，直至成膏，乃可用。内损，酒调半匙，空腹饮之，日再，恶血散则痛止而愈矣。诸疮肿，亦先酒饮半匙，又用膏于疮口四面涂之，当觉冷如冰雪，疮干便差。其有根本在肤腠者，亦可内消。若膏久干硬，即以饭饮化动涂之。又治腰脚风血积冷，筋急拘挛疼痛者，取茄子五十斤，细切，净洗讫，以水五斗，煮取浓汁，滤去滓，更入小铛器中，煎至一斗以来，即入生粟粉同煎，令稀稠得所，取出搜和，更入研了麝香、朱砂粉，同丸如梧子，每旦日用秫米酒送三十丸，近暮再服，一月乃差。男子、女人通用，皆验。

6.《汤液本草》元·王好古

（1）蜜　气平，微温，味甘。无毒。《本草》云：主心腹邪气，诸惊痫痉。安五脏诸不足，益气补中，止痛解毒，除众病，和百药。养脾气，除心烦，饮食不下，止肠澼，肌中疼痛，口疮，明耳目。

（2）黑附子　气热，味大辛，纯阳。辛、甘，温，大热。有大毒。通行诸经引用药。《本草》云：主风寒咳逆邪气，温中，金疮，破症坚积聚，血瘕，寒湿踒躄拘挛，膝痛脚疼，冷弱不能行步，腰脊风寒，心腹冷痛，霍乱转筋，下利赤白，坚肌骨，强阴，堕胎，为百药之长。

7.《本草纲目》明·李时珍

（1）鼠壤土　（《拾遗》）【释名】时珍曰：柔而无块曰壤。【主治】中风筋骨不随，冷痹骨节疼，手足拘急，风掣痛，偏枯死肌，多收曝干，蒸热袋盛，更互熨之（藏器）。小儿尿和，涂疔肿（思邈）。

（2）漏芦　历节风痛，筋脉拘挛：古圣散：用漏芦（麸炒）半两，地龙（去土炒）半两，为末。生姜二两取汁，入蜜三两，同煎三五沸，入好酒五合，盛之。每以三杯，调末一钱，温服。（《圣济总录》）

（3）枲耳实　【修治】大明曰：入药炒熟，捣去刺用，或酒拌蒸过用。【气味】甘，温，有小毒。《别录》曰：苦。权曰：甘，无毒。恭曰：忌猪肉、马肉、米泔，害人。【主治】风头寒痛，风湿周痹，四肢拘挛痛，恶肉死肌，膝痛。久服益气，耳目聪明，强志轻身（《本经》）。治肝热，明目（甄权）。治一切风气，填髓暖腰脚，治瘰疬疥癣及瘙痒（大明）。炒香浸酒服，去风补益（时珍）。

（4）通草　时珍曰：木通手厥阴心包络、手足太阳小肠、膀胱之药也。故上能通心清肺，治头痛，利九窍；下能泄湿热，利小便，通大肠，治遍身拘痛。《本经》及《别录》皆不言及利小便治淋之功，甄权、日华子辈始发扬之。盖其能泄丙丁之火，则肺不受邪，能通水道。水源既清，则津液自化，而诸经之湿与热，皆由小便泄去。故古方导赤散用之，亦泻南补北、扶西抑东之意。杨仁斋《直指方》言：人遍身胸腹隐热，疼痛拘急，足冷，皆是伏热伤血。血属于心，宜木通以通心窍，则经络流行也。

（5）水鱼肉　【气味】甘、酸，温，无毒。弘景曰：作羹臛大补，而多神灵，不可轻杀。书家所载甚多，此不具说。思邈曰：六甲日、十二月俱不可食，损人神气。不可合猪肉、苋米、瓜、苋食，害人。【主治】酿酒，治大风缓急，四肢拘挛。或久瘫缓不收，皆瘥（苏颂）。煮食，除湿痹风痹，身肿跮折（孟诜）。治筋骨疼痛及一、二十年寒嗽，止泻血、血痢（时珍）。

（6）麋　【气味】辛，温，无毒。忌桃李，畏大黄。【主治】痈肿，恶疮，死肌，寒风湿痹，四肢拘挛不收，风头肿气，通腠理（《本经》）。柔皮肤。不可近阴，令痿（《别录》）。治少年气盛，面生疮疱，化脂涂之（时珍）。

（7）乌头　阴毒伤寒：生草乌头为末，以葱头蘸药纳谷道中，名提盆散。（王海藏《阴证略例》）二便不通：即上方，名霹雳箭。中风瘫痪，手足颤掉，言语謇涩：左经丸：用草乌头（炮去皮）四两，川乌头（炮去皮）二两，乳香、没药各一两（为末），生乌豆一升（以斑蝥三七个，去头翅，同煮，豆熟去蝥，取豆焙干为末）。和匀，以醋面糊丸梧子大。每服

三十丸，温酒下。(《简易方》)

(8) **滑石**　益元散：又名天水散、太白散、六一散。解中暑伤寒疫疠，饥饱劳损，忧愁思虑，惊恐悲怒，传染并汗后遗热劳复诸疾。兼解两感伤寒，百药酒食邪热毒。治五劳七伤，一切虚损，内伤阴痿，惊悸健忘，痫瘛烦满，短气痰嗽，肌肉疼痛，腹胀闷痛，淋閟涩痛，服石石淋。疗身热呕吐泄泻，肠澼下痢赤白。除烦热，胸中积聚，寒热。止渴，消畜水。

8.《本草征要》明·李中梓

(1) **白附子**　味辛，性温，有毒。入胃经。炮，去皮脐。消痰去湿，止痉除麻。中风失音，口眼㖞斜。白附子，引药上行，与黑附子非一类也。白附子，燥药也。似中风证，虽有痰亦禁用，小儿慢惊勿用。

(2) **僵蚕**　味咸、辛，性温，无毒。入肺、脾二经。恶桑螵蛸、桔梗、茯苓、萆薢。米泔浸一日，待涎浮水上，微火焙干、去丝及黑口甲。祛风解痉，清咽消肿。治中风失音，去皮肤风痒。化风痰，消瘰疬，拔疔毒，灭瘢痕，男子阴痒，女人崩淋。即蚕之病风者，用以治风，殆取其气相感欤。蚕蜕与蚕连纸，治牙龈、咽喉、声音诸病。

(3) **勾藤**　味甘，性微寒，无毒。入肝及心胞经。平肝经风，祛心胞火。舒筋除眩，解痉息风。小儿惊痫，热壅瘛疭。祛肝风而不燥，庶几中和，但久煎便无力，俟它药煎就，一二沸即起，颇得力也。去梗纯用嫩勾，其功十倍。《本草纲目》云：钩藤手足厥阴药也，足厥阴主风，手厥阴主火，惊痫眩晕，皆肝风相火之病，钩藤通心包，平肝木，风静火息，则诸证自除。

(4) **蜈蚣**　味辛，性温，有毒。入肝经。畏蜘蛛、蜒蚰、鸡屎、桑皮、盐。搜风息风，止痉定搐。散肿行瘀，走串攻毒。口眼㖞斜，恶疮头秃。破伤脐风。积聚在腹。使用此物，须药病相当，不可过剂。

（5）路路通　味苦、涩，性平，无毒。入脾经，兼能通十二经。能通十二经穴、祛邪辟瘴却瘟。除筋络拘挛，治周身痹疼。通窍活血，通乳行经。利水除湿，肿消全身、熏衣除蚤、辟秽须焚。

（6）白藓皮　味苦，性寒，无毒。入脾经。恶桔梗、茯苓、草薢。主筋挛死肌，化湿热毒疮。风痹要药，利窍称良。治黄疸咳逆淋沥、愈女子阴肿生疡。

（7）秫米　味甘，性微寒，无毒。入肺、脾、大肠三经。利大肠，治筋挛。阳盛阴虚，夜不得眠。伍以半夏，睡足神安。

9.《神农本草经疏》明·缪希雍

（1）当归　味甘、辛，温，大温，无毒。主咳逆上气，温疟寒热洗洗在皮肤中，妇人漏下绝子，诸恶疮疡，金疮，煮饮之。温中止痛，除客血，内塞，中风痉（作痓），汗不出，湿痹，中恶，客气虚冷，补五脏，生肌肉。（恶蔺茹、面，畏菖蒲、海藻、牡蒙。）疏：当归禀土之甘味，天之温气，《别录》：兼辛，大温无毒。甘以缓之，辛以散之润之，温以通之畅之。入手少阴，足厥阴，亦入足太阴。活血补血之要药，故主咳逆上气也。温疟寒热洗洗在皮肤中者，邪在厥阴也，行血则厥阴之邪自解，故寒热洗洗随愈也。妇人以血为主，漏下绝子，血枯故也。诸恶疮疡，其已溃者温补内塞，则补血而生肌肉也。金疮以活血补血为要，破伤风亦然。并煮饮之。内虚则中寒，甘温益血，故能温中。血凝则痛，活血故痛自止。血溢出膜外，或在肠胃，曰客血。得温得辛，则客血自散也。内塞者，甘温益血之效也。中风痉，痉即角弓反张也。汗不出者，风邪乘虚客血分也。得辛温则血行而和，故痉自柔而汗自出也。痹者，血分为邪所客，故拘挛而痛也。风寒湿三者合而成痹，血行则邪不能客，故痹自除也。中恶者，内虚故猝中于邪也。客气者，外来之寒气也。温中则寒气自散矣。虚冷者，内虚血不荣于肉分故冷也。补五脏生肌肉者，脏皆属阴，阴者血也。阴气足则荣血旺而肌肉长也。患人虚冷，加而用之。

（2）防己　味辛、苦，平、温，无毒。主风寒温疟，热气诸痫，除邪，利大小便，疗水肿风肿，去膀胱热，伤寒寒热邪气，中风手脚挛急，止泄，散痈肿恶结，诸瘑疥癣虫疮，通腠理，利九窍。疏：防己得土中阳气，而兼感乎秋之燥气以生，故味辛苦平，温无毒。洁古谓其：大苦辛寒，为得之。然性燥而不淳，善走下行，长于除湿。以辛能走散，兼之气悍，故主风寒温疟，热气诸痫，除邪气。除湿下行，故利大小便。此《本经》所载也。《别录》疗水肿风肿，去膀胱热，通腠理，利九窍，止泄者，皆除湿之功也。其曰伤寒寒热邪气，中风手脚挛急，则寒非燥药可除，不宜轻试。又曰：散痈肿恶结，诸瘑疥癣虫疮，非在下部者，亦不宜用。治湿风口眼㖞斜，手足拘痛，真由中风湿而病者，方可用之。留痰非由脾胃中湿热而得者，亦不宜服。肺气喘嗽，不因风寒湿所郁腠理壅滞者勿用。惟治下焦湿热，肿，泄，脚气，行十二经湿为可任耳。生汉中，内有淡黑纹晕如车辐解者，良。凡修事，以车前草根相对蒸半日，晒干。杀雄黄毒。恶细辛。畏萆薢、女菀、卤碱。伏硝石。殷孽为之使。

（3）干漆　味辛，温，微有毒。主绝伤，补中，续筋骨，填髓脑，安五脏，五缓六急，风寒湿痹，疗咳嗽，消瘀血，痞结腰痛，女子疝瘕，利小肠，去蛔虫。

疏：干漆禀火金之气以生，故其味辛气温，火金相搏则未免有毒，《别录》言之为当矣。甄权加咸。宗奭加苦。气味俱厚，通行肠胃，入肝行血之药也。凡风寒湿邪之中人，留而不去则肠胃郁而生虫，久则五脏六腑皆受病，或为瘫痪，或为拘挛，所自来矣。此药能杀虫消散，逐肠胃一切有形之积滞。肠胃既清，则五脏自安，痿缓痹急自调矣。又损伤一证，专从血论。盖血者，有形者也。形质受病，惟辛温散结而兼咸味者，可入血分而消之。瘀血清则绝伤自和，筋骨自续，则髓脑自足矣。其主痹结腰痛，女子疝瘕者，亦指下焦血分受寒血凝所致。利小肠者，取其通行经脉之功耳。至于疗咳嗽虽非正治，然亦有瘀血停积，发为骨蒸劳瘵以致咳嗽者，得其清散瘀血之力，则骨蒸退而咳嗽亦除也。误中漆毒者，多食蟹及甘豆汤解之。

（4）五加皮 一味酿酒饮之，治风痹四肢拘挛。

（5）附：桑椹 〔附〕枝：味苦，平，性不冷不热。主遍体风痒干燥，火气脚气风气，四肢拘挛，上气眼晕，肺气咳嗽，消食，利小便。疗痈疽后渴，嫩条细捣一升，熬香煎饮。亦无禁忌。久服，终身不患偏风。《圣惠方》治紫白癜风。桑枝十斤，益母草三斤，水五斗，慢煮至五升，去滓，再煎成膏，每卧时温酒调服半合，以愈为度。

10.《滇南本草》明·兰茂

（1）五叶草 出京都者良，名老官草。治筋骨痰火症，河南卫辉亦出。味辛、苦，性温。祛诸风皮肤发痒，通行十二经络。治筋骨疼痛，痰火痿软、手足筋挛麻木。利小便，泻膀胱积热。攻散诸疮肿毒，退痨热发烧。治风火牙疼、疥癞、痘疹等症。兼解诸痨热，其应如响。敷跌打损伤，能定痛治瘀。

（2）五加皮 味苦、辛，性温。入肺、肾，治腰膝酸疼、疝气、筋骨拘挛、小儿脚软。

（3）土千年健　一名乌饭子，又名千年矮，又名米饭果，即乌饭果根。味酸，性温。治寒湿伤筋。此药能舒经活络，筋挛骨痛，痰火痿软，半身不遂，手足顽麻，脚痛。酒为使，神效。

（4）筋骨草　生田野间。苗生于春，高尺余。茎圆，叶尖有齿。至夏抽三、四穗，开黄花，结实三棱，类篦麻子。味甘、辛。无毒。五月采取，治风湿，有暖骨祛风之功，故名筋骨草，又名暖骨草，亦名接骨草。民族地区用接骨敷伤，止血定痛；治一切风湿筋骨疼痛，拘挛寒湿，脚气，遍身癣疮疥癞，泡酒服。治一切痿软痰气，五劳七伤，服之如神。入药，苗花并用。形与马鞭草大不相同。马鞭草叶如菊，紫花；暖骨草尖叶黄花，治疗亦异，用者宜审。

（5）六阳草，土名老鹳草　生太华山顶罗汉寺。叶似豌豆叶。味辛、苦，性温。入肝，行经络。治半身不遂，筋骨疼痛，手足战摇、痿软等症。此草主治一切腰疼肚腹冷疼。昔一人左手中风，半身不遂，手足痿软，筋骨疼痛，一人传此方服效。六阳草（一两）　全归（一两）　川芎（五钱）　川石南藤（五钱）　八仙草（五分）　桂枝（二钱）　川牛膝（二钱）　陈木瓜（五钱）　虎骨（五钱酥炙）　烧酒（五斤）　重汤煎　一炷香每服三杯，炖热用，数日愈。

（6）紫参　味苦、甘平，性微温。通行十二经络。治风寒湿痹，手足麻木、腿软战摇、筋骨疼痛、半身不遂、久年痿软、远年流痰。为活络强筋温暖筋骨药酒方中要剂。舒筋活络药酒方：紫参（三两）　秦归（二两）　川芎（一两）　威灵仙（五钱）　桑寄生（五钱）　秦艽（五钱）　川牛膝（五钱）　老鹳草（五钱）　桂枝（五钱）　陈木瓜（一两）

防风（五钱）　薏苡仁（五钱）　陈皮（一两）　胆南星（三钱）　好酒六斤布袋贮药浸酒内，重汤煎三炷香时，冷去火毒，每饮三杯。

（7）斑庄根　味苦、微涩，性微寒。攻诸肿毒，止咽喉疼痛，利小便，走经络。治筋骨疼，痰火痿软，手足麻木战摇，五淋白浊，痔漏疮痈，妇人赤白带下。（附单方）　治筋骨、痰火，手足麻木战摇，痿软等症。斑庄根（一两）　川牛膝（五钱）　川加皮（五钱）　防风（五钱）　桂枝（五钱）　木瓜（三钱）　秦归（五钱）　川芎（三钱）　烧酒三斤　泡服。

（8）苦远志　味甘、微苦，性微寒。入心、肝、脾三经，养心血，镇惊宁心，定惊悸，散痰涎，疗五痫，角弓反张，惊搐，口吐痰涎，手足战摇，不省人事。缩小便，治赤、白便浊，膏淋，滑精不禁，点滴不收，良效。

（附方）治滑精不禁，点滴不收，头晕耳鸣，腰痛，小腹胀痛。苦远志（三钱）　水煎，点水酒服。滑精加金樱子（一钱），　白浊加臭椿皮（一钱），赤浊加土茯苓（二钱）。

（又方）治痫症惊搐，手足战摇，角弓反张，不省人事，口吐痰涎。苦远志（五钱）　胆南星（一钱）　皂角子（十五粒）　引用沙糖，水煎服。（又方）治同前。苦远志（三钱）　猪牙皂（一钱）　石菖蒲（一钱）　胆南星（一钱）辰砂（三分）（另末）　琥珀（五分）（另为末）　引用灯芯煎药，调二味服。

11.《本草乘雅半偈》明·卢之颐

酥【枀】曰：牛，土畜也。土缓而和，故易坤为牛。牛，胃也，地虽冻，能胃而生也。诗云：尔牛来斯，其耳湿湿。湿湿，言润泽也。盖牛之为物，病则耳燥，安则温润而泽，故古之视牛者以耳。乳者,胃府之别汁,水食之精粹。乳而酪,酪而酥,酥又乳酪之纯粹精也。故可待腑脏之决而躁,形气之瘁而曜。经云:腑脏形气,皆禀气于胃。胃者,腑脏形气之本也。若客热咳逆,以及诸疾,咸从燥生,其耳湿湿,力能温润而泽也。坤,阴物也。牛故蹄拆,病阴,则阳胜,故牛病则立,足太阴病有强立一条,宜为对证,顺其性耳。牛,阴物也。故起先后足,卧先前足。又不独治强立,并可治四肢拘挛,膝痛不可屈伸矣。顾草本之荄,尚假牛膝为名,功力较之牛酥,若合符节,比量推度,则得之矣。

12.《本草正》明·张景岳

(1)秦艽 味苦,性沉寒,沉中有浮,手足阳明清火药也。治风寒湿痹,利小水,疗通身风湿拘挛、手足不遂,清黄疸,解温疫热毒,除口噤、牙疼、口疮、肠风下血及虚劳骨蒸发热、潮热烦渴及妇人胎热、小儿疳热瘦弱等证。

(2)麻仁 (即黄麻也,亦名大麻) 味甘,平。性滑利,能润心肺,滋五脏,利大肠风热结燥,行水气,通小便湿热、秘涩五淋,去积血,下气,除风湿顽痹、关节血燥拘挛,止消渴,通乳汁、产难、催生,经脉阻滞。凡病多燥涩者宜下;若下元不固及便溏、阳痿、精滑、多带者,皆所忌用。

(3)苍耳子(一名羊负来) 味苦、微甘。治头风寒痛、风湿周痹、四肢拘挛,去风明目,养血暖腰膝,及瘰疬、疮疥,亦治鼻渊。

13.《本草蒙筌》明·陈嘉谟

(1)柳花 味苦,气寒。无毒。岸侧道傍,在处俱植。木高丈许,秋瘁春荣。初生黄蕊是花,渐干为絮;能治湿痹挛急,及贴灸疮。多积捍作毡眠,柔软清凉尤妙。

（2）白花蛇　味甘、咸，气温，有毒。癞麻风、白癜风、髭眉脱落、鼻柱癀坏者急求，鹤膝风、鸡距风、筋爪拘挛、肌肉消蚀者速觅。诸药力莫及者，悉能引达成功。

（3）虎骨　故凡脚膝拘挛，痛痪酸痛等证，用骨调治，即能追风定痛。此又阴出阳藏之义焉。况虎一身筋节力气，皆出前足胫中。因其性气俱藏，人每用之，所以名曰虎潜。今人用别骨者，则非虎潜之义也。

14.《本草述钩元》清·杨时泰

（1）金箔　凡使金银铜铁，只可浑安在药中，借气生药力而已，勿入药服，能消人脂。气味辛平，生者有毒。主治镇精神，坚骨髓，利五脏邪气，疗小儿惊伤，镇心安魂魄，治风痫失志，癫痫风热，上气咳嗽，伤寒肺损吐血，骨蒸劳极作渴。方书治中风振颤，惊狂谵妄，消痒，咽喉生疮。西方之行，性能制木，故疗肝胆风淫之病。

（2）芎䓖　种莳者根形块大，实而多脂，山生者细瘦辛苦。蜀产，名川芎。

治破伤风瘀疯、振颤痫痉、颈项强痛、虚劳自汗、盗汗虚烦、循衣撮空、谵妄惊悸、健忘不得卧、不能食、喘厥、咳嗽、呕吐、暗、鼻衄、耳衄、吐血、蓄血、溲血、下血诸见血证、心痛、胃脘痛、腰痛、脚气、鹤膝风、着痹、痛痹、行痹、消痒、黄疸、痰饮、水肿、胀满、泄泻、滞下、脱肛、大便不通、淋疝。上行头目，下行血海，助清阳之气，去湿气在头，故治诸经头痛。

（3）钩藤　状似葡萄藤，大如拇指而中空，折致酒瓮中，以气吸之，涓涓不断，茎间有刺，宛如钓钩，色并紫赤。味微甘微苦而平，气微寒。入手足厥阴经。平肝风，除心热，主瘈疭颤振，头旋目眩，舒筋，治小儿惊痫，内钓腹痛，发斑疹。

方书于治中风瘫痪，口眼㖞斜，及一切手足走注疼痛，肢节挛急用之，又治远年痛风瘫痪，筋脉拘急，作痛不已者。肝主风，心包主火。凡病风火相煽，钩藤通心包于肝木，能使火静而风熄，则诸证自除。

（4）大豆　左经丸，治左瘫右痪，手足颤掉，语言謇涩，浑身疼痛，筋脉拘挛，不得屈伸，项背强直，下注脚膝，行履艰难，及跌扑闪朒，外伤内损，常服通经络，活血脉，疏风顺气，壮骨轻身。生黑豆一斤，以斑蝥二十一枚，去头足，同煮，候豆胀为度，去之，取豆焙干，川乌炮去皮脐二两，乳香研一两，没药一两半，草乌炮四两，共为末，醋糊丸如梧子大，每服三十丸，温酒下，不拘时。

（5）酸枣仁　《本经》用实，今皆用仁。味酸辛甘，气平，微热，阳中之阴。入足少阳、厥阴、手少阴、足太阴之经。恶防己。主治心腹寒热，邪结气聚，除四肢酸痛湿痹，疗烦心不得眠，补中益肝气，宁心志，敛虚汗，去筋骨风，助阴气。方书更治中风虚劳，癫狂惊痫，振颤挛悸，虚烦健忘，消瘅，善太息，赤白浊，着痹胁痛，腰痛咽喉。胆虚不眠，寒也，炒熟枣仁为末，竹叶汤调服，胆实多睡，热也，生枣仁为末，姜茶汁调服。

（6）白僵蚕　即瘫痪（伏虎丹蠲风引子）振颤（星附散之补阳，摧肝丸之镇火）痫狂（惊气丸等）瘰疬（牛黄散）痹痛（行痹之桂心散，小乌犀丸；痛痹之乌药顺气散，行痹之虎骨丸。）

（7）五味子　皮肉甘酸，核中辛苦，都有咸，五味皆具，味全者真。《本经》但云酸，以木为五行之先也。（恭）生青熟红紫，经久黑色，北产者润，南产干皱，有白色盐霜一重。治喘嗽，须分南北二种。劳嗽者生津止渴，润肺补肾，宜用北；风寒在肺，宜用南。肺火盛者，莫若用南五味，色黄味辛甘，稍重，能散痰火，去风邪。味酸气温，气薄味厚，可升可降，阴中微阳，入手太阴血分，足少阴气分。苁蓉为之使，恶葳蕤，胜乌头。主收肺气耗散之金，补肾阴不足之水，大能疗属心肾。治咳逆上气，劳伤羸弱，益男精，暖水脏，补元气，养五脏，除烦热，生津止渴，敛虚汗，止晨泄，明目收瞳子散大，治喘咳燥嗽为要剂。方书主治虚劳、咳血、遗精、中风、痹着、痹痿、惊恐、健忘、伤暑、吐血、悸厥、短气、痉痫、口舌声喑……。

（8）金牙石　金牙为阳石，固受金气之精而凝结者，大约由气而兼血，以为周身之益，如金牙酒于振颤，太一神精丹于谵妄，可以识气血精微之用。所谓暖腰膝补水脏者，是其具体，而治一切冷风气，筋骨挛急，腰脚不遂，并愈惊悸者，致其用也。

（9）黄芪　本出蜀郡汉中，今惟白水原州华原山谷者最胜，宜宁二州者亦佳。八月采根，长二三尺，紧实若箭干，皮色黄褐，折之柔韧如绵，肉理中黄外白，嚼之甘美可口。若坚脆味苦者，即苜蓿根也，勿误用。（别说出绵上者为良，盖以地产言也。若以柔韧为绵，则伪者亦柔韧，但当以坚脆而味苦者为别耳。）木芪草形类真相似，只是生时叶短根黄耳。（之颐）味甘，气微温，气厚于味，可升可降，阴中阳也。入手足太阴气分，又入手少阳足少阴命门，兼入手阳明经。茯苓为之使，恶龟甲、白鲜皮。甘温纯阳，主益肺气，温分肉，实皮毛间腠理虚，大补表之元气虚弱，通和阳气，利阴气，泄火邪，能活血脉生血，助胃气，（治脾胃虚弱，脉弦，血脉不行，羸瘦腹痛）益三焦元阳，补五脏诸虚不足，丈夫虚损羸瘦，短气虚喘，肾衰耳聋，泻久肠风，老人气虚肠閟，更治虚烦肌热，虚劳自汗盗汗。若表虚有邪，发汗不出，服之自汗。并内托阴疽，排脓止痛，长肉生肌，为疮家圣药。又治女子月候不匀，血崩带下，胎前产后气耗血虚。疗小儿百病。方书，治消瘅、中风著痹挛瘘，鹤膝风，脚气，吐血咳血，鼻衄溲血诸见血证，黄疸水肿，伤暑疟，头痛，心痛，胃脘痛，腹痛，腰痛，身重头振眩晕，惊悸痰厥恶寒，往来寒热，发热，破伤风不能食，滞下，赤白浊淋，小便不通，遗精，疝。

（10）青黛　波斯青黛，是外国蓝靛花，既不可得，则中国靛花亦可用。方书治中风头风胁痛，瘰疬，颤振眩晕，咳血久嗽，呕吐舌衄，鼻口唇齿舌咽喉诸治甚多，又治下疝。

（11）白附子

与附子相似，故名，实非附子类也。方书治中风，痰饮头痛，行着痹，痿厥疠风，颤振眩晕，痫悸疝，头面诸证。感阳气而生，风药中之阳草也。所治诸证，皆辛温善散，而性善升腾之故。

15.《本草易读》清·汪讱庵

（1）丹皮　苦，辛，微寒，无毒。手足少阴、厥阴药也。凉血退热，去瘀消症。中风五劳悉医，惊痫瘰疬皆疗。破积血而通经脉，疗痈疮而下胞胎，治扑伤而续筋骨，止吐衄而断淋沥。能退无汗之骨蒸，最泄诸血之火伏。

（2）独活　焙用。此草得风不摇，无风自动，故名独摇草。苦、辛，微温，无毒，性升。入足少阴经。佐细辛疗头晕目眩，君地黄治风热齿痛。痉痫湿痹皆医，奔豚疝瘕悉疗。搜诸风兼肾家伏风，去诸湿并治足间湿痹。独活、羌活，乃一类二种。中国或蜀汉出者为独活，西羌出者为羌活。春生苗叶如青麻，六月开花作丛，或黄或紫。今人以根紫色而节密者为羌活，黄色而作块者为独活。近时江淮山中出一种土当归，白肉黑皮、气亦芬香，人以之充独活，不可不知。

（3）羌活　味苦，辛，温，无毒，性升。入足太阳、少阴、厥阴经。搜风解表，胜湿去痹。头旋目赤要剂，脊痛项强良药。手足不遂，口目不正。失音不语之风，奔豚痫痉之疴。散肌表诸风之邪，利周身百节之痛。血虚头痛，二活并忌。

（4）淫羊藿　羊脂拌炒，得酒良，山药为使。甘，平，无毒。入手、足阳明、三焦、命门。强健筋骨，除关节拘挛之急，驱逐风寒，疗皮肤麻木之痹。阳痿不起，男宜久服，阴绝不产，女宜常用。

（5）苍耳　炒去刺，或酒蒸。忌猪肉、马肉、米泔。甘，苦，微温，无毒。发表汗，散风湿，通脑顶，达足膝。浴一身之瘙痒，止四肢之拘挛。

（6）桑枝　苦，平，无毒。祛风除湿，消食利水，聪耳明目，泽颜止渴。洗风痒干燥，疗水气脚气，除四肢拘挛，解肺气咳嗽。水气脚气，炒香，煎服。（验方第一）风热臂痛。同上。（第二）遍身风痒，水煎洗之。（第三）四肢拘挛，内服外洗。（第四）

16.《要药分剂》清·沈金鳌

（1）当归　味甘，辛，苦，性温，无毒。禀土之甘味。天之温气以生。可升可降，阳中微阴也。恶茴茹、面。畏菖蒲、海藻、牡蒙。【主治】主咳逆上气，温疟，寒热洗洗在皮肤中，妇人漏下无子。（《本经》）除客血内塞，中风痉，汗不出，湿痹，中恶客气，虚冷，补五脏。（《别录》）虚劳寒热，下痢腹痛，女人沥血腰痛，崩中，补女子诸不足。（甄权）治一切风，一切气，补一切劳，破恶血，养新血，及症瘕，肠胃冷。（《大明》）主痿痹嗜卧，足下热而痛，冲脉为病气逆里急，带脉为病，腹痛腰溶溶如坐水中。（好古）治痈疽诸恶疮

疡，排脓止痛，和血补血。（时珍）

（2）络石 味苦，性微寒，无毒。禀少阳之令，兼得地之阴气以生。丹皮为使，恶铁落，畏贝母、菖蒲。【主治】主风热，死肌，痈伤口干舌焦，痈肿不消，喉舌肿不通，水浆不下。（《本经》）大惊入腹，除邪气，养肾，主腰髋痛，坚筋骨，利关节。（《别录》）【归经】入心肝肾胆胃五经，为凉血退热之品。【前论】时珍曰：络石性质耐久，气味平和，神农列之上品。李当之称为药中之君，其功主筋骨关节风热壅肿，变白耐老，医家鲜知用者，服之当浸酒耳。鳌按：络石之功，专于舒筋活络，凡病人筋脉拘挛，不易伸屈者，服之无不获效，屡试屡验，不可忽之也。

17.《本草思辨录》清·周岩

（1）葶苈 陷胸丸之证，曰项亦强如柔痉状。项强二字，实此证之主脑。按《素问》太阴在泉项似拔。项似拔者，湿上冲也。此强而非拔，为水结在肺无疑。曰如柔痉状，则与柔痉相似而不同可知。然则何以治之？夫结胸由于误下，误下故正虚邪入，水饮宿食，遂互结而不下，要其所入之邪，太阳病未解之阳邪也。阳邪劫液，故筋失所养而项强，是宜泄其为患之水，濡以柔筋之液，而大逐其心胃之热实，故用大黄硝遂无二致，而法则有变，药亦宜加矣。杏硝合研，所以润液而柔项；遂蜜同煮，所以安正而化结；葶苈泻肺水，为是方水结之专任，变汤为丸者，以项强不可以急图也。葶苈与甘遂，可同年语乎哉。

（2）栝蒌根、栝蒌实 即天花粉与栝蒌仁 栝蒌根实本经俱苦寒，李氏谓根甘微苦酸微寒，实甘寒，辨之致审。草木之根荄，其性上行；实则性复下降。栝蒌根能起阴气上滋，故主燥热之烦渴；实能导痰浊下行，故主粘腻之结痛。此张氏之说至允，用二物者当作如是想。栝蒌根与葛根同主消渴身热，而仲圣治痉，则一用葛根，一用栝蒌根何故？盖无汗而小便反少，气冲口噤，是风寒湿之邪，相搏于太阳阳明之交而不解，用葛根则能随麻黄辈散之于外。栝蒌根无解表之长，而证是身体强几几然，俾与桂芍诸物养筋脉则适相当，此其所以攸异也。

（3）杏仁　杏有脉络为心果，仁则主通脉络之气而为肺果。其性直降而兼横扩，横扩与直降，互相牵制而不得逞，故非加他药不能横扩不能直降。然用杏仁于横扩，有兼取其直降者。用杏仁于直降，有兼取其横扩者。证若两有所需，杏仁亦两呈其技也。大陷胸丸者，伤寒之下剂也。结胸而云项亦强如柔痉状，是项强外与大陷胸汤无异，而证则较重。故彼可速攻而愈，此必变丸而缓攻。杏仁一味，专为项强而设。项强由阳邪烁液所致，杏仁研之如脂而性兼横扩。再佐以芒硝之津润，白蜜之和甘，何难化强为柔。然结胸之项强，非下不和，亦非下不陷。杏仁固大黄之功臣，葶苈甘遂之益友也，所谓用杏仁于直降兼取其横扩者此也。

（4）桂枝　仲圣于桂枝加葛根汤，云反汗出恶风，此云脉反沉迟，反字自宜著眼。盖太阳证备，必身热头痛汗出，脉不应沉迟而沉迟，故云反。柔痉原有沉迟之脉，故又以此为痉而申明之。证皆桂枝汤所有，故用桂枝汤全方，身体强几几然，则非痉不尔。加栝蒌不加葛根者，即体强与项强之别。其濡养筋脉以治强直，则二物一也。

18.《本草正义》清·张德裕　民国·张山雷重订

白毛藤　此草茎叶皆有柔细白毛，故以为名。吾乡野生极多。赵氏《纲目拾遗》藤部载之，谓除骨节风痉痛，清湿热，治黄疸，水肿，小儿蛔结腹痛，止血淋、疝气。盖清热逐湿通络，而又能杀蛔、止疝者，亦除湿导热之功。吾乡人恒用以治支节酸楚等症，甚有捷效。

19.《本经逢原》清·张璐

（1）苏合香　苏合香聚诸香之气而成，能辟恶杀鬼精物，治温疟蛊毒、痫痓，去三虫，除邪，能透诸窍藏，辟一切不正之气。凡痰积气厥，必先以此开导，治痰以理气为本也。凡山岚瘴湿之气，袭于经络，拘急弛缓不均者，非此不能除，但性燥气窜，阴虚多火人禁用。

（2）竹沥　竹叶兼行肌表，故能疗疮杀虫。竹茹专清胃府，故能止呕除烦。竹沥善透经络，能治筋脉拘挛，痰在皮里膜外筋络四肢，非竹沥不能化也。纯阴之性，虽假火逼，然须姜汁鼓动其势，方得应手取效。

（3）猪椒根（即蔓椒）　苦温无毒。其叶七瓣者猪椒也。《本经》主风寒湿痹历节疼，除四肢厥气膝痛，煎汤蒸浴取汗。发明　猪椒根蔓生气臭，故能通经脉，去风毒湿痹。《千金》治肝虚劳损，关节骨疼痛，筋挛烦闷，虎骨酒用之。又取枝叶煎熬如饴，治通身水肿，每日空腹食之。

20.《本草纲目拾遗》清·赵学敏

（1）水杨柳　手足拘挛　费建中《救偏琐言》用草本水杨柳酒煎服，甚验。

（2）臭藤根　《草宝》云：此草二月发苗，蔓延地上，不在树间，系草藤也。叶对生，与臭梧桐叶相似，六、七月开花，粉红色，绝类牵牛花，但口不甚放开。搓其叶嗅之，有臭气，未知正名何物，人因其臭，故名为臭藤。其根入药，本年者细小，二、三年者大如莱菔，可用。李氏《草秘》云：臭藤一名却节，对叶延蔓，极臭，煎洗腿足诸风寒湿痛、拘挛不能转舒，如神。《汪氏药录》：臭葡萄蔓延而生，子如葡萄而臭，治风。又云：野葡萄气重味臭，功能败肠胃之痈。

（3）风蛤 《职方考》：闽邵武府出风蛤，类虾蟆。峨嵋峰麓之数村，每春初东南风起，则此物满床厨间，土人取而脯之。性温暖，治风及手足拘挛折伤。

21.《神农本草经赞》清·叶志诜

牛膝 味苦酸。主寒湿痿痹，四肢拘挛，膝痛不可屈伸。逐血气伤热，火烂堕胎。久服轻身耐老，一名百倍，生川谷。

22.《医学摘粹》清·庆云阁

何首乌 味甘涩，气平，入足厥阴肝经。养血荣筋，息风润燥，敛肝气之疏泄，遗精最效。舒筋脉之拘挛，偏枯甚良。瘰疬痈肿皆消，崩漏淋漓俱止。消痔至妙，截疟如神。米泔换浸一两天，铜刀切片，黑豆拌匀，砂锅蒸晒数次。

23.《本草求真》清·黄宫绣

赤小豆（菽豆） 利小肠湿热（专入小肠），甘酸色赤，心之谷也。其性下行入阴，通小肠而利有形之病，故与桑白皮同为利水除湿之剂，（《十剂》曰：燥可去湿，桑白皮、赤小豆之属是也。）是以水气内停，而见溺闭腹肿，手足挛痹，痈肿疮疽，非此莫治。

24.《本草述钩元》清·杨时泰

钩藤 状似葡萄藤，大如拇指而中空，折致酒瓮中，以气吸之，涓涓不断，茎间有刺，宛如钓钩，色并紫赤。味微甘微苦而平，气微寒，入手足厥阴经。平肝风，除心热，主瘈疭颤振，头旋目眩，舒筋，治小儿惊痫，内钓腹痛，发斑疹。方书于治中风瘫痪，口眼㖞斜，及一切手足走注疼痛，肢节挛急用之。

25.《长沙药解》清·黄元御

（1）桂枝　苓桂术甘汤（方在茯苓），治太阳伤寒，吐下之后，心下逆满，气上冲胸，又发汗动经，身为振振摇者。《金匮》桂苓五味甘草汤，（桂枝四两，茯苓四两，五味半升，甘草三两。）治痰饮咳逆，服小青龙汤后（方在麻黄）。饮去咳止，气从少腹上冲胸咽者。（与桂苓五味甘草，治其冲气。）防己黄芪汤（方在防己），治风湿脉浮身重，气上冲者，加桂枝三分。

（2）麻黄　麻黄发表出汗，其力甚大，冬月伤寒，皮毛闭塞，非此不能透发，一切水湿痰饮，淫溢于经络关节之内，得之霍然汗散，宿病立失。但走泻真气，不宜虚家，汗去阳亡，土崩水泛，阴邪无制，乘机发作，于是筋肉瞤动，身体振摇，惊悸奔豚诸证风生，祸变非常，不可不慎！

（3）茯苓　《伤寒》苓桂术甘汤，（茯苓四两，桂枝二两，白术二两，甘草二两。）治太阳伤寒，吐下之后，心下逆满，气上冲胸，起则头眩，又复发汗动经，身为振振摇者。吐下泻其脏中之阳，风木动于脏，而气上冲胸膈，复汗以泻其经中之阳，风木动于经，则身体振摇，缘水泛土湿，而木气郁动也。桂枝疏木而达郁，术、甘、茯苓，培土而泻水也。

真武汤，（茯苓三两，白术二两，附子一枚，芍药二两，生姜三两。）治少阴病，内有水气，腹痛下利，小便不利，四肢沉重疼痛，或呕者。以水泛土湿，风木郁遏，不能疏泄水道，故小便不利。木郁贼土，脾陷胃逆，故腹痛呕利。营血寒涩，不能行经络而充肢节，故四肢沉重疼痛。附子温癸水之寒，芍药清乙木之风，生姜降浊而止呕，苓、术、燥土而泻湿也。治太阳中风，服大青龙汤，汗后亡阳，手足厥逆，筋惕肉瞤者。以阳亡土败，寒水大发，风木失温，郁动不宁，故手足厥冷而筋肉振动。芍药敛风木之摇荡，苓、术、附子，温补火土而泻寒水也。治太阳伤寒，汗出不解，发热头眩，心下悸，身瞤动，振振欲擗地者。以汗后亡阳，水寒土湿，风木郁动，身体战摇。芍药清风木之振撼，苓、术、附子，温补火土而泻寒水也。

26.《本草便读》清·张秉成

木鳖子　苦寒有毒，外治为多。散血热以消痈，追风毒而达络，塞鼻则拳毛顿起，吹耳则痘眼能移，点痛痔而即平，搽火疮而立效。（木鳖子有番土两种，皆属苦寒，而番者为尤甚。其寒毒之性，服之使人筋脉拘急，身体振动。瞑眩之药，不可妄投，或风毒窜入经络，或痈疽欲其解散，必须配制得宜，酌量多寡而用。土木鳖虽能治疳积、痞块、黄瘅等证，究竟二鳖长于外治，非服食所宜也。）

27.《药征》日本·吉益东洞

茯苓　苓姜术甘汤，有身为振振摇证，此非桂之主证，而苓之所能治也，然则苓姜术甘汤条，脱此证也明矣。

八、单方验方

（一）震

1. 《世医得效方》元·危亦林

震灵丹 大治男子真元衰惫，五劳七伤，脐腹冷疼，肢体疼痛，上盛下虚，头目晕眩，心神恍惚，血气衰微。及中风瘫缓，手足不遂，筋骨拘挛，……禹余粮（火煅醋淬，不计遍次，以手捻得碎为妙） 丁头代赭石（如禹余粮制同）紫石英 赤石脂（以上四味，并作小块，入甘锅内，盐泥固济，候干，用炭十斤煅通红，火尽为度，入地坑埋，出火毒，二宿） 滴乳香（别研） 没药（去沙，各研） 五灵脂（去沙石，研。各二两） 朱砂（水飞过，一两） 上为末。以糯米为糊，丸如小鸡头大，晒干出光，每一粒。空心，温酒下，冷水亦可。常服，镇心神，驻颜色，温脾肾，理腰膝，除尸疰蛊毒，辟魅邪疠。久服轻身，渐入仙道。忌猪、羊血，恐减药力。妇人醋汤下，孕妇不可服。极有神效，不可尽述。

2. 《临证指南医案》清·叶天士

（1）毛 瘦人而病温热，神呆舌赤，诊脉时，两手牵掣震动，此津液受劫，肝风内鼓，是发痉之原。议以养胃汁，熄肝风，务在存阴耳。用仲景复脉汤法，去参姜桂。

（2）余 脉细促，神迷，舌缩言謇，耳聋，四肢牵引，牙关不紧，病已月余。乃温邪劫液，阳浮独行，内风大震，变幻痉厥危笃。议以育阴熄风法，必得痉止神清，方有转机。阿

胶（二钱）　鸡子黄（一枚）　人参（秋石拌烘，一钱）
天冬（一钱）　细生地（二钱）　白芍（一钱半）　又　神
气稍苏，脉来敛静，五液交涸，风阳尚动，滋液救其焚燎，清
补和阳去热，用药全以甘寒，津液来复，可望向安。阿胶　人
参淡菜　鲜生地　天冬　川斛

（3）唐（十四）　面青脉濡，神呆，舌缩不伸，语寂寂
然，痫症。四肢皆震，口吐涎沫，此阴风已入脾络矣。（阴风
入脾络）　人参　生术　蜈蚣　全蝎　姜汁炒南星　姜汁炒
白附

（4）华（三七）春深地气升，阳气动，有奔驰饥饱，即是
劳伤。《内经》劳者温之。夫劳则形体震动，阳气先伤。……议
从中治。据述晨起未纳水谷，其咳必甚，胃药坐镇中宫为宜，
《金匮》麦门冬汤去半夏。

3.《叶氏医案存真》清·叶天士

胃津既伤，肝风上扰，神迷肢震，面浮欲喘，病势危险，
勉拟救胃阴方。人参　麦冬　生甘草　白粳米　炒半夏　南枣

4.《邵兰荪医案》清·邵兰荪

某　肝风内震，心惕，头晕，肢战，脉弦右虚，癸来夹杂
腰疼。姑宜柔肝熄风，仍镇摄心神。桑寄生（三钱）　西琥
珀（八分）　龙齿（三钱）　甘菊（二钱）　炒驴胶（钱
半）　茯神（三钱）　炒远志（八分）　杜仲（二钱）　小
胡麻（三钱）　钩藤（三钱）　稆豆皮（三钱）　（引）灯
心（七支）　五帖。

5.《张聿青医案》清·张聿青

（1）某　冬温十一朝，邪化为热，炼液为痰，郁阻肺胃，
以致甲木不降，乙木独升，烦热火升颧红。气从上冲，则恶心

欲吐，胸次窒闷异常。寤难得寐，惊惕耳聋，四肢有时震动。脉数弦大，舌红苔白心灰。时邪引动本病，恐风火内旋，而神昏痉厥。经云：上焦不行则下脘不通。拟开展气化，仍不失清金可以平木之意。豆豉　杏仁　枳实　竹茹　钩钩　枇杷叶　山栀　郁金　丹皮　桔梗　海蜇

（2）……不得已再拟清肺饮合清宫汤，以尽绵力。犀尖（磨冲，五分）　连翘心（三钱）　大麦冬（连心，三钱）　赤茯苓神（各二钱）　川贝母（二钱）　光杏仁（三钱）　广郁金（一钱五分）　北沙参（五钱）　桑白皮（二钱，炙）　枇杷叶（去毛，一两）　白茅根（一两）　濂珠（三分）　川贝（四分，二味研极细末调服）……此症乃冬温绵延入春，久不能愈，盖被庸工用白芍至四钱，川连至五钱，五味子至二钱，至惊蛰而病更剧，惊蛰阳动也。初用喻氏清燥救肺汤，后用竹叶石膏汤。前案已遗失，故附志于此（清儒志）

（3）姚（左）　禀先不足，木失涵濡，冲气逆行，上干肺脏，单声作呛，腹中有气攻冲，头巅体震。拟滋水养肝清肺。丹皮（二钱）　阿胶珠（二钱）　生白芍（二钱）　青蛤散（三钱）　川贝母（二钱）　煅磁石（三钱）　白蒺藜（三钱）　炙生地（四钱）　酒炒女贞子（三钱）　枇杷叶（去毛四片）　……。

（4）潘（左）　睡卧之中，辄发痉厥，腹满气撑脘阻。此肝阳挟痰震动。拟熄肝和阳。陈皮　白芍　石决明　钩钩　制半夏　枳实　茯神　白蒺藜　天麻　炒竹茹

（5）尤（右）　脘痛气撑腹满，肢体震动，大便不解。厥气纵横，恐致发厥。川楝子（切，一钱五分）　制香附（三钱）　白蒺藜（三钱）　炒白芍（一钱五分）　淡吴萸（五分）　郁金（一钱五分）　醋炒青皮（一钱）　陈香橼

皮（一钱五分）　磨沉香（四分）　煨天麻（一钱五分）
川雅连（四分，吴萸同炒入煎）　砂仁（七分）

（6）某　呃忒每至咳痰，呃即稍止。脉浮带滑。此肺气闭郁，清阳不展。恐致变痉。制半夏（二钱）　广郁金（七分）　射干（七分）　桔梗（一钱）　橘皮（一钱五分）　香豆豉（三钱）　杏仁泥（三钱）　通草（一钱）　竹茹（一钱五分）　鲜枇杷叶（一两）又　呃忒稍减，然有时气从上冲，直至巅顶，则身体震动。痰气内阻，清阳不展。有厥脱之虞。

代赭石　磨沉香　方通草　香豆豉　茯苓　刀豆子　旋复花　广郁金　白蒺藜　杏仁　射干　枇杷叶

（7）某　颈有疬痰，眩晕心悸，身体似觉震动，此浊痰内蕴，痰热化风上旋也。甘菊花　云茯苓　海蛤粉　白僵蚕　石决明　净双钩　制半夏　煨天麻　白蒺藜　橘红　燥渴者雪羹汤。

6.《王旭高临证医案》清·王旭高

廉　肾阴虚而气升喘逆，心阴虚而心跳少寐，胃气虚而痰饮留恋，肝风动而头眩震掉，肠液枯而大便坚干。……肠胃津枯，当滋气血，拟都气丸意。大生地（蛤粉炒）　茯神（辰砂拌）　半夏　炙甘草　五味子　沉香　柏子仁　石决明　怀山药　麦冬　西洋参

7.《柳选四家医案》清·柳宝诒

心营与肾水交亏，肝气挟肝阳上逆。胸中气塞，口内常干，手震舌掉，……拟许学士真珠母丸法。石决明（盐水煅一两）　人参（一钱）　归身（钱半）　犀角（五分）　龙齿（三钱）　茯神（三钱）　生地（四钱）　麦冬（二钱）

枣仁（二钱）　　炙草（三分）　　淮药（三钱）　　沉香（磨冲，三分）　　另珠粉四分先服。诒按：此方于肝气一层，嫌少理会，愚意去山药、甘草，加木香、陈皮。则胸中之气塞亦平矣。又接服方　生地　白芍　人参　丹皮　橘红　茯神　枣仁　石决明　龙齿　秫米　佛手　再诊　脉之歇止向和，便之溏泄不作，气塞稍平，手震亦定。

8.《汪艺香先生医案》清·汪艺香

痫多伤阴，心阴伤则夜不寐，肝阴伤则肢震动，胃阴伤则烦而燥，脾阴伤则舌根强，种种见端，皆其征也……近则恐厥脱，远则惟虑损怯。沙参（三钱）　　鲜斛（五钱）　　生龟板（七钱）　　牡蛎（五钱）　　野於术（钱半）　　白芍（三钱）豆衣（三钱）　　淮山药　阿胶（钱半）　　五味子（五分）诃子（钱半）　　枣仁（三钱）　　濂珠（二分）　　真玳瑁（三分）　同研末服。

9.《徐养恬方案》清·徐养恬

（案1）温疫发斑之际，反见肢震、神蒙，舌心焦黑，目赤，谵语，脘痞，按之板窒。邪蕴三焦，兼涉厥阴矣！病机极险。羚羊尖　赤芍　净连翘　瓜蒌　生鳖甲　广郁金　钩钩炒枳实　竹心　茅根

10.《王九峰医案》清·王九峰

《经》以诸风掉眩，皆属于肝，战慄震动，火之象也。身战、口噤、背张，至夏则发，逾时而已。脉来软数，水不济火，血热化风，病名曰风痉。法宜养肝息风，壮水制火。大生地　白芍　归身　沙参　麦冬　五味　煅磁石　黄柏　龟版蜜水叠丸

11.《回春录》清·王孟英

家叔南山,于秋间患感,日治日剧,渐至神昏谵妄,肢震动惕。施、陈两医,皆谓元虚欲脱,议投峻补。家慈闻而疑之曰:盍与孟英商之。孟英诊曰:无恐也,通络蠲痰,可以即愈。用:石菖蒲 羚羊角 丝瓜络 冬瓜子 苡仁 桑枝 橘络 旋复 葱须 贝母 钩藤 胆星为剂,化服万氏牛黄清心丸一颗,覆杯而安,调理半月而愈。

12.《外科十三方考》年代作者不详

金蚣丸聚诸种有毒虫类药物为一方,功能镇静镇痉,解毒消炎,……又适合于惊痫抽搐,麻痹拘挛,诸风掉眩,手足震颤,口眼㖞斜,角弓反张,半身不遂等……。

(二) 振

1.《伤寒论》汉·张仲景

(1) 太阳病,发汗,汗出不解,其人仍发热,心下悸,头眩身瞤动,振振欲擗地者,真武汤主之。

(2) 伤寒若吐,若下后,心中逆满,气上冲胸,起则头眩,脉沉紧,发汗则动经,身为振振摇者,茯苓桂枝白术甘草汤主之。茯苓桂枝白术甘草汤方:茯苓(四两) 桂枝(三两,去皮) 白术(二两) 甘草(二两,炙)上四味,以水六升,煮取三升,去滓,分温三服。

2.《脉经》晋·王叔和

太阳病,发其汗,汗出不解,其人发热,心下悸,头眩,身瞤而动,振振欲擗地,属真武汤。

3.《备急千金要方》唐·孙思邈

治伤寒发汗吐下后,心下逆满,气上冲胸,起即头眩,其脉沉紧，发汗则动经，身为振摇者方。茯苓（四两）　白术　桂心（各三两）　甘草（二两）　上四味㕮咀，以水六升煮取三升，去滓分三服。

4.《太平圣惠方》北宋·王怀隐等

治伤寒，发汗热不解，心下悸，头眩身𥆧振，宜服人参散方。人参（去芦头）　赤芍药　附子（炮裂，去皮脐）　白术（以上各一两）　甘草（半两，炙微赤，锉）　赤茯苓（一两）上件药，捣筛为散，每服四钱，以水一中盏，入生姜半分，煎至六分，去滓，不计时候温服。

5.《博济方》宋·王衮

二十六味牡丹煎丸　治妇人血刺血疰上抢，血块走注，心胸疼痛，血海虚冷，脐下膨胀，小腹满闷，腿膝无力，血多血少，背膊闷倦，血气皴裂，手足麻痹，身体振掉，……牡丹皮（一两）　黑附子（一两，炮）　牛膝（酒浸一宿，一两）龙骨（二两，细研，水飞过）　五味子（一两，生）　官桂（去皮，一两）　人参（一两）　槟榔（二两）　白术（一两）　白茯苓（去皮，一两）　当归（一两）　续断（细者一两）　木香（一两）　泽泻（一两）　延胡索（半两）羌活（二两）　藁本（去土，用细梢，一两）　熟干地黄（二两）　赤芍药（一两）　干姜（半两）　山茱萸（半两）干薯蓣（一两）　缩砂仁（半两）　石斛（三两）　草薢（一两末同炒熟）　白芷（一两）　上二十六味，并各州土新好者，洗净，令焙干，杵为细末，炼蜜为丸如桐子大。如是血热及夜多烦躁，不用附子、山茱萸、草薢、干姜，此四味，却入柴胡、黄连、甘草、牵牛子四味，柴胡去苗，一两，甘草一两，余各半两，为末，同和，每服十丸至二十丸，温酒下，醋汤亦可，空心临卧各一服，不嚼，并无所忌。

6.《圣济总录》宋·赵佶

（1）治上焦热结，心气懊憹，振掉谵语。玉螺丸方　井泉石（研，五两）　丹砂（研，三两）　铁精（研）　芒硝（研）　黄环（各二两）　大黄（锉炒）　黄连（去须）　丹参　地龙（炒，各一两）　上九味，捣罗五味为末，与四味研者和匀，炼蜜丸如绿豆大，每服十丸，平旦时及初更后，浓煎麦门冬汤下，以知为度。

（2）治肺脏因吐血后，四肢虚劣，气乏无力，手脚振掉，饮食不得，宜此补虚饮方　黄芪（锉炒，二两）　人参　茯神（去木）　麦门冬（去心，焙）　桂（去粗皮）　陈橘皮（去白，焙）　当归（炙，锉）　天门冬（去心，焙）　甘草（炙，锉）　熟干地黄（焙）　五味子（炒，各一两）　上一十一味，粗捣筛，分作十剂，每剂以水三盏，入生姜半两切，大枣七枚劈，同煎取一盏，去滓空心顿服。去黑皮）

7.《鸡峰普济方》宋·张锐

白术茯苓汤　治饮积胸痞，痰停膈上，头痛目眩，噫醋吞酸，嘈烦忪悸，喘咳呕逆，体重胁痛，腹痛肠鸣，倚息短气，身形如肿，触逐支饮，通利小便及疗时行，若吐若下后，心下逆满，气上冲胸，起则头眩，振振身摇。白术（四两）　茯苓　甘草（各二两）上为粗末，每服三钱，水一盏半，煎至八分，去滓，稍热服，不以时。

8.《仁斋直指方论（附补遗）》宋·杨士瀛

秘传远志养心丹　治心虚手振。生地黄（酒洗）　远志（甘草汤煮，去心）　当归（酒洗）　甘草（炙，各一两五钱）　柏子仁　酸枣仁（各三两）　川芎　人参（去芦，各一两） 茯神（去木，七钱） 半夏（姜汁泡七次） 南星（炮） 朱砂（研末为衣，以上各五钱） 麝香（一钱）石菖蒲（六钱） 琥珀（三钱） 真金箔（二十片）上为细末，汤浸蒸饼为丸如绿豆大。每服四、五十丸，津唾咽下。痰用姜汤送下。

9.《黄帝素问宣明论方》金·刘完素

（主诸风。出《素问·评热论》） 发在肺下，病强上冥视，唾涕恶风，肾脉入肺中，振栗，故俯仰成劳风。芎枳丸主之 治劳风，强上冥视，肺热上壅，唾稠，喉中不利，头目昏眩。川芎 枳壳（麸炒，去穣，各等分）上炼蜜为丸，如桐子大，每服十丸，温水送下，食后，日三服。

10.《阴证略例》元·王好古

（1）黄芪汤 治伤寒内感拘急，三焦气虚自汗，及手足自汗，或手背偏多，或肢体振摇，腰腿沉重，面赤目红，但欲眠睡，头面壮热，两胁热甚，手足自温，两手心热，自利不渴，……宜先缓而后急，缓宜黄芪汤。人参 黄芪（味甘者）白茯苓 白术 白芍药（以上各一两） 甘草（七钱半，炒）呕吐者，加藿香半两，生姜半两，如无，干者代之。上㕮咀，生姜水煎。量证大小，加减多少用之可也。如大便结者，宜调中丸主之。

（2）当归白术汤 妇人病未平复，因有所动，小腹急痛，腰胯疼，四肢不住举动，无热发者，宜当归白术汤。白术（一分） 当归（一分） 桂枝（一分） 附子（一分，生）生姜（半两） 甘草（一分） 芍药（一分） 人参（一分） 黄芪（一分）上锉如麻豆大，以水三升，煮取一升半，去滓，通口服一盏，食顷，再服，温覆微汗差。海藏云：四肢不住举动振摇，即反覆，皆是。

11.《普济方》明·朱橚、滕硕、刘醇等

（1）补虚饮　治肺脏因吐血后，四肢虚劣，气乏无力，手脚振掉，饮食不得。黄芪（锉，二两）　人参　茯神（去木）　麦门冬（去心）　桂（去粗皮）　陈橘皮（去白，焙）　当归（炙，锉）　天门冬（去心，焙）　甘草（炙，锉）　熟干地黄（焙）　五味子（炒，各一两）　上捣筛，分作十剂，每剂以水三盏，入生姜计半两切，大枣七枚，同煎至一盏，去滓，空心顿服。

（2）小八风散（出《千金方》）　治迷惑如醉，狂言妄语，惊悸恐怖，恍惚见鬼，喜怒悲忧，烦满颠倒，悒悒短气不得语，语则失忘，或心痛彻背，不嗜饮食。恶风不得去帷帐。时腹疼热，恶闻人声，不知痛痒，身悉振摇，汗出猥退，头重浮肿。爪不能荣，颈痛强直，口面喝戾。四肢不随，不仁偏枯，挛掣不得屈伸。悉主之方。天雄　当归　人参（各五分）附子　天门冬　防风　蜀椒　独活（各四分）　乌头　秦艽细辛　白术　干姜（各三分）　麻黄　山茱萸　五味子　桔梗　白芷　柴胡　莽草（各三分）　上治下筛，合相得，酒服半方寸匕，渐至一匕，日三服。以身中觉如针刺状，则是药行也。

（3）黄芪汤（出《拔萃方》）　治伤寒内伤拘急，三焦气虚，自汗及手足自汗，或手背偏多，或肢体振摇，腰膝沉重，面赤目红，但欲眠睡，头面壮热，两胁热甚，手足自温，两手心热，自利不渴，大便或难或如常，或口干咽燥，或渴欲饮汤，不欲饮食，呕哕间作，或心下满闷，腹中疼痛，或时喜笑，或时悲哭，或时太息，或语言妄乱失志，世疑作谵语狂语者非也，此神不守舍耳。故寝寐之间或恐或悸，头项不甚痛，行步不复如旧，阴气盛，阳气虚也。两手脉浮沉不一，或左右往来无定，沉涩弱弦微五种阴脉形状，举按全无力者，宜先缓而后急。缓宜用黄芪汤，甚者加干姜（炮）。人参　黄芪　白茯苓白术　白芍药（各一两）　甘草（七钱半）　呕者加藿香（半两）　生姜（半两，如无以干者代之）　陈皮（半两）上咬咀，水煎。

12.《赤水玄珠》明·孙一奎

手足擅振，筋惕肉瞤似风，以十全大补汤。

13.《医方考》明·吴昆

真武汤　茯苓（去皮）　芍药（炒）　生姜（各三两）白术（二两，炒）　附子（一枚，制）伤寒发汗过多，其人心下悸，头眩身瞤，振振欲擗地者，此方主之。汗多而心下悸，此心亡津液，肾气欲上而凌心也；头眩身瞤，振振欲擗地者，此汗多亡阳，虚邪内动也。真武，北方之神，司水火者也。今肾气凌心，虚邪内动，有水火奔腾之象，故名此汤以主之。茯苓、白术，补土利水之物也，可以伐肾而疗心悸；生姜、附子，益卫回阳之物也，可以壮火而祛虚邪；芍药之酸，收阴气也，可以和荣而生津液。

14.《古今医统大全》明·徐春甫

养心丹　治心虚手振。生地黄　远志　当归　甘草（炙，各一两五钱）　柏子仁　酸枣仁　川芎　人参（各一两）茯神（去木，七钱）　半夏曲　南星（制）　朱砂（各五钱，另研为衣）　麝香（一钱，另研）　石菖蒲　琥珀（三钱）金箔（三十片）上为细末，汤浸，蒸饼丸，绿豆大。每服五十丸，津咽有痰，姜汤下。

163

15.《鲁府禁方》明·龚廷贤

温经益元汤　治汗下后，头眩怅怅欲倒地，及肉瞤筋惕，或大汗后，卫虚亡阳，汗出不止，脉来无力。附子　人参　白术　甘草　芍药　当归　黄芪　生地　干姜　肉桂　姜、枣、糯米炒，水煎温服。

16.《证治准绳·类方》明·王肯堂

（1）星附散　治中风，虽能言，口不㖞斜，手足亸曳。天南星（姜制）　半夏（姜制）　人参　黑附子（去皮脐）　白附子　茯苓　川乌（去皮脐）　僵蚕　没药（各等分）上㕮咀，每服五钱，水、酒各一盏，煎八分，热服，并进得汗为度。

（2）金牙酒　疗积年八风五疰，举身亸曳，行步跛躃不能收持。金牙（碎如米粒，用小绢袋盛）　地肤子（无子，用茎叶　一方用蛇床子）　熟地黄　莔蘮根　附子　防风　细辛　莽草（各四两）　川椒（四合）　羌活（一斤，一方用独活）　上十味，㕮咀，盛以绢袋，用酒四斗，于瓷器中渍，封固勿令泄气，春夏三四宿，秋冬六七宿，酒成去滓，日服一合。常令酒气相接，不尽一剂，病无不愈。

（3）摧肝丸　镇火平肝，消痰定颤。牛胆南星　钩钩藤　黄连（酒炒）　滑石（水飞）　铁华粉（各一两）　青黛（三钱）　僵蚕（炒，五钱）　天麻（酒洗，二两）　辰砂（飞，五钱）　大甘草（二钱）上末，以竹沥一碗，姜汁少许，打糊丸，绿豆大。食后及夜茶下一钱五分。忌鸡、羊肉。

（4）参术汤　治气虚颤掉。人参　白术　黄芪（各二钱）　白茯苓　炙甘草　陈皮（各一钱）　甚者加附子（童便制，一钱。）水二盏，煎八分，食前服。

（5）秘方补心丸　治心虚手振。当归（酒洗，一两半）川芎　粉甘草（各一两）　生地黄（一两半）　远志（去心，二两半）　酸枣仁（炒）　柏子仁（各三两，去油）　人参（一两）　朱砂（五钱，另研）　金箔（二十片）　麝香（一钱）　琥珀（三钱）　茯神（去皮木，七钱）　牛胆南星（五钱）　石菖蒲（六钱）上为细末，蒸饼糊丸，如绿豆大，朱砂为衣。每服七八十丸，津唾咽下，或姜汤送下。

（6）秘方定振丸　治老人战动，皆因风气所致，及血虚而振。天麻（蒸熟）　秦艽（去芦）　全蝎（去头尾）　细辛（各一两）　熟地黄　生地黄　当归（酒洗）　川芎　芍药（煨，各二两）　防风（去芦）　荆芥（各七钱）　白术　黄芪（各一两五钱）　威灵仙（酒洗，五钱）上为末，酒糊丸，如梧桐子大。每服七八十丸，食远，用白汤或温酒送下。

17.《医辨》明·王肯堂

颤，摇也；振，动也。筋脉约束不佳，而莫能任持，风之象也。气虚而振，参术汤补之。心虚而振，补心丸养之。挟痰，导痰汤加竹沥。老人战振，宜定振丸。

18.《证治准绳·伤寒》明·王肯堂

（1）太阳　伤寒若吐若下后，心下逆满，气上冲胸，起则头眩，脉沉紧，发汗则动经，身为振振摇者，茯苓桂枝白术甘草汤主之。……　桂枝（去皮三两）　茯苓（四两）　白术　甘草（各二两炙）　上四味，以水六升，煮取三升，去滓，分温三服。（阳不足者，补之以甘，茯苓、白术生津液而益阳也。里气逆者，散之以辛，桂枝、甘草行阳散气。）

（2）太阳病，发汗，汗出不解，其人仍发热，心下悸，头眩身𥆧动，振振欲擗地，真武汤主之。

（3）凡振者，大抵气血俱虚，不能荣养筋骨，故为之振摇而不能主持也，须大补气血则可。予曾用人参养荣汤得效。又一人身摇不得眠者，以十味温胆汤倍加人参遂愈。

加味人参养荣汤　治发汗过多，气血俱虚，而筋惕肉瞤，或身振摇者。人参（二钱半）　茯苓　甘草（炙）　川芎（各一钱）　白术　麦门冬（去心）　当归身（各一钱半）五味子（十五粒）　肉桂（一钱，有热者减半）　生地黄（一钱半，有热者用此，无汗用熟地黄）　黄芪（二钱半，有自汗者用二钱）　生姜（三片）　枣子（二枚，擘）水二盏，煎至一盏，去滓，温服。如阴虚相火动者，加知母黄柏各一钱，酒炒用。若阳虚下寒，脉微者，加熟附子一钱，肉桂倍之。不得眠，加远志酸枣仁各一钱。

加味温胆汤　治虚烦，身振，不得眠。人参（二钱半）橘红　茯苓　黄连（酒炒）　软苗柴胡　当归身　川芎　白芍药　生地黄　酸枣仁（以上各一钱）　半夏（七分）　甘草（五分）　竹茹（一团）　生姜（三片）上煎服法前同。

19.《续名医类案》清·魏之琇

陆养愚治王庚阳，中年后患足拘挛，屈伸不利，以风湿治，不效。自制史国公药酒，服之亦不效。脉之左手细数，重按则驶，右手稍和，重按亦弱。询其病发之由，告曰：始偶不谨而冒寒，便发寒热口苦，筋骨疼痛。服发散药，寒热除而口苦疼痛不减。至月余，先左足拘挛，难以屈伸，渐至右足亦然，又渐至两手亦然，手更振掉不息。医数十人，不外疏风顺气及行气行血而已。数月前，少能移动，而振动疼痛不可忍。……盖痿症独取阳明，阳明盛则能生气生血，未为难治。用当归、地黄、参、芪、白术、丹皮、黄柏、青蒿、山萸、枸杞、牛膝，少加秦艽、桂枝、羌活、独活煎服。又以紫河车、鹿角、龟板、虎胫骨熬膏，酒服两许，调治一月而愈。

20.《成方切用》清·吴仪洛

人参养营汤　治脾虚食少无味，身倦肌瘦。肺虚色枯气短，毛发脱落，小便赤涩。营血不足，惊悸健忘，寝汗发热，（经曰：脾气散精，上输于肺，此地气上升也。肺主治节，通调水道，下输膀胱，此天气下降也。脾肺虚，则上下不交而为否，营血无所籍以生。）诸种虚证。亦治发汗过多，身振脉摇，筋惕肉𥆧。（汗为心液，汗即血也。发汗过多，则血液枯涸，筋肉无以荣养而然也。）人参　白术　白芍（钱半）　黄芪（蜜炙）　当归（各二钱）　茯苓（一钱）　熟地（三钱）　甘草（炙）　陈皮　桂心　远志（各五分）　五味（七粒）　加姜枣煎。

21.《退思集类方歌注》清·王旭高

苓桂术甘汤　治心下有痰饮，胸胁支满，目眩，及伤寒吐下后，心下逆满，气上冲胸，起则头眩，脉沉紧，发汗则动经，身为振振摇者。茯苓（四两）　桂枝　白术（各三两）甘草（二两，炙）　水六升，煮取三升，分温三服。苓桂术甘（汤）蠲饮剂，崇脾以利膀胱气。（膀胱气钝则水蓄，脾不行津液则饮聚。白术、甘草崇脾土以运津液，茯苓、桂枝利膀胱以布气化，则痰饮悉蠲矣。）饮邪上逆气冲胸，胸胁支满眩晕既。（胸胁支满，头目眩晕，是痰饮之的证。）病痰饮者药当温，（病痰饮者，当以温药和之，此治痰饮要诀。）水饮旋从小便去。

22.《伤寒论纲目》清·沈金鳌

（1）【纲】仲景曰：伤寒若吐若下后，心下逆满，气上冲心，起则头眩，脉沉紧，发汗则动经，身为振振摇者，茯苓桂枝白术甘草汤主之。太阳病发汗，汗出不解，其人仍发热，心下悸，头眩，身瞤动，振振欲擗地者，真武汤主之。

吴绶曰：凡战者，大抵气血俱虚，不能荣养筋骨，故为之振摇而不能主持也，须大补气血，予曾用人参养荣汤得效。又一人身摇不得眠者，以十味温胆汤倍加人参而愈。《内经》曰：寒之伤人，使人毛发毕直，鼓颔战栗而无汗。按：此表寒而战栗也，此言病有战而汗出，因得解，其脉浮而紧，按之反芤，此为本虚，故当战而汗出也。又曰：脉阴阳俱停，以三部浮沉迟数脉同等，必先振栗汗出而解。若脉浮数，按之不芤，其人本不虚者，则汗出解不战也。若不战而心栗，此阴中于邪，必内栗也。凡正气怯弱，寒邪在内，必为栗也，宜详究焉。

【纲】仲景曰：太阳病未解，脉阴阳俱停，必先振栗，汗出而解，但阳脉微者，先汗出而解，但阴脉微者，下之而解，若欲下之，宜调胃承气汤。

【目】朱肱曰：大凡发汗过多，即身瞤动振摇，虚羸之人，微发汗，便有此症，宜服真武汤。羸甚者，去芍药，或少用之。有热症，恶热药者，去附子。……筋愈急而四体百骸俱为之瞤，宜以四物去地黄加人参、半夏、茯苓、甘草作剂。

【纲】仲景曰：动气在左，不可发汗，发汗则头眩，汗不止，筋惕肉瞤。

【目】魏荔彤曰：脐左属肝，故肝虚风动为头眩，肝藏血之脏，风动扰阴，故汗出不止也。筋惕肉瞤者，肝主筋，血主肉，俱因气虚而振振惕瞤也。陶华曰：此候最逆，先宜防风白术牡蛎汤，次服小建中汤，十救一二。

23.《伤寒贯珠集》清·尤在泾

伤寒若吐若下后，心下逆满，气上冲胸，起则头眩，脉沉紧，发汗则动经，身为振振摇者，茯苓桂枝白术甘草汤主之。……茯苓桂枝白术甘草汤方 茯苓（四两） 桂枝（三两）白术 炙甘草（各二两） 上四味，以水六升，煮取三升，分温三服。凡病若发汗，若吐，若下，若亡津液，阴阳自和者，必自愈。阴阳自和者，不偏于阴，不偏于阳，汗液自出，便溺自调之谓，汗吐下亡津液后，邪气既微，正气得守，故必自愈。

24.《伤寒经解》清·姚球

伤寒若吐若下后，心下逆满，气上冲胸，起则头眩，脉沉紧，发汗则动经，身为振振摇者，茯苓桂枝白术甘草汤主之。……茯苓桂枝白术甘草汤 茯苓（四两） 桂枝（三两）白术（二两） 甘草（炙，二两） 上四味，以水六升，煮取三升，去渣，分温再服。（茯苓利湿，桂枝祛风，白术、甘草和中燥土。脾气散精，逆满自平；大气流行。风湿皆散矣。）

25.《医灯续焰》清·潘楫

（1）仲景苓桂术甘汤 《伤寒论》云：治伤寒吐下后，心下逆满，气上冲胸，起则头眩，脉沉紧。发汗则动经，身为振振摇者，服此汤。又治停痰寒饮，中虚冷泻等证。茯苓（四两） 桂枝（三两，去皮） 白术 甘草（各二两，炙）上水六升，煮取三升，去滓，分温三服。

（2）交加散 治瘈疭，或颤振，或产后不省人事，口吐痰涎。当归 荆芥 上为细末，每服二钱。水一盏，酒少许，煎七分，灌下神效。

26.《医学指要》清·蔡贻绩

温经益元散 治因汗后大虚，头眩振振欲擗地，肉𥆧筋惕及发汗太多，卫虚亡阳，汗出不止，或下后利不止，身体疼痛者宜用。人参　肉桂　甘草（各四分）　熟地　生地　白术　当归（各一钱）白芍　陈皮　黄芪　茯苓（各八分）　姜枣（引）一法　加糯米一撮，煎服。若饱满，去地黄，加枳壳；利不止，去地黄、当归，加炒白术、升麻、陈壁土；呕吐，加姜汁、法半夏；汗后恶风寒，去生地、肉桂，加桂枝、饴糖；头痛，加川芎、羌活；有热，去肉桂；瘦人，去芍药。

27.《临证验舌法》清·杨云峰

附子养荣汤方　附子（钱半）　远志（一钱）　白芍（三钱，酒炒）　归身（二钱）　五味（钱半）　熟地（六钱）　肉桂（五分）　茯苓（钱半）　人参（钱半或二三钱）　炙芪（五钱，无参倍用）　白术（三钱）　陈皮（钱半）　炙草（钱半）　煨姜（二钱）　大枣（五枚）　上将熟地枣肉捣烂，其余炒磨为末，加蜜为丸，即予家所制万应一粒丹者是也。凡中风伤寒，痘疹胎产，及血症喉痹等症，势在危急，刻不可缓者，每用一粒，滚汤研化，不时灌服，其势自定。继予两粒三粒，其病自退。如调治久病，则作细丸，每服五钱，早晚两时，空心米饮送下。

按：上方主治劳役过度，饥饱失时，思虑太甚，郁结尤多，以致脾肺气虚，荣血不足，畏寒发热，食少无味，四肢无力，懒动怠惰，嗜卧身倦，饥瘦色枯，气短惊悸，怔忡健忘少寐；或中风卒倒，张口直视，手撒遗尿，或伤寒重剧，谵妄昏沉，撮空见鬼；或身振脉摇；或筋惕肉瞤；……。

28.《张氏医通》清·张璐

平补正心丹（《局方》）　治心血虚少，惊悸颤振，夜卧不宁。龙齿（煅通红醋淬，水飞净，一两，形如笔架，外理如石，中白如粉，舔之粘舌者真） 远志（甘草汤泡，去骨）人参（各一两） 茯神 酸枣仁（炒，各两半） 柏子仁归身 石菖蒲（各一两） 生地（二两，一作熟地） 肉桂（一两，不见火） 山药（两半） 五味子（半两） 麦门冬（去心，两半） 朱砂（另研，水飞净，半两） 上十四味，为末，炼白蜜丸，梧子大，朱砂为衣，每服三五十丸。米汤、参汤、龙眼汤、醇酒任下，空心临卧各一服。

龙齿清魂散 治心虚挟血，振悸不宁，产后败血冲心，笑哭如狂。龙齿（醋煅） 远志（甘草汤泡，去骨） 人参归身（各半两） 茯神 麦冬（去心） 桂心 甘草（炙，各三钱） 延胡索（一两） 细辛（钱半） 为散，每服四五钱。姜三片，红枣一枚，水煎，日再服。此即平补正心丹去枣仁、柏仁、菖蒲、生地、山药、五味、朱砂，加延胡、细辛、甘草。

29.《校注医醇剩义》清·费伯雄

伏饮者，伏而不出也。痰满喘咳吐，发则寒热，背痛腰疼，其人振振身瞤剧，此乃三阳之气为阴邪遏抑，郁而不舒，桂枝半夏汤主之。桂枝半夏汤（自制） 桂枝（八分） 半夏（一钱五分） 茯苓（三钱） 广皮（一钱） 白术（二钱） 芥子（一钱） 厚朴（一钱） 紫苏（一钱） 贝母（二钱） 甘草（四分） 姜（三片） 此方用苓桂术甘合二陈。再以芥子去皮里膜外之水，得姜、桂而温通之力更大。紫苏以佐姜、桂，贝母以佐半夏，厚朴以佐广皮。治伏饮方，亦可以之治疟。盖无痰不成疟，见症发寒发热，振振身瞤剧，岂不是痰饮伏而不出，有转疟之兆乎！饮证六方，每方皆有二陈，五方皆有桂、姜，三方皆有白术，亦可见治饮用药之大法矣。《祖怡注》

30.《医学见能》清·唐容川

筋惕肉动，振振然欲擗地者，寒水干筋肉也。宜苡仁真武汤。白术（三钱）　茯苓（三钱）　甘草（一钱）　附子（三钱）　生姜（三钱）　苡仁（三钱）　桂枝（二钱）白芍（二钱）　歌曰：筋肉寒干振振然，术苓姜附总当先。苡仁桂芍同甘草，真武汤方妙法传。

31.《医宗己任编》清·高鼓峰

（1）振者，……大抵气血俱虚，不能荣养筋骨，故为之振摇，而不能主持也。须大补气血，人参养荣汤，或加味人参养荣汤。若身摇不得眠者，十味温胆汤，倍加人参，或加味温胆汤。

人参养荣汤　白芍（佐）　熟地（臣）　黄芪（臣）人参（君）　茯苓（佐）　白术（臣）　陈皮（佐）　枣仁（臣）　远志（佐）　肉桂（使）　五味（使）　甘草（佐）生姜（引）　大枣（引）（此方当加当归身。）　此十全大补汤对子也。十全大补，但分气血，此方五脏俱补，无乎不到，虚寒甚者，当加附子以治之，阴虚更妙。

十味温胆汤　枳实（佐）　陈皮（佐）　茯苓（臣）半夏（臣）　甘草（使）　远志（佐）　枣仁（臣）　熟地（君）　五味子（使）　人参（君）　上加生姜大枣。

（2）筋惕肉瞤，皆因发汗攻表太过，邪热未解，血气虚夺，筋肉失养所致。或不因此，由素禀血少，邪热搏于血脉之中，火性动惕故也。……加味大柴胡汤。如伤寒十余日，曾三四次发汗过多，遂变肉瞤，身振摇，筋脉动惕，此汗多气血俱虚故也，加味人参养荣汤。如汗后虚烦不得眠，筋惕内瞤，内有热，用加味温胆汤。

加味人参养荣汤　人参（君）　白术（臣）　麦冬（佐）　熟地（臣）　当归（臣）　茯苓（佐）　甘草（佐）川芎（使）　五味（使）　肉桂（佐）　黄芪（臣）　生姜（使）　大枣（使）　如阴虚相火动者，加酒炒知母黄柏。若阳虚下寒脉微者，加熟附子，肉桂倍之。不得眠加远志枣仁。

加味温胆汤　人参（君）　生地（君）　白芍（臣）当归（臣）　川芎（佐）　枣仁（臣）　柴胡（臣）　黄连（使）　茯苓（佐）　橘红（佐）　半夏（佐）　甘草（使）上加竹茹生姜。

32.《续名医类案》清·魏之琇

吴孚先治宋小泉，发热自汗，肢体摇振，或时自利，呕哕间作，倏尔喜笑，倏尔悲哭，语言错乱，六脉沉涩微弱。此阴盛阳虚，四君子加炮姜、茯苓，一剂和，二剂已。（此殆五精相并之症，非仅阴盛阳虚也。）

33.《柳选四家医案》清·柳宝诒

肝属风木，性喜冲逆，其变动为振摇强直，其治法宜柔木熄风。细生地　钩勾　归身　茯苓　阿胶　天麻　羚羊角　山药　柏子仁　刺蒺藜　诒按（此方可加木瓜、白芍。）

脾失运而痰生，肝不柔而风动，眩运食少，所由来也。白术　天麻　首乌　广皮　半夏　羚羊角　茯苓　钩勾　诒按（案语简炼，方亦纯净。）

四肢禀气于脾胃，脾胃虚衰，无气以禀，则为振颤，土虚木必摇，故头运也。归芍六君子汤　加黄芪　天麻　诒按（案语说理朴实，立方以扶正为主，似宜再加熄风之品，其所加之黄芪，恐非肝风升动者所宜。）

34.《沈俞医案合钞》清·沈又彭，俞震

（1）（案5）颤振不止，脉细带弦，肝风为害也。虎胫骨

牡蛎　归身　白芍　生地　牛膝　钩钩

（2）（案6）静坐安卧，自觉身内振摇，然非肌肉濡瞤也。侧左则左摇，侧右则右摇，譬诸地动，由于风火激搏也。面多赤瘰，病在阳明。而阳明以肾为关，总宜助少阴之寒水以熄阳明之风火。生地　丹皮　枸杞　沙苑　蒺藜　冬桑叶　归身白芍　虎胫骨　制首乌　女贞子　甘菊　霞天曲　为末，以川石斛煎膏，绞去渣，少加炼蜜为丸。

35.《叶天士曹仁伯何元长医案》清·曹仁伯

（案4）颤振一症，振乃阴气争胜，颤则阳气不复，其势之来，上冲则鼓颔，四散则肢动，至于肉瞤筋惕，不过来势之轻者。治此病者，平补镇心而已。惟肝不藏魂，寤寐失常，胆又内怯，惊悸时作，加之痰火串入其间，法须兼备，冀免厥塞。人参　龙齿　当归身　半夏（竹沥拌）　大生地　秫米麦冬　茯神　石决明　胆南星　酸枣仁（川连三分拌炒）远志肉　青竹茹　广橘红　钩藤钩

36.《徐养恬方案》清·徐养恬

（1）（案2）郑左，五十八。素有类风之恙，今感暑邪而发。刻下口噤不语，神昏，遗溺，脉弦数，肢振，舌白腻。内挟痰风鼓动，一时机窍闭塞，是名类中，虑其喘脱。法半夏赤苓　炒远志　橘红　石菖蒲　天竺黄　枳实　陈胆星　米钩竹沥　姜汁

第二案：机窍已开，诸恙皆退，但舌胎黄白，两目微黄，脉弦细，口吐痰涎。暑热未清，夹身中素有之湿，弥漫三焦，极宜小心调理。法半夏　赤苓　益元散　藿香　泽泻　炒茅术猪苓　绵茵陈　木瓜　佩兰

（2）（案3）阳虚体肥之质，畏寒脉迟，手足不时振动。

中虚挟风为患，势防类中。拟河间刘氏法。大熟地（四钱）麦冬（二钱）　山萸肉（二钱）　远志（一钱）　石菖蒲（一钱半）　巴戟肉（一钱半）　川石斛（二钱）　漂苁蓉（二钱）　黄菊（二钱）　五味子（五分）　制川附（五分）洋参（姜水炒，二钱）

37.《缪松心医案》清·缪遵义

（1）张（84岁）　肢痿振掉，腰脊痠楚，痹风难治。熟地　苁蓉　牛膝　川斛　桑枝　杜仲　巴戟　虎骨　广皮

（2）郭　悸动健忘，汗易泄，手振少寐，症由烦劳过度，心血渐衰，类中可虑。宜防患于未萌。党参　黄芪　当归　麦冬　紫石英　枣仁　茯神　柏仁　五味　淮麦　南枣　另服天王补心丹。

（3）朱（60岁）　骤然咽痛，舌本强，苔黄，头摇手振。由阴亏肝风挟痰，上凌清窍，中厥根萌。先以咸苦和阴，再商治本。羚羊角　元参　茯神　橘红　钩钩　鲜生地　石决川斛　竺黄　雪羹汤煎。

（4）陈　痹风有年，秋分节，风阳复动，面色赤而目左顾，汗易泄，舌色绛，时形搐搦振掉。总属水亏，木失滋涵，变端有不可测者。幸脾胃尚佳，冀其资生之药饵草木，非所恃也。拟方商正。人参　麦冬　五味　枣仁　燕窝粥　石决　川斛　茯神　柏仁　雪羹汤代水。

38.《王九峰医案》清·王九峰

（案11）酒湿伤阴，心脾肾三阴不足。手足振掉，莫能自主。巅眩目中生花，脉细数无力。非少壮所宜，有阴痹之患。宜壮水生阴，助土渗湿。七福饮去当归，加枸杞、泽泻、茯苓、牛膝。

39.《伤寒论汇注精华》民国·汪莲石

伤寒，若吐、若下后，心下逆满，气上冲胸，起即头眩，脉沉紧，发汗即动经，身为振振摇者，茯苓桂枝白术甘草汤主之。……茯苓桂枝白术甘草汤　茯苓（四两）　桂枝（三两，去皮）　白术（三两）　甘草（二两）　水六升，煮取三升，分温三服。

40.《伤寒论辑义》日本（1801 年）·丹波元简

茯苓桂枝白术甘草汤方（《千金》名茯苓汤。）　茯苓（四两）　桂枝（三两，去皮）　白术（《金匮》及《玉函》作三两。）　甘草（各二两，炙）　上四味，以水六升，煮取三升，去滓，分温三服。（《玉函》，"三服"下，有"小便即利"四字。）　〔鉴〕身为振振摇者，即战振身摇也。身振振欲擗地者，即战振欲堕于地也。二者皆为阳虚失其所恃，一用此汤，一用真武者。

41.《证治摘要》日本·中川成章

葛根加术附汤　桂枝加术苓附汤　真武汤　振振摇者。

（三）摇

1.《华佗神方》汉·华佗

华佗治鸡爪风神方　发时手指拘挛，拳缩如鸡爪，故名。急于左右膝盖骨下两旁鬼眼穴中，各灸三壮，立愈。

2.《小品方》东晋·陈延之

治狂妄嚏痓诸方　张仲景三黄汤，治中风手足拘挛，百节疼烦，发作心乱，恶寒引日，不欲饮食，秘方。麻黄（五分，去节）　独活（五分）　细辛（一分）　黄芪（二分）　黄芩（三分）凡五物，以水五升，煮取二升，分再服。一服即小汗出，两服大汗出，即愈。

3.《备急千金药方》唐·孙思邈

（1）小八风散　治迷惑如醉，狂言妄语，惊悸恐怖，恍惚见鬼，喜怒悲忧，烦满颠倒，邑邑短气不得语，语则失忘。或心痛彻背，不嗜饮食，恶风不得去帷帐，时复疼热，恶闻人声，不知痛痒，身悉振摇，汗出，猥退，头重浮肿，爪之不知痛，颈项强直，口面㖞戾，四肢不随，不仁偏枯，挛掣不得屈伸，悉主之方。天雄　当归　人参（各五分）　附子　天冬　防风　蜀椒　独活（各四分）　乌头　秦芄　细辛　白术　干姜（各三分）　麻黄　五味子　桔梗　山萸　柴胡　莽草　白芷（各二分）上二十味，治下筛，合相得。酒服半方寸匕，渐至全匕，日三服，以身中觉如针刺者，则药行也。

（2）蛮夷酒　治久风枯挛，三十年着床，及诸恶风，眉毛堕落方。干地黄　独活　丹参　礜石（各一两）　麦冬　附子　甘遂（各二两）　赤石脂（二两半）　干姜　芫荑　芫花　柏子仁（各一合）　苏子（一升）　苁蓉　茯神（一作茯苓）　金牙　薯蓣　白术　杜仲　石南　牡荆子　山萸　款冬（各十八铢）　白芷　乌喙　乌头　人参　狼毒　蜀椒　防风　细辛　矾石　寒水石　牛膝　麻黄　川芎　当归　柴胡　芍药　牡蛎　桔梗　狗脊（《翼》作枸杞）　天雄（各半两）　石斛　桂心（各六铢）上四十五味，哎咀，以酒二斗渍，夏三日，春秋六日，冬九日，一服半合，密室中合药，勿令女人、六畜见之，三日清斋乃合。（《千金翼》无川芎，云加大枣四十枚更佳）

（3）治贼风所中腹内挛急方　麻黄（四两）　甘草（一尺）　石膏　鬼箭羽（一名卫茅，各鸡子大）上四味哎咀，以东流水二升，煮取一升，顿服之。

（4）麻子汤　治大风，周身四肢挛急，风行在皮肤，身劳强服之不虚人，又治精神蒙昧者方。秋麻子（三升，净择，水渍一宿）　防风　桂心　生姜　石膏（碎绵裹）　橘皮（各二两）　麻黄（三两）　竹叶　葱白（各一握）　香豉（一合）上十味，㕮咀，先以水二斗半，煮麻子，令极熟，漉去滓，取九升。别煮麻黄两沸，掠去沫，纳诸药汁中，煮取三升，去滓，分三服，空腹。服讫当微汗，汗出以粉涂身，极重者不过两三剂，轻者一两剂瘥。有人患大风、贼风、刺风，加独活三两，比小续命汤准，当六七剂。

4.《外台秘要》唐·王焘

（1）《古今录验》疗风懿不能言，四肢不收，手足弹挛，独活汤方。独活（四两）　生姜（六两）　甘草（炙）　桂心　生葛根　芍药　栝蒌（各二两）　上七味，㕮咀，以水五升，煮取三升，服一升，日三。忌海藻、菘菜、生葱。（出第四卷中）

（2）《千金》石南汤，疗六十四种风，淫淫液液，走人皮肤中如虫行，腰脊强直，五缓六急，手足拘挛，瘾疹搔之作疮，风尸身痒，卒面目肿起，手不上头，口噤不能言方。石南（炙）　干姜　黄芩　细辛　人参（各一两）　桂心　麻黄（去节）　当归　芎䓖（各六分）　甘草（八分炙）　干地黄（三分）　食茱萸（五分）上十二味，切，以水六升酒三升，煮取三升，去滓，分为三服。取大汗，勿触风，但是瘾疹，服之皆瘥。忌芜荑、生葱、生菜、海藻、菘菜等。

5.《仙授理伤续断秘方》唐·蔺道人

（1）小红丸　治蹉折伤损，皮破骨出，手足碎断，筋肉坏烂疼痛。甚至昼夜叫呼，百治不止。手足久损，筋骨差爻，举动不得。损后伤风湿，支节挛缩，遂成偏废。劳伤筋骨，肩背疼痛，四肢疲乏，动用无力，常服壮筋骨，治经络，生气血。每服三十丸，用生姜煎酒，或盐汤吞下。不拘时候，孕妇莫服。骨碎补六两（姜制，焙，取六两）土当归六两（焙取）川乌六两（煨）白杨皮六两（焙）肉桂四两（不见火）莪术二两（焙）丁香三两干姜二两（焙）川芎三两细辛四两（焙）附子三两半（煨去皮）乳香三钱（别研不焙）没药三钱（别研）芍药六两（焙）上补、药、归、杨四味用当土者，余八味研为细末，乳没别制，和醋糊为丸，如绿豆大，信朱为衣。每服三十丸，温酒下。敷用生姜自然汁煎酒，或盐汤皆可，不拘时候。

（2）当归散　治打扑伤损，皮肉破碎，筋骨寸断，瘀壅滞结，肿不散。或作痈疽，疼痛至甚。因损后中风，手足痿痹，不能举动。筋骨缝纵，挛缩不舒。及劳役所损，肩背四肢疼痛，并宜服之。此药大能续筋接骨，克日取效。泽兰十两　川当归十两　芍药　白芷　川芎　肉桂（去粗皮）各五两　川续断十两　牛膝十两　川乌　川椒（去目）各三两　桔梗　甘草各四两　白杨皮（不用亦可）　细辛五两（以上俱要净秤）　上为极细末，每服二钱。热酒调下，不拘时候。

6.《太平圣惠方》宋·王怀隐

（1）治肝风筋脉拘挛诸方　夫足厥阴肝之经，肝主诸筋，其气虚弱，则风邪外侵，搏于筋脉，流入经络，则关机不利，故令筋脉拘挛也。

治肝风筋脉拘挛，四肢烦疼，宜服羚羊角散方。羚羊角屑（一两）　川升麻（三分）　栀子仁（半两）　防风（三分，去芦头）　酸枣仁（三分，微炒）　羌活（一分）　桑根白皮（三分，锉）　甘草（半两，炙微赤，锉）上为末，每服一钱，以水一中盏，入生姜半分，同煎至六分，去滓，不计时候，温服。忌热面猪肉大蒜等。

（2）治肝风筋脉拘挛，四肢疼痛，心神烦不得睡，酸枣仁散方。酸枣仁（一两，微炒）　羌活（三分）　防风（三分，去芦头）　桑根白皮（半两，锉）　芎䓖〔一（半）两〕　枳壳（半两，麸炒微黄去瓤）　羚羊角屑（三分）　甘菊花（半两）　甘草（半两，炙微赤，锉）上为末，每服三钱，以水一中盏，入生姜半分，煎至六分，去滓，不计时候，温服。

（3）治肝风筋脉拘挛，目暗，四肢无力，疼痛，宜服羚羊角散方。羚羊角屑（半两）　石南（三分）　羌活（半两）防风（半两，去芦头）　丹参（半两）　黄芪（半两，锉）茯神（三分）　沙参（半两，去芦头）　白术（半两）　芎䓖（半两）　麻黄（三分，去根节）　天雄（三分，炮裂去皮脐）赤芍药（半两）　当归（半两，锉微炒）　漏芦（半两）　茵芋（三分）　酸枣仁（三分，微炒）　虎胫骨（一两，涂酥炙令黄）　桂心（三分）　人参（半两，去芦头）　白蒺藜（三分，微炒去刺）　五加皮（半两）　赤箭（三分）　细辛（半两）　地骨皮（半两）　蔓荆子（半两）上为细末，每服不计时候，温酒调下一钱。忌鸡猪鱼蒜等。

（4）治肝风湿痹，四肢拘挛，急痛，心胸壅，气喘促，宜服汉防己散方。汉防己（一两）　芎䓖（一两）　桂心（一两）　麻黄（一两，去根节）　附子（一两，炮裂去皮脐）　赤茯苓（一两）　桑根白皮（一两，锉）　赤芍药（一两）　甘草（半两，炙微赤，锉）上为末，每服三钱，以水一中盏，入生姜半分，煎至六分，去滓，不计时候，温服。

（5）治肝风四肢拘挛，急痛，不可转侧，宜服萆薢散方。

草薢（一两）　人参（一两，去芦头）　细辛（一两）　牛膝（一两，去苗）　酸枣仁（一两，微炒）　附子（一两，炮裂去皮脐）　羚羊角屑（一两）　独活（一两）　赤芍药（一两）　黄芩（一两）　茵芋（一两）　麻黄（一两，去根节）　葛根（一两，锉）　汉防己（一两）　桂心（一两）　赤茯苓（一两）　甘草（一两，炙微赤，锉）　芎䓖（一两）　上为散，每服三钱，以水一中盏，入生姜半分，枣三枚，煎至五分，去滓，入竹沥一合，更煎一二沸，不计时候，温服。忌鸡猪鱼蒜等。

（6）治肝风手足拘挛，百骨节疼痛，宜服侧子散方。侧子（一两，炮裂去皮脐）　麻黄（一两，去根节）　独活（三分）　细辛（三分）　五加皮（三分）　黄芪（三分，锉）　草薢（三分，锉）　芎䓖（三分）　牛膝（三分，去苗）上为散，每服三钱，以水一中盏，入生姜半分，煎至六分，去滓，不计时候，温服。忌热面炙煿等。

（7）治肝风，筋脉拘挛，四肢疼痛，心膈痰壅，不欲饮食，宜服防风散方。防风（三分，去芦头）　麻黄（二分，去根节）　半夏（半两，汤洗七遍去滑）　白术（半两）　赤茯苓（一两）　芎䓖（半两）　杏仁（三分，汤浸去双仁，麸炒微黄）　麦门冬（一两，去心）　当归（半两，锉微炒）川大黄（半两，锉碎微炒）　甘草（半两，炙微赤，锉）犀角屑（一两）上为末，每服三钱，以水一中盏，入生姜半分，同煎至六分，去滓，不计时候，温服。

（8）治肝脏拘挛，不可屈伸，薏苡仁浸酒方。薏苡仁（半斤）　牛膝（五两，去苗）　赤芍药（三两）　酸枣仁（三两，微炒）　干姜（三两，炮裂）　附子（三两，炮裂去皮脐）　柏子仁（三两）　石斛（三两，去根）　甘草（二两，炙微赤）　上细锉，和匀，以生绢袋盛，用酒二斗，浸七宿，每服不计时候，煖一小盏服。其酒旋添，味薄即止。忌猪肉毒鱼等。

（9）治肝脏风，筋脉拘挛，不可屈伸，茵芋浸酒方。茵芋〔一（二）两〕　白芨（二两）　薏苡仁（二两）　赤芍药（二两）　桂心（二两）　牛膝（二两，去苗）　酸枣仁（二两，微炒）　干姜（一两，炮裂）　附子（二两，炮裂去皮脐）　甘草（一两，炙微赤）上细锉和匀，以生绢袋盛，酒二斗，浸七宿，每服不计时候，温一小盏服。

（10）治肝风筋脉拘挛，骨节疼痛，腑脏久虚乏弱，宜服酸枣仁煎方。酸枣仁（一两，一半生用，一半炒熟用）　败龟（二两，涂酥炙令黄）　琥珀（三分，细锉如粉）　海桐皮（一两，锉）　仙灵脾（一两）　萆薢（一两，锉）　当归（一两，锉微炒）　羌活（一两）　石斛（一两，去根节锉）　牛膝（一两，去苗）　巴戟（一两）　木香（一两）　丹参（一两）　独活（一两）　芎䓖（一两）　杜仲（一两，去粗皮，炙令微黄锉）　熟干地黄（一两）　虎胫骨（二两，涂酥炙令黄）　附子（二两，炮裂去皮脐）　蜜（三升）　醋（酥）（二两）　桃嫩枝（一握，锉）　柳嫩枝（一握，锉）　桑嫩枝（一握，锉）　上为细末，用清酒五升，于银锅内，先煎桃柳桑枝，令黄色后，去滓下药末，更煎二三十沸，下蜜酥，慢火煎成膏，用瓷器内盛，每服不计时候，温酒调下一茶匙。

（11）治肝风筋脉拘挛，脚膝疼痛，心神虚烦，宜服天麻丸方。天麻〔一（二）两〕　肉桂（三分，去皱皮）　白僵蚕（半两微炒）　白附子（三分，炮裂）　朱砂（三分，细研水飞过）　麝香（一分半，研）　犀角屑（三分）　蔓荆

182

子（一两）　独活（一两）　干姜（一分，炮裂锉）　附子（一两，炮裂去皮脐）　茯神（一两）　上为细末，研入朱砂、麝香等，炼蜜和捣一二百杵，丸如梧桐子大，每服不计时候，温酒下十丸。忌鸡猪鱼蒜等。

　　（12）治肝风筋脉拘挛，不得屈伸，恍惚，或多喜忘，有时恐怖，宜服防风丸方。防风（半两，去芦头）　犀角屑（三分）　茯神（一两）　远志（半两，去心）　人参（三分，去芦头）　白僵蚕（三分，微炒）　白附子（半两，炮裂）　芎藭（半两）　朱砂（三分，别研，水飞过）　羌活（半两）　桂心（三分）　当归（半两，锉微炒）　麦门冬（半两，去心，焙）　上为细末，入研了朱砂令匀，炼蜜和捣三二百杵，丸如梧桐子大，每服不计时候，酒下二（三）十丸。忌猪肉毒鱼等。

　　（13）治肝风筋脉拘挛，骨髓疼痛，宜服白芥子丸方。白芥子（一两）　防风（三分，去芦头）　安息香（一两）　沉香（半两）　补骨脂（一两，炒）　槟榔（半两）　上为细末，炼蜜和捣三二百杵，丸如梧桐子大，每服不计时候，温酒下二十丸。

　　（14）治肝风筋脉拘挛，急痛，举体不仁，宜服乌犀角丸方。乌犀角屑（半两）　羚羊角屑（半两）　天麻（三分）　防风（半两，去芦头）　人参（一分，去芦头）　细辛（半两）　蔓荆子（半两）　肉桂（半两，去皱皮）　白芷（一分）　酸枣仁（半两，微炒）　独活（半两）　干姜（一分，炮裂锉）　附子（半两，炮裂去脐）　赤芍药（半两）　藁本（半两）　赤茯苓（三分）　麻黄（半两，去根节）　当归（半两，锉微炒）　芎藭（半两）　乌蛇（二两，酒浸去骨皮，炙微黄）上为细末，炼蜜和捣三二百杵，丸如梧桐

183

子大，每服不计时候，温酒下二十丸。忌鸡猪鱼蒜等。

（15）治肝风，筋脉挛急疼痛，益血长肌肉，除瘦弱，悦颜色，桃仁朱砂煎酒方。桃仁（二升汤浸去皮尖，双仁麸炒微黄细锉）　朱砂（二两，细研）　上以无灰好清酒三斛（斗），取瓷瓶三只盛酒，逐斗分桃仁朱砂入瓶内，封头，一依煮酒法度，不计时候，温饮一小盏。忌羊血。

（16）治中风，偏枯不遂，手足挛急疼痛，宜服川乌头丸方。川乌头（一两，炮裂去皮脐）　天南星（半两，炮裂）白僵蚕（三分，微炒）　桂心（半两）　赤箭（一两）　安息香（一两）　麝香（三钱，细研）　牛黄（半两，细研）上件药，捣罗为末，研入后二味令匀，炼蜜和捣三二百杵，丸如梧桐子大，每于食前，麻黄酒下五丸。兼取麻黄末三两，以酒二升，慢火煎如膏，放冷，丸如弹子大。每服，以冷酒或冷水，研下一丸。须臾偏枯处有汗，通手足舒展。

（17）治风四肢拘挛诸方　夫风四肢拘挛不得屈伸者，皆由身体虚，腠理开，风邪在于筋故也。春遇痹为筋痹，则筋不得屈伸。邪客于机关，则使筋挛。邪客于足厥阴之经，令人拘急背强也，足厥阴肝之经也。肝主通诸筋，王在春，其经若虚，春又遇于风邪，则伤于筋，使四肢拘挛，不得屈伸也。诊其脉，急细如弦者，为筋急足挛也。

（18）治风，手足拘挛，百节疼痛，烦热心乱，恶寒，经日不能饮食，宜服薏苡仁散方。薏苡仁（二两）　细辛（二两）　黄芪（三分，锉）　人参（三分，去芦头）　枳壳（三分，麸炒微黄去瓤）　羚羊角屑（三分）　五加皮（一两）　赤芍药（三分）　独活（一两）　麻黄（一两，去根节）　天雄（一两，炮裂去皮脐）　白术（一两）上件药，捣粗罗为散，每服五钱。以水一大盏，入生姜半分，煎至五分，去滓，不计时候温服。

（19）五枝酒方　五枝酒，治中风，手足不遂，筋骨挛急方。夜合枝　花桑枝　槐枝　柏枝　石榴枝（以上并取东南嫩者各半斤，锉）　防风（十两，去芦头）　羌活（十两）糯米（五斗）　小麦曲（五斤末）　黑豆（择紧小者二斗）以上五枝，用水一硕，煎取三斗，去滓，澄滤浸米及豆，二宿，漉出蒸熟，后更于药汁内入曲，并防风羌活等末，同搅和入瓮，如法盖覆，候酒熟时，饮一盏，常令醺醺，甚有大效。

（20）治中风头眩，心肺浮热，手足无力，筋骨烦疼，言语謇涩，一身动摇，宜吃蒸驴头肉方。乌驴头（一枚洗如法）上蒸令极熟，细切，更于豉汁中煮，着葱椒盐，重煮点少许酥，任性食之。驴肉亦可作腌脸，或煮食之亦得。

7.《太平惠民和剂局方》宋·太平惠民和剂局

（1）摩挲丸　治中风瘫缓，半身不遂，口眼㖞斜，言语謇涩，精神昏塞，步履艰难；或肌肉偏枯，手足弹曳；或筋脉拘挛，不得屈伸及气痹，并诸风身体疼痛。黑参（拣润者洗，焙干）　地榆（去苗）　川乌（炮，去皮、脐）　木香　丁香（各八两）　天台乌药　薰陆香（用滴乳香别研）　雄黄（研飞）　乌犀（镑，别研细）　龙脑（别研）　辰砂（研飞）　自然铜（烧赤醋淬）　麝香（别研，各四两）　天麻（去苗，一斤）　真珠末（细研二两，缺以龙齿代）　上一十五味，为末研匀，炼蜜和丸如楮实大。每服一丸，温酒化下，不拘时候。服讫，避风处，衣被盖覆令汗出。患重者服一月全安，轻者半月瘥，初患五、七服可安。

（2）龙脑天麻煎　治一切风及瘫缓风，半身不遂，口眼㖞斜，语涩涎盛，精神昏愦。或筋脉拘挛，遍身麻痹，百节疼痛，手足颤掉。及肾脏风毒上攻，头面虚肿，耳鸣重听，鼻塞口干，痰涎不利，下注腰腿，脚膝缓弱，肿痛生疮。又治妇人血风攻注，身体疼痛，面浮肌瘦，口苦舌干，头旋目眩，昏困多睡。或皮肤瘙痒，瘾疹生疮。暗风夹脑风，偏正头痛，并皆治之。甜瓜子（汤洗令净）　浮萍草（拣，洗净）　川乌（炮，去皮脐）　地榆（去苗，刮削令净）　黑参（洗净，焙，各五十两）　天麻（去苗，一百两）　以上六味，为细末，用雪水、白沙蜜各一十五斤零一十两同化开，用绢袋子滤过，银、石器内慢火熬成稠膏。生龙脑（研，八两）　麝香（研，四两）　上为细末，除龙、麝外，用天麻乌头膏和搜令匀，放冷，入龙、麝再搜令匀。入臼内捣千百杵，搓为挺子。每服一皂荚子大，与薄荷同嚼，茶酒任下。不计时候。治瘫缓风，并服见效。如破伤风，黑豆淋酒下。要发汗，用煨葱、热酒并服三服，常服亦得。

（3）麝香天麻丸　治风痹手足不遂，或少力颤掉，血脉凝涩，肌肉顽痹，遍身疼痛，转侧不利，筋脉拘挛，不得屈伸。紫背干浮萍草（去土，四两）　麻黄（去根、节，二两）防风（去芦、叉）　天麻（去芦，郓州者佳，各一两）　以上四味，依法事持了，碾为细末。没药（别研极细）　朱砂（研飞，各二两）　安息香（别研细）　乳香（研）　麝香（研，各一两）　血竭（别研极细，三两）　槐胶（别研细，一两半）上件药，除研药外，将碾出药同研拌匀，炼滤白沙蜜与安息香同熬过，搜成剂，入臼捣杵熟，为丸如弹子大。每服一丸，以温酒或荆芥汤化下，安心服，患处微汗为效。如不欲化服，即丸如梧桐子大，每服三十丸，依前汤使下。

（4）小续命汤　治卒暴中风，不省人事，渐觉半身不遂，口眼㖞斜，手足战掉，语言謇涩，肢体麻痹，神情气乱，头目眩重，痰涎并多，筋脉拘挛，不能屈伸，骨节烦疼，不得转侧，及治诸风，服之皆验。若治脚气缓弱，久服得瘥。久病风人，每遇天色阴晦，节候变更，宜预服之，以防暗痖。防己 肉桂（去粗皮） 黄芩 杏仁（去皮尖，炒黄） 芍药（白者） 甘草（爁） 芎䓖 麻黄（去根、节） 人参（去芦，各一两） 防风（去芦，一两半） 附子（炮，去皮脐，半两） 上除附子、杏仁外，捣为粗末，后入二味令匀。每服三钱，水一盏半，生姜五片，煎取一盏，去滓，稍热服。食前，加枣一枚尤好。

（5）省风汤 治卒急中风，口噤全不能言，口眼㖞斜，筋脉挛急，抽挛疼痛，风盛痰实，眩晕僵仆，头目眩重，胸膈烦满，左瘫右痪，手足麻痹，骨节烦疼，步履艰辛，恍惚不定，神志昏愦。应一切风证，可预服之。防风（去芦） 南星（生用，各四两） 半夏（白好者水浸洗，生用） 黄芩（去粗皮） 甘草（生用，各二两）上㕮咀，每服四大钱，用水二大盏，生姜十片，煎至一中盏，去滓，温服，不拘时候。

8.《御药院方》元·许国祯

独活续命汤 治卒暴中风不省人事，渐觉半身不遂，口眼㖞斜，手足战掉，语言謇涩，肢体麻痹，神情昏乱，头目眩重，痰涎并多，筋脉拘挛不能屈伸，骨节烦疼不得转侧，及治诸风，服之皆验。若治脚气缓弱，久服得瘥。久病风人，每遇天色阴晦，节候变更，宜先服之，以防暗哑。麻黄（去节根，一两） 人参（去芦头，一两） 黄芩（一两） 芍药（一两） 芎䓖（一两） 甘草（锉温，一两） 防己（半两） 杏仁（去皮，炒黄细切，一两） 桂（一两） 防风（去芦头，一两半） 附子（炮去皮脐，细切，三两） 白花蛇肉（三钱） 独活（三钱） 干蝎（三钱） 上件为粗末，每服三钱匕，水一盏半，入生姜五片，煎取一盏，去滓，稍热食前服。

9.《圣济总录》宋·赵佶

治上气五脏闭塞，不得饮食，胸胁支胀，乍来乍去，虚气在心，滞气在胃，唇干口燥，肢体动摇，手足冷疼，梦寐恐怖，此五脏虚乏不足所致。柴胡当归汤方　柴胡（去苗，四两）当归（切焙，一两）　细辛（去苗叶，半两）　防风（去叉，一两）　麻黄（去根节，三两）　桂（去粗皮，一两）半夏（汤洗去滑，生姜汁制焙干，二两半）　人参（半两）黄芪（锉一两）　黄芩（去黑心，半两）　杏仁（汤退去皮尖双仁炒，二十五枚）　上一十一味，粗捣筛，每服三钱匕，生姜一块拍碎，枣二枚劈，水一盏，煎至七分，去滓温服，日三。

10.《寿亲养老新书》宋·陈直

食治老人中风，缓弱不仁，四肢摇动无气力，炙熊肉方。熊肉（一斤，切）　葱白（半握，切）　椒酱（等）上以五味腌之，炙熟，空心冷食之，恒服为佳，亦可作羹粥，任性食之尤佳。

11.《三因极一病证方论》宋·陈言

小黄芪酒　大治风虚痰癖，四肢偏枯，两脚弱，手不能上头；或小腹缩痛，胁下挛急，心下有伏水，胁下有积饮，夜梦悲愁不乐，恍惚善忘。此由风虚，五脏受邪所致。或久坐腰痛耳聋，卒起眼眩头重，或举体流肿疼痛，饮食恶冷，涩涩恶寒，胸中痰满，心下寒疝；及妇人产后余疾，风虚积冷不除。黄芪　附子（去皮脐）　川椒（去目并合口者）　桂心　秦艽　牛膝　防风（去叉）　乌头（《集验方》用山药）　白术　川芎　独活　细辛（去苗）　甘草（各三两）　大黄　葛根　山茱萸　干姜（各二两）　当归（二两半）　上为锉散，少壮人，无熬炼，虚老人，微熬之，以绢袋盛，用清酒二斗渍之，春夏五日，秋冬七日。可先服食一合，不知，至四五合，日三服。此药攻痹尤佳，亦不令人吐闷。小热，宜冷饮食也；大虚，加苁蓉二两；下利，加女萎三两；多忘，加石斛、菖蒲、紫石英各二两；心下多水，加茯苓、人参各二两，山药三两。酒尽，可更以酒二斗，重渍滓服之；不尔，可曝滓，捣下筛，酒服方寸匕；不知，稍增之。服一剂，得力，令人耐寒冷。补虚，治诸风冷神妙。

黄芪五物汤　治尊荣人骨弱肌重，因疲劳汗出，卧不时动摇，加以微风，遂作血痹，脉当阴阳俱微，尺中少紧，身体如风痹状。黄芪　芍药　桂心（各等分）　上为锉散。每服四大钱，水二盏，姜五片，枣三枚，煎七分，去滓，食前服。

12.《仁斋直指方论（附补遗）》南宋·杨士瀛

丁香烂饭丸　治食伤，猝心痛。三黄积术丸，治伤肉食，湿面辛辣味厚之物填塞，闷乱不安。葛花解醒汤，治饮酒太过，呕吐痰逆，心神烦乱，胸膈痞塞，手足战摇，饮食减少，小便不利。

13.《是斋百一选方》宋·王璆

三圣散　大治手足拘挛，口眼㖞斜，左瘫右痪，骨节酸疼，脚弱无力，行步不正，一切风疾，又名舒筋散（原版作"手足风痹"，今从写本）。当归（洗，焙）　肉桂（去皮）玄胡索（灰炒）上等分，为细末，每服二钱，温酒调下，空心临卧日进三服。除孕妇外，老幼皆可服。

14.《世医得效方》元·危亦林

大省风汤　治诸虚风涎潮，痰厥神昏，头晕语涩，手足搐搦，半身不遂，及历节风痛，筋脉急。川芎　半夏　防风（各一两）　甘草（炙，半两）　全蝎（去毒，三个）　附子（生，去皮脐）　川乌（去皮脐）　木香　南星（各半两） 上锉散。每服四钱，水一盏半，生姜十片煎，温服，不拘时候。气虚，加沉香。气逆，紫苏。胸膈不利有痰，倍加半夏、人参。头晕头疼，加天麻半两，全蝎二钱，煎熟入麝香。热风，左瘫右痪，口眼㖞斜，口噤不能言，手足顽麻，于本方中去附子、川乌。

治鸡爪风，手口摇动，不能举物。五加皮　海桐皮　川乌牡丹皮　川芎　赤芍药（各五钱）　干姜　肉桂（各一钱）上为末。每服三钱，水一盏，将古铜钱，一个入清油内浸，每煎药入钱同煎，不拘时服。

15.《普济方》明·朱橚、滕硕、刘醇等

（1）蛮夷酒（出《千金方》）　治久风枯挛，三十年着床，及诸恶风眉毛堕落。干地黄　独活　丹参　礜石（各一两）　麦门冬　附子　甘遂（各二两）　赤石脂（三两半）干姜　芜荑（焙）　芫花　柏子仁（各一合）　苏子（一升）　苁蓉　茯神（一作茯苓）　金牙　薯蓣　白术　杜仲石南　牡荆子　山茱萸　款冬花（各十八铢）白芷　乌啄乌头　人参　狼毒　蜀椒　防风　细辛　矾石　寒水石　牛膝麻黄　芎劳　当归　柴胡　芍药　牡蛎　桔梗　狗脊（一作枸杞）　天雄（各半两）　石斛　桂心（各六钱）　上㕮咀，以酒二斗渍，夏三日，春秋六日，冬九日，一服半合，密室中合药，勿令女人六畜见之，三日清斋乃合。一方无芎劳，加大枣四十枚。

（2）龙麝紫芝煎（出御药院方）　疗一切诸风，半身不遂，口眼㖞斜，头旋耳鸣，鼻塞咽干，四肢麻木疼痛，痰毒下疰，腰膝沉重，筋挛骨冷，皮肤瘙痒，昏迷困倦，饮食进退，行步少力。何首乌　天麻（去苗）　吴白芷　防风（去苗）羌活　甘草（炙）　黑附子（炮）　甘松　胡椒　良姜　零陵

香　藿香叶　肉桂　川姜（炮，各一两）　白檀（半两）　麻黄（去节，一两）　龙脑　麝香（各二钱半）　上为细末，炒米粉四两黄色，糯米粥汁入斗白蜜二两，和就作锭子一寸半长，每服一锭，细嚼，茶酒下。如病重每服三锭子，日三服。

（3）乳香丸（出《和剂方》）　治一切风疾，左瘫右痪，口眼㖞斜，半身不遂，语言謇涩，精神恍惚，痰涎壅塞，手足弹曳，筋脉拘挛，或遍身顽痹，走注疼痛，脚膝软弱，行步艰辛。又治扑伤破损，瘀血不散，痛不可忍，或行路劳损，脚膝浮肿疼痛，或肾脏风毒上攻，面肿耳鸣，下疰脚膝沉重，并皆治之。糯米（炒）　川乌头（炮，去皮尖）　五灵脂（去泥土，各三两）　乳香（研）　白芷（锉）　藿香叶（洗）　天南星（炮）　没药（研）　荆芥（去皮根）　赤小豆（生）　骨碎补（去毛）　白附子（炮，各一两）　松脂（研，半两）　香墨（煅）　草乌头（炮，去皮脐，各五两）上为细末，酒煮面糊，丸如梧桐子大，每服十丸至二十丸，冷酒吞下，茶清亦得，不拘时，忌热物一时辰。

（4）陈厚膏（出《御药院方》）　治诸风拘挛疼痛，麻痹不仁，风瘙痒，疥癣，腹中疼痛，积聚，并可治之。当归（切，三两）　朱砂（研飞）　细辛（去土）　川芎（各二两）　天雄（二两二铢）　附子（十二铢，锉如指面大）　桂（去粗皮，一两二铢）　松脂（半斤）　雄黄（三两二铢）　干姜（三两十七铢）　米醋（二升）　白芷（锉细，二两）　生地黄（二斤，研取汁）　猪肪脂（十斤，去筋膜切作指大）　上以地黄汁、大米醋、清丸味一宿，并脂合煎之，十五沸膏成，新绵滤去滓，入雄黄、朱砂搅令匀凝。切忌小儿妇人六畜见之。每用少许摩搽患处，热彻为度。又治面目黧黑消瘦，是心腹积冷，酒调半匙，日三服，病无不愈。一方有川乌。

（5）乳香应痛丸（出《和剂方》） 治一切风气，左瘫右痪，口眼㖞斜，半身不遂，语言蹇涩，精神恍惚，痰涎壅塞，筋脉拘挛，或遍身顽痹，走疰疼痛，脚膝缓弱，行步艰难，又治打破伤损，瘀血不散，痛不可忍，或路劳伤脚，膝浮肿疼痛，或肾脏风虚上攻，面肿耳鸣，下疰脚膝沉重，又治偏正头疼，攻疰眼目，并皆治之。龙骨（酒浸一宿焙干研粉水飞三度晒干，四两半） 赤小豆（生用） 蜈蚣（六条，去尾针以薄荷叶裹煨熟） 虎骨（酥炙焦，各六两） 白僵蚕（炒去丝嘴） 草乌头（泡去皮尖，各十二两） 白胶香（拣净过） 天麻（去芦洗，三两） 川牛膝（酒浸去芦，三两） 全蝎（去尾针微炙，七十个） 川当归（酒浸去芦头，三两）乳香（研，六钱） 木鳖仁（七十二个，别研） 上为细末，用醋糊为丸，如梧桐子大，每服五丸至七丸，冷酒吞下，或冷茶清下亦得，不计时候。忌诸热物一时辰久。此药但临睡服尤妙，忌湿面、炙爆、酢脯、发热动风等物。

（6）大防风汤（出《医药集成》） 祛风顺气，活血脉壮筋骨，除寒湿逐冷气。善发寺僧，如真师孙遂良，绍熙季年患痢后，脚疼痪弱不能行履，名曰痢风。或两膝肿大痛，髀胫枯腊，但有皮骨，拘挛跧卧，不能屈伸，名曰鹤膝风。服之气血流畅，肌肉渐生，自然行履如故，真奇方也。川芎（抚芎不用） 附子（炮，去皮脐，各一两半） 熟干地黄（洗净）白术 防风（去芦） 当归（洗去芦，酒浸焙干，炒） 白芍药黄芪（微炙） 杜仲（去粗皮，炒令丝断，各一两）羌活（去芦） 人参（去芦） 甘草（炙） 牛膝（去芦酒浸切微炒，各一两） 上为粗末，每服五钱，水一盏半，入生姜七片，大枣一枚，同煎八分，去滓，温服，空心食前，或云煎四物汤下，四斤丸亦效。

（7）三黄汤（出《千金方》）　治中风手足拘挛，百节疼痛，烦热心乱，恶寒不欲饮食。兼治贼风偏猥脚风，半身不遂，失瘖不语。麻黄（去节汤泡，一分）　黄芪（半两）黄芩（三两，炙）　独活（一两）　上为锉散，每服四钱，水一盏半，煎七分，去滓，不拘时服，取汗为效。心热加大黄半两，胀满加枳实一分，气逆加人参三分，心悸加牡蛎三分，渴加栝蒌根，寒加附子一枚，炮熟入，一方有细辛。

（8）乌荆丸（出《和剂方》）　治诸风缓纵，手足不遂，口眼㖞斜，言语謇涩，眉目𥆙动，头昏脑闷，筋拘挛不得屈伸，遍身麻痹，百节疼痛，皮肤瘙痒，血气不顺，瘾疹抓成疮疡。又治妇人血风浑身痛痒，头疼眼晕，及肠风脏毒下血不止，服之尤效。久服令人颜色和悦，力强轻健，须发不白。川乌头（炮，去皮脐，一两）　荆芥穗（二两）　上为细末，醋糊丸如梧桐子大，每服二十丸。酒下，或热水下，有疾食空时，日三四服，无疾早辰一服。少府郭监丞，少病风寒搐，颐颔宽不收，手承颔然后能食，服此六七服即瘥，常服之已五十余年，年七十余，强健须发无白者。此药疗肠风下血尤妙，屡有人得效。下血人服此而瘥者，一岁之内数人。如诸疮宜油拌药作膏涂。

（9）鲁王酒（出《千金方》）　治风眩心乱，耳聋，目暗泪出，鼻不闻香臭，口烂生疮，风齿𪘂病，喉下生疮，烦热，厥逆上气，胸胁肩背痛痹，手不能上头，不能自带衣，腰脊不能俯仰，脚酸不仁，难以久立，八风十二痹，五缓六急，半身不遂，四肢偏枯，筋挛不可屈伸，贼风，咽喉闭塞哽哽不利，或如锥刀所刺，行入皮肤中无有常处，久久不治入人五脏，或在心下，或在膏肓，游走四肢，偏有冷处，如风所吹，久寒积聚，风湿，五劳七伤，虚损百病，悉治之。茵芋　乌头　蹢躅

（各三十铢） 天雄 防己 石斛（各四十二铢） 细辛 牛膝 甘草 柏子仁 通草 桂心 秦艽 茵陈 山茱萸 黄芩（胡洽作黄芪） 附子 瞿麦 干地黄 杜仲 石南 泽泻 防风 王不留行（胡洽作天门冬，《千金翼》作王孙） 远志（各十八铢） 上㕮咀，以酒四斗渍十日，每服一合，加至四五合，以知为度。《千金翼》名此为鲁公酒，有干姜。胡洽无防己。以绢囊盛药，用水二斗，法曲二斤，同渍三四宿，出药囊，炊二斗黍米内汁酿之，酒熟饮如鸡子大，日二服。稍稍饮之，以知为度。

（10）石膏汤 治伤寒八九日，三焦热，其脉滑数，昏愦，身体壮热，沉重拘挛，或呼呻而已攻内，体犹沉重拘挛，由表未解，今直用解毒汤，则挛急不瘥，直用汗药，则毒因加剧，而方无表里疗者，意思以三黄汤，以救其内，有所增加，以解其外，是故名石膏汤。石膏 黄连 黄柏 黄芩（各三两）香豉（一升，绵裹） 栀子（十枚，擘） 麻黄（三两，去节） 上切，以水一斗，煮取三升，分为三服，一日并服，出汗，初服一剂，小汗，其后更合一剂，分两日服，常令微汗出，拘挛烦愦即瘥。得数行利，心开令诸毒折也。忌诸肉、冷水。

（11）虎骨丸 治经络凝涩，骨节疼痛，筋脉挛急，遇阴寒愈痛。南乳香（别研） 没药（另研） 赤芍药 熟地黄 虎胫骨（醋炙黄） 当归（各一两） 血竭（五钱） 上为末，用木瓜一枚，切破去子，入乳香在内，以麻缕扎定，勿令透气。好酒二升，煮至酒尽，取木瓜去皮，研如泥，更入熟蜜少许，杵和为丸，如梧桐子大，每服三十丸。病在上食后，在下食前，温酒下。

（12）活血通经汤 灵寿县董监军，癸丑年冬十二月间，大雪初霁，因事至真定。忽觉有风气暴至，诊候六脉俱弦甚，按之洪实有力，其证手挛急，大便秘涩不通，面赤而热，此风寒客加于身也。四肢者脾也，以风寒之邪伤之，则搐急而挛痹，乃风淫末疾，而寒在外也。《内经》云："寒则筋挛"，正谓此也。本人素饮酒，近日为觉风气不饮，内有实热乘于肠胃之间，故大便秘涩而面赤热。内则手足阳明受邪，外则足太阴脾之经受风寒之邪。用桂枝、甘草炙，以却其寒邪而缓其急搐。用黄柏之苦寒滑，以泻实而润燥，急救肾水。用升麻、葛根以升阳气，行手足阳明之经，不令遏绝。便以桂枝辛热，入手阳明之经为引，用润燥，复以芍药、甘草专补脾气，使不受风寒之邪，而退本邪，专益肺也。加人参以补元气，为之辅佐。当归身去里急而润燥和血。升麻　葛根（各一钱）　桂枝（二钱）　当归身（二钱）　人参（一钱）　芍药（半钱）　炙甘草（一钱）　黄柏（酒制，二钱）　上㕮咀，都作一服，水二大盏，煎至一盏，去滓，稍热服。令暖房中近火摩搓其手，一服而愈。

（13）黄芪五物汤（出《三因方》）　治骨弱肌重困，疲劳汗出。卧不时动摇，加以微风，遂作血痹。脉当阴阳俱微，尺中小紧。身体如风痹状。黄芪　芍药　桂心（各等分）上锉散，每服四钱，水二盏，姜五片，枣三枚，煎至七分，去滓食前服日三，一方有人参。

16.《医宗必读》明·李中梓

赤茯苓汤　治厥阴消渴，气上冲，吐下后，身振摇，肉惕。赤茯苓　陈皮　人参（各一钱）　白术　川芎　半夏（各六分）水钟半，煎八分，温服。

17.《奇效良方》明·董宿

（1）夜合枝酝酒　治中风手足不随，挛缩，屈伸艰难。

夜合枝　桑枝　槐枝　柏枝（并生用，锉，五两）　糯米
（五升）　石榴枝（生锉，五两）　羌活（去芦，二两）
赤豆（紧小者五升）　防风（去叉，五两）　细曲（七斤
半）　上先以水五斗，将五枝同煎，取二斗五升，去滓，浸
米黑豆两宿，蒸熟入曲，与防风、羌活二味拌和，造酒依常酝
法，封三七日，压去糟滓，取清酒三合至五合饮之，常令有酒
气，无令过醉，恐致吐，即悖乱正气。

（2）铁骨丹　治诸风瘫痪拳挛，半身不遂。川乌（炮，
去皮脐尖）　草乌（炮，去皮脐尖）　川芎　当归（酒浸晒）
肉桂　续断（洗晒）　细辛　补骨脂（炒）　乌蛇（酒浸，
取肉晒，七钱半）　白僵蚕（炒）　木鳖子（去壳，炒）
天麻（酒浸，晒）　巴戟（去心，酒浸）　防风　乳香　没
药　麻黄（去节）　羌活　独活　南星（炮）　白蒺藜
（炒）　薏苡仁　苍术（炒，各十两）　萆薢（盐水煮）
杜仲（生皮，锉，姜制，炒去丝）　牛膝（酒浸，焙干，各
一两）　虎胫骨（酒洗浸，炙焦）　白附子（炮，各三两）
全蝎（去毒炒）　秦艽（各二钱半）　五灵脂（四钱）　麝
香（半钱，另研）　自然铜（火烧醋淬七次，三两）　上为
细末，除乳没麝别研细，拌入和匀，以浸药酒，调飞面煮糊为
丸，如弹子大，每服一丸，温酒磨下，或木瓜煎汤下，黑豆淋
酒下，不拘时服，仍间用良姜碎一升煎汤，围熏汤浴最妙。未
服药前，须以斑蝥二十一个，去翅足，用黑豆一建盏，慢火同
炒焦，只用七个，并豆入全蝎十四枚，微炒，五灵脂二钱半为
末，糕糊丸，麻子大，每服二十一丸，老酒下，先去其风根。

（3）乳香寻痛丸　治中风，瘫痪不遂，手足弹曳，口眼
歪斜，或旋运僵仆，涎潮搐溺，卒中急风，不省人事，每服二
十丸，黑豆淋酒下。风虚眩冒，项筋拘急，太阳穴疼痛，亦用

生地黄汁调酒下。腰脚疼重，行步艰辛，筋脉挛促，俯仰不利，贼风所中，痛如锥刺，皮肤顽厚，麻痹不仁，或血脉不行，肌肉干瘦，生葱酒下，或生葱茶亦可。风湿脚气，腿膝无力，或肿或疼，不能举步，两脚生疮，脓血浸渍，痒痛无时，愈而又发，温盐酒下。打扑闪肭，筋骨内损，已经多年，每遇天寒，时发疼痛，没药酒下。乳香　川乌　没药　五灵脂　白胶香　地龙　白姜　半夏　五加皮　赤小豆（各等分）上为细末，面糊丸，如梧桐子大，随证汤引如前，并空心服。

（4）蝉蜕丸　治急风卒中，半身不遂，腰脚软弱，历节疼痛，手足拘挛，口面歪斜，言语蹇涩，白癜顽麻，心惊恍惚，肢体战掉，腰腿瘫缓，及脚气风肿疼痛等疾。蝉蜕（一两）　干蝎（炒，一两）　乌蛇（酒浸，去皮骨，炙，一两）　五味子（一两，四味用酒浸，焙干）　附子（生，去皮脐，一两）　南星（炮）　天麻（各二两）　白附子（炮）　川芎　僵蚕（炒）　防风（去叉）　干姜（炮）　麻黄（去根节）　蔓荆子（去白皮）　狗脊（去毛）　雄雀粪（炒，各一两）　当归（切焙，三分）　雄黄（研，一分）　丹砂　麝香（研，各三分）　上为细末，炼蜜为丸，如弹子大，每服半丸，薄荷酒嚼下。急风瘫缓，及攻注、筋骨疼痛，薄荷汁化开一丸，以热酒投下，向患处卧，衣被盖汗出，睡觉疼痛即定。

（5）芎归汤　治去血过多，头重目昏，眩晕不省，举头欲倒，惟脉独弱，预见崩疾。大川芎　大当归（去尾，各三两）上㕮咀，每服三钱，水一盏半，煎至八分，去滓，不拘时温服。治风头眩心肺浮热手足无力。筋骨烦疼，言语似涩，一身动摇　上以乌驴头一枚，扫洗如法，蒸令极熟，细切，更于豉汁内煮，着五味调点少酥，食之效。

18.《古今医统大全》明·徐春甫

（《三因》）独活散　治气虚感风，或惊恐相乘，肝胆受邪，使上气不受正位，致手招摇，手足颤掉，渐成目昏。独活　地骨皮　细辛　芎䓖　菊花　防风　炙甘草（各等分）上为粗末，每服三钱，水盏半，煎八分，取青汁入少竹沥，温服。

19.《医学纲目》明·楼英

（1）四肢拘挛者，以中风冷，邪气入肝脏，使诸经挛急，屈而不伸也。风柔者，以风热入于肝脏，使诸经张缓而不收也。故经曰：寒则挛急，热则弛张。风颤者，以风入于肝脏经络，上气不守正位，故使头招面摇，手足颤掉也。风喑者，以风冷之气客于中，滞而不能发，故使口噤不能言也。与前所谓涎塞心肺同候，此以口噤为瘥耳。腲腿风者，半身不遂，失音不语，临事不前，亦偏中于心肺经所致也。（以上皆言风从外入）

（2）（《素》）心脉满大，痫瘛筋挛。（仲）风引汤　除热癫痫，又治大人风引，少小惊痫瘛疭，日数十发，医所不疗。又治脚风。大黄　龙骨　干姜（各四两）　桂枝（三两）甘草　牡蛎（各二两）　寒水石　滑石　赤石脂　白石脂紫石英　石膏（各六两）　　上十二味，杵粗末，筛，以韦囊盛之。取三指撮，井花水三升，煮三沸，温服一升。（治风热瘛疭，食后量多少呷之，不用渣，无不效。）

（3）《灵枢》云：心脉满大，痫瘛筋挛。此心火实热也，治宜泻心火凉惊丸主之。肝脉小急，亦痫瘛筋挛。此肝虚也，续断丸主之。若肝脉盛者，先救脾，宜加减建中汤。

（4）〔海〕黄芪汤治伤寒两感，拘急，三焦气虚，自汗，及手足汗出，或手背偏多，或肢体振摇，腰腿沉重，……两手脉浮沉不一，或左或右，往来不定，有沉涩弱微弦五种阴脉形状，按之全无力，浮之损小，沉之亦损小，皆阴脉也，宜先缓而后急，缓宜用黄芪汤。黄芪汤方　人参　生姜　黄芩　白茯苓　白术　白芍药（各一两）　甘草（七钱）　呕者加藿香、陈皮（各五钱，）甚者加干姜（炮一钱。）　上㕮咀，水煎，量症加减多少用之。如大便秘结者，调中丸主之。

20.《寿世保元》明·龚廷贤

一治手足拘挛不伸。牙皂　木香（各等分）上锉，水煎，一服立效。

21.《古今医鉴》明·龚信

（1）一中风、中气，口眼㖞斜，语言謇涩，或口噤牙关紧急，筋脉挛缩，骨节酸疼，行步艰辛，一应风气疼痛，太乙紫金丹。用酒磨服。（方见通治）

（2）三圣散〔批〕（按此方治中风瘫痪，筋骨痛者，蠲痛之剂）　治诸风痿痹，筋脉拘挛，行步艰辛等疾。玄胡索（炒）　当归（酒洗）　肉桂（各等分）上为细末，每服二钱，白汤下。如腰痛，加杜仲。

（3）神仙延寿药酒丹　治久近风邪，左瘫右痪，语言謇涩，手足拘挛，紫白癜风，风寒暑湿，四气交攻，身体虚羸，腰疼膝痛，耳聋眼瞒，下部诸虚，及女子经血不调，脐腹绞痛，胸膨胁胀，呕吐恶心，子宫虚冷，赤白带下，一切诸疾，皆有神验。此酒互相等制，其性和缓，其味甘香，能追万病，善补诸虚，和胃养丹田，益精壮筋骨，安和五脏，定魄宁魂，返老还童，延年绵算，病可尽驱，效难罄笔。人参（去芦）白术（土炒）　甘草（炙）　白茯苓（各三两）　当归　川芎　白芍药（炒）　生地黄（姜汁炒）　熟地黄　枸杞子肉苁蓉（酒洗）　何首乌（米泔浸）　牛膝（去芦）　天门冬（去心）　麦门冬（去心）　砂仁（炒，各二两五钱）川椒（去梗目）　川乌（去皮脐）　草乌（圆者，泡）　乌药（各一两）　五加皮　虎胫骨（酥炙）　枳壳（炒）　干姜（泡）　厚朴（姜汁炒）　陈皮（去白）　沉香　茴香（盐酒炒）　香附（童便浸、炒）　羌活　独活　防风（去芦）　白芷　麻黄（不去节）　细辛（酒洗）　半夏（制）苍术（米泔浸、炒）　五味子　破故纸（炒）　桂（各二两）　红枣（去核）　酥油　蜂蜜（各八两）　胡桃肉（汤泡，去皮）　上锉一处，绢袋盛之，用烧酒一大坛，浸三昼夜，置锅中，重汤煮三时许，取出埋土内泄火毒，每日饮一、二杯，随病之上下，以定空心食后。饮酒将尽，复以药渣晒干为末，酒丸如桐子大。每日空心时，酒下三十丸。

22.《万病回春》明·龚廷贤

（1）独神丹　治瘫痪疼痛，手足挛拳。用淮安陈曲一块，将四面削去各一指厚，用中心的打碎、砂锅内炒去湿气，为细末，用福建黑糖等分，入石臼内捣匀，再用生姜汁熬熟，旋添入内，捣如泥丸，作弹子大，收贮瓷器内，每服细嚼。病在上者，晚上用黄酒下；病在下者，五更用牛膝煎酒送下一丸；如全身有病，早晚如引送下，克日奏效。

（2）神仙外应膏　治左瘫右痪、筋骨疼痛、手足拘挛。川乌一斤为细末，用隔年陈醋入砂锅内慢火熬如酱色，敷患处。如病有一年，敷后一日发痒；如病二年，二日发痒。痒时令人将手拍痒处，以不痒为度。先用升麻、皮硝、生姜煎水洗患处，然后敷药，不可见风。

23.《明医指掌》明·皇甫中

痰火　痰涎盛，偏枯口噤，筋急拘挛，筋反纵，脉数，燥火为病，牛黄清心丸主之。在表，防风通圣散。在上，凉膈散。昏冒发热，不恶寒，不安卧，此风热烦躁，泻青丸。痰火炽盛，烦渴便秘，脉数大，三黄枳实汤、滚痰丸。

24.《医方考》明·吴昆

史国公药酒方　防风（去芦）　秦艽（去芦）　油松节　虎胫骨（酥炙）　鳖甲（醋炙）　白术（各二两，炒）　羌活　萆薢　晚蚕砂（炒）　当归（酒洗，去土）　川牛膝（去芦）　杜仲（去皮，姜炒，各三两）　苍耳子（四两）　枸杞子（五两）　干茄根（八两，去土）中风之久，语言謇涩，半身不遂，手足拘挛，不堪行步，痿痹不仁者，此方神良。语言謇涩，风在舌本也；半身不遂，邪并于虚也；手足拘挛，风燥其筋也；不堪行步，风燥而血不濡也；痿痹不仁，风而湿也。是方也，干茄根、苍耳子、羌活、秦艽、防风、松节、萆薢、蚕砂，可以去风，亦可以去湿，风去则謇涩、拘挛之证除，湿去则不遂、不仁之患愈；当归、牛膝、杜仲、枸杞，所以养血，亦所以润燥，养血则手得血而能摄，足得血而能步，润燥则筋得血而能舒矣。若虎骨者，用之以驱入骨之风；白术者，用之以致冲和之气，风痹之久，血必留居，鳖甲之用，所以治风邪之固血也。

25.《仁术便览》明·张洁

紫金锭　治中风中气，口眼歪斜，言语謇涩，一应风气，或牙关紧急，口噤，筋脉挛缩，骨节风肿，手足疼痛，行步艰辛，并用酒磨下一钱。

26.《扶寿精方》明·吴旻

白花蛇煮酒方　治诸风，无问新久，手足腰腿缓弱，行步不正，精神昏运，口眼㖞斜，语言蹇涩，痰涎盛，或筋脉挛急，肌肉顽麻，皮肤燥痒，骨节烦疼，或生恶疮，疼痛无常，或风气上攻，面浮耳鸣，腰痛体重，一切风湿疮疥，皆治之。全蝎（炒，一钱）　当归（一钱）　防风（去芦，一钱）羌活（一钱）　芍药　升麻　白芷　天麻　独活　甘草（各五钱）　上锉片，用白花蛇温水洗净，去头尾各三寸及骨刺，取净肉一两，先用糯米二斗，如法造白酒，将前药绢囊贮置酒缸中，俟酒来，春五，夏三，秋七，冬十日，取酒同药囊一并煮熟，空心热饮。初饮一杯，至三日加半杯，三日后二杯，渐至三杯为常，不可多服，多则反生变，归罪于药之不善也。慎之。此方传自广中，极有神应。

27.《医方选要》明·周文采

铁弹丸　治中风，瘫痪偏枯，筋挛骨痛，麻木不仁，皮肤瘙痒，及打扑伤损，肢节疼痛，并皆治之。此药能通经络，活血脉。地龙（去土）　防风　白胶香　没药　草乌（水湿泡）木鳖子（去壳）　白芷　五灵脂　当归（各一两）　京墨（三钱）　麝香（另研，二钱）　乳香（五钱）　上为末，糯米糊为丸如弹子大，每服一丸，擂碎用生姜、酒化下，不拘时。

28.《证治准绳·伤寒》明·王肯堂

阴阳易　伤寒阴阳易之为病，其人身体重，少气，少腹里急，或引阴中拘挛，热上冲胸，头重不欲举，眼中生花，膝胫拘急者，烧裈散主之。烧裈散　取妇人中裈近隐处，剪，烧灰，以水和服方寸匕，日三服，小便即利，阴头微肿则愈。妇人病，取男子裈裆烧灰用。尝治伤寒病未平复，犯房室，命在须臾，用独参汤调烧裈散。凡服参一二斤余，得愈者三四人，信哉！用药不可执一也。

29.《伤寒论条辨》明·方有执

（1）太阳病，其证备，或恶热，项背强，手足拘挛者，痉也，桂枝葛根汤主之。此以太阳初交阳明言，病在太阳则恶风寒，交阳明，则反恶热，太阳之热翕翕，阳明之热蒸蒸，拘挛，拘束而卷挛也。庸俗不识强之所以为痉者，狃于俚谚，而文理字义之不明也。桂枝葛根汤方　桂枝（三两，去皮）葛根（三两）　芍药（三两）　甘草（二两，炙）　生姜（三两，切）　大枣（十二枚，擘）上六味，以水九升，先煮葛根减二升，内诸药，煮取三升，服如上法。（内，音纳。）

（2）痉为病。胸满。口噤。卧不着席。脚挛急。必齘齿。可与大承气汤。

30.《医门法律》明·喻嘉言

舒筋保安散　治左瘫右痪，筋脉拘挛，身体不遂，脚腿少力，干湿脚气，及湿滞经络，久不能去，宣导诸气。木瓜（五两）　萆薢　五灵脂　牛膝（酒浸）　续断　白僵蚕（炒）　松节　白芍药　乌药　天麻　威灵仙　黄芪　当归　防风　虎骨（酒炙，各一两）　　上用无灰酒一斗，浸上药二七日，紧封扎。日足取药焙干，捣为细末。每服二钱，用浸药酒调下，酒尽，用米汤调下。按：此治风湿搏结于筋脉之间，凝滞不散，阻遏正气，不得通行，故用药如是也。

31.《医方集宜》明·丁凤

豨莶丸　治中风，手足瘫痪，口眼歪斜，语涩筋挛，久服耳聪目明。用豨莶草，五月五日，六月六日收采，不拘多少，九蒸九晒，每次蒸，用酒蜜水洒之，蒸一饭时曝干，如此者九次，方作为细末，用炼蜜和丸，如桐子大，每服八十丸，空心，温酒送下。

32.《诊验医方歌括》清·坐啸山人

赤芍连翘散 风热刚痉。赤芍连翘葛豉防，蒌根独活草荷桑，风邪无汗成刚痉，热盛项强弓反张。刚痉，头痛项强，手足搐逆，甚则角弓反张，发热无汗，此风热盛也。热伤荣血，筋脉暴缩，风入经络，肢节拘挛，风热合而为病。赤芍（一钱五分）连翘（二钱）葛根（二钱）花粉（三钱）豆豉（三钱）防风（一钱）薄荷（一钱）独活（一钱）甘草（四分）经霜桑叶（二十张）

33.《济世神验良方》清·佚名

乌药顺气散 治风气攻注，四肢骨节疼痛，麻痹，瘫痪，语涩，筋挛，步履艰辛，腰膝软弱，及妇人血气，老人冷气，胸膈胀满、刺痛，肠鸣吐泻。夫治风先理气，气顺则痰消，凡气滞气郁之类，皆可治。乌药 麻黄（去节）陈皮（去白）各二钱 川芎 白芷 僵蚕（炒）枳壳（去瓤麸炒）桔梗（去芦）各一钱 干姜（炮）五分 甘草（炙）三分 姜枣煎服。憎寒壮热，加葱白；遍身搔痒，加薄荷；手足拘挛，加木香、石斛；湿气，加苍术、白术、槟榔；足浮肿，加牛膝、五加皮、独活；遍身疼痛，加当归、肉桂、乳香、没药；有虚汗，用麻黄根，去麻黄，加黄芪倍干姜；胸膈胀满，加枳实、莪术；头眩，加细辛、细茶；脚不能举动，加羌活、防风、麝香；心腹敕痛，加小茴香；手足不能举，头项不能起，加川续断、威灵仙；阴囊浮肿，合五积散；四肢冷痹，加川附子、官桂、秦艽；久患瘫痪，去麻黄、干姜，加天麻、防风、羌活、半夏、南星、木香、当归；麻痹作痛，加天雄、细辛、防风；妇人血风，加防风、荆芥、薄荷；臂痛，加羌活、防风、苍术、紫苏、薄桂；气滞腰痛，加桃仁，入酒煎服；背心痛，合行气香苏散，加苍术、半夏、茯苓；口眼㖞斜，加姜炒黄连、羌活、防风、荆芥、竹沥、姜汁；麻痹疼极者，合三五七散；日夜疼痛，日轻夜重者，合神秘左经汤；二三年不能行者，合独活寄生汤。

34.《降囊撮要》清·云川道人

牛胆星丸　治一切厥逆，猝不省事，口流涎沫，手足拳挛诸症。陈极牛胆星（一两五钱）　天竺黄（一两）　白芥子（五钱）　香犀角尖（一两）　羚羊角尖（一两）　金箔（三十页）　生龙齿（七钱）　辰砂（三钱）　共为细末，用陈米饮汤为丸，如椒目大，每服二十一粒，老弱减去十粒，用开水送。

35.《文堂集验方》清·何英

（中风拘挛）　中风昏仆省后，筋络挛结，肢节疼痛，或半身不遂。用八角刺树皮，（俗名老鼠刺，树高三五尺，冬季结红子，鲜者取皮，四两。）木莲叶，（似茶花叶而色老，生于土墙头上者，多一岁一片。）无灰酒二斤，煎至两碗，作二次服，大有奇功，三四服全效。

36.《叶氏录验方》宋·叶大廉

神仙活络丹　治中风瘫痪，手足难举，筋脉拘挛，不能舒仰，口眼㖞斜，语涩神昏，经络凝滞，肌肉偏枯，四肢麻痹，时时抽掣。（林巢先生）　草乌（十两，黑豆一升，同醋煮熟，去豆不用，日干）　白芷（八两，焙干）　木鳖（四两，去壳，细锉）　黑牵牛（八两，炒）　白胶香（六两，研）吴茱萸（四两，汤洗拣，炒）　五灵脂（四两，槌破，酒淘去砂石，慢火熬成膏子）　上为末，酒煮稀糊，同五灵脂膏子搜和为丸，如梧桐子大。每服十丸至十五丸，空心，食前，温酒或盐汤下。

37.《证治准绳·伤寒》明·王肯堂

吴　凡伤寒，大汗已出，因而露风，则汗不流通，风邪乘虚，袭于经络，故手足挛搐，不能屈伸，筋脉拘急也，宜牛蒡根散主之。牛蒡根散方　牛蒡根（十段）　麻黄（去根节）川牛膝　天南星（各六钱）上细锉，于石器内入好酒一升，同研细，另用炭火半秤，烧一黄土地坑，令通赤，去火扫净，投药于坑内，再用炭火烧令黑色，取出，研为细末，每服一钱，以好酒温热调下，日三服效。外以百草膏贴之良。

38.《一见能医》清·朱时进

虚挛者，所谓虚邪搏于筋，则筋拳。又曰：血虚则筋急，用桂枝、甘草，以御其寒，而缓其急搐，黄柏之苦寒，泻实而润，急救肾水，升麻、葛根，以升阳气，人参补元气为辅佐，当归去里急而和血润燥，名曰活血通筋汤。更须暖室中，近火按摩为佳。实挛者，湿热挟痰，郁于四肢，大便秘结，即痛风初起症也。丹溪治一村夫，背伛偻而足挛，已成废人，脉之两手，皆沉弦而涩，遂以戴人煨肾散与之，上吐下泻，如此凡三帖，然后平复。

39.《吴鞠通医案》清·吴塘

中风　陶氏　六十八岁　左肢拘挛，舌厚而謇，不能言，上有白苔，滴水不能下咽，饮水则呛，此中风夹痰之实症。前医误与腻药补阴，故隧道俱塞，先与开肺。生石膏（四两）防己（五钱）　杏仁（四钱）　姜半夏（五钱）　茯苓块（五钱）　桑枝（五钱）　陈皮（三钱）　白通草（钱半）煮三杯，分三次温服。服一帖而饮下咽，服七帖而舌肿消。服二十帖，诸病虽渐减，而无大效，左肢拘挛如故，舌虽消肿，而语言不清，脉兼结。余曰：此络中有痰堵塞，皆误补致壅之故，非针不可。于是延郏七兄针之，舌上中泉穴一针，出紫黑血半茶碗，随后有物如蚯蚓，令伊子以手探出，即从针孔中拉出胶痰一条，如匀粉，长七八寸，左手支沟穴一针，透左关，手背三阳之络，用小针针十数针。以后用药日日见效。前方止减石膏之半，服至七十余帖，自行出堂上轿矣。

40.《续名医类案》清·魏之琇

李东垣治董监军，寒月忽觉有风气，暴仆。诊得六脉俱弦甚，按之洪实有力，其症手挛急，大便闭涩，面赤热，此风寒始至加于身也。四肢者，脾也，风寒之邪伤之，则筋挛。本人素嗜酒，内有实热，乘于肠胃之间，故大便闭涩而面赤热。内则手足阳明受邪，外则足太阴脾经受风寒之邪，用桂枝、甘草以却寒邪，而缓其急搐；黄柏之苦寒，以泻实而润燥，急救肾水；用升麻葛根以升阳气，行手足阳明经，不令遏绝；更以桂枝辛热，入手阳明经为引用。润燥复以白芍，甘草专补脾气，使不受风寒之邪，而退木邪，专益肺筋也。加人参以补元气，为之辅佐。加归身去里急而和血润燥，名活血通经汤。桂枝二钱，白芍五分，余皆一钱，水二盏半，煎至一盏，乘热服之，令卧暖房中，近火摩搓其手乃愈。

41.《古今医案按》清·余震

一人太阳症，因发汗不止，恶风，小便数，足挛急，屈而不伸，脉浮而大。许曰：此证在仲景方中有两条，大同小异，一则太阳病，发汗，遂漏不止，恶风，小便难，四肢微急，难以屈伸，一则伤寒脉浮，自汗出，小便数，心烦，微恶寒，脚挛急，一属漏风小便难，一属有汗小便数，不可混治，此当用桂枝加附子汤。三啜而汗止，佐以芍药甘草汤，足便得伸。

42.《辨证奇闻》清·陈士铎

怒后吐痰，胸满作痛，服四物、二陈加芩、连、枳壳不应，更加祛风，反致半身不遂，筋渐挛缩，四肢痿软，日晡益甚，内热口干，形体倦怠，人谓风中于腑，谁知郁怒未解，肝气未舒所致。误用风药，损气伤血，致似中风。法须仍解郁怒，佐补血补气，益阴益精之味。用舒怒益阴汤：熟地、白芍一两，当归五钱，茯苓、麦冬、丹皮三钱，甘草、陈皮五分，柴胡、人参一钱，白术二钱。十剂筋缩愈，再十剂肢不软。后用六味汤煎饮二月半，身皆遂。方即逍遥散加味，用参、地、麦冬，实有妙义。盖逍遥散为解郁圣药，散而得补，补始有功。用白芍一两以平肝，肝气平则木不克土，又健脾开胃，辅佐相成，反败为功。

43.《杂病广要》日本·丹波元坚

附子大独活汤，治男子妇人体虚中风，半身不遂，左瘫右痪，口眼㖞斜，手足战曳，经脉挛缩，足膝软弱，四肢酷冷，肌肉麻痹。白姜　人参　肉桂　干葛　北芍药　当归（各九两）　川独活（十六两）　大附子（九枚）　防风　甘草（各十二两）　上为㕮咀，每服三钱，水两盏，煎至一盏，去滓，无时温服，其验如神。中风者，此药不过十服，立见殊效也。（《朱氏集验方》）

44.《济阳纲目》明·武之望

（1）犀角散　治肝脏中风，筋脉拘挛，手足不收，坐踞不得，胸背强直，胸膈胀满，面赤心烦，言语謇涩，或风流注四肢，上攻头面作痛，口眼㖞斜，脚膝痛乏。犀角屑　石膏（各一两）　羌活　羚羊角（各七钱半）　人参　甘菊花　独活　黄芩（炒）　天麻　枳壳（去穣，麸炒）　当归　黄芪

川芎　白术　酸枣仁（炒）　防风　白芷（各五钱）　甘草（炙，二钱半）　上锉，每服五钱，加生姜五片，水煎服。

（2）镇风丹　治男妇远年近日风湿，筋骨痛，半身不遂，左瘫右痪，四肢麻痹，风邪入骨，手足顽麻拘挛，屈伸无力，言语失音，不能行动，及暴中风邪，不省人事。川乌（去皮脐，生用）　川芎　赤小豆　甘草　麻黄　羌活　白芷　香附子（炒，去毛）　草乌　南星　芍药　细辛（去叶，各二两）　地龙（去土）　白茯苓　甘松　官桂　防风（去芦）　天麻（酒浸）　没药（另研）　白胶香（另研）　白附子（炮，各一两）　乳香（另研）　麝香（另研）　朱砂（另研，为衣）　全蝎（各五钱）　白术　当归（去芦，各二钱半）　上为细末，炼蜜丸，每两作十丸，朱砂为衣，每服一丸，细嚼酒下，不饮酒茶下。暴中风邪，并破伤风，小儿急慢惊风，生姜汁同酒下。

（四）拘

1.《小品方》东晋·陈延之

张仲景三黄汤，治中风手足拘挛，百节疼烦，发作心乱，恶寒引日，不欲饮食，秘方。麻黄（五分，去节）　独活（五分）　细辛（一分）　黄芪（二分）　黄芩（三分）凡五物，以水五升，煮取二升，分再服。一服即小汗出，两服大汗出，即愈。

2.《肘后备急方》晋·葛洪

（1）熊肉一斤，切如常法，调和作腌腊。空腹食之。又主风挛，拘急偏枯，血气不通利。

（2）《食医心镜》除一切风湿痹，四肢拘挛。苍耳子三两，捣末，以水一升半，煎取七合。去滓，呷之。又 治筋脉拘挛，久风湿痹下气，除骨中邪气，利肠胃，消水肿，久服轻身益气力。

3. 《备急千金要方》唐·孙思邈

（1）天门冬酒 通治五脏六腑大风，洞泄虚弱，五劳七伤，癥结滞气，冷热诸风，癫痫恶疾，耳聋头风，四肢拘挛，猥退历节，万病皆主之。久服身轻延年，齿落更生，发白变黑方。天门冬捣绞取汁一斗，渍曲二升，曲发，以糯米二斗，准家酿法造酒，春夏极冷下饭，秋冬温如人肌酘之，酒熟取清，服一盏，常令酒气相接，勿至醉吐。慎生冷、醋滑、鸡猪、鱼蒜，特慎鲤鱼及忌油腻，此是一斗汁法，一石二石亦准此。

（2）鼍甲汤 治邪气，梦寐寤时涕泣，不欲闻人声，体中酸削，乍寒乍热，腰脊强痛，腹中拘急，不欲饮食，或因疾病之后，劳动疲极，或触犯忌讳，众诸不节，妇人生产之后月经不利，时下青赤白，肌体不生，肉虚羸瘦，小便不利，或头身发热，旋复解散，或一度交接，弥日困极，皆主之方。鼍甲（七枚） 甘草 白薇（一作白芷） 贝母 黄芩（各二两）麻黄 白术 芍药（各二两半） 防风（三两） 凝水石桂心 茯苓 知母（各四两） 石膏（六两） 上十四味，㕮咀，以水二斗，煮取四升，温服一升，日三夜一。

4. 《千金翼方》唐·孙思邈

（1）肾著汤 主腰以下冷痛而重，如带五千钱，小便不利方：茯苓 白术（各四两） 干姜（二两） 甘草（一两，炙） 上四味，㕮咀，以水六升，煮取三升，分三服。治肾间有水气，腰脊疼痛，腹背拘急绞痛方：茯苓 白术 泽泻 干姜（各四两）上四味，㕮咀，以水八升，煮取三升，分三服。

又方：茯苓　白术（各四两）　饴糖（八两）　干姜　甘草（炙，各二两）　上五味，㕮咀，以水一斗，煮取三升，纳饴糖煎之令烊，分为四服。

（2）丹参膏　主伤寒时行，贼风恶气在外，肢节痛挛，不得屈伸，项颈咽喉痹塞噤闭。入腹则心急腹胀，胸中呕逆药悉主之。病在腹内服之，在外摩之，缓风不遂，湿痹不仁，偏枯拘屈，口面㖞斜，耳聋齿痛，风颈肿痹，脑中风痛，石痈结核瘰疬，坚肿未溃，敷之取消。及赤白瘾疹，诸肿无头作痈疽者，摩之令消。风结核在耳后，风水游肿，疼痛。针之黄汁出，时行温气，服之如枣大一枚，小儿以意减之方：　丹参　蒴藋根（各四两）　秦艽（三两）　羌活　蜀椒（汗，去目闭口者）　牛膝　乌头（去皮）　连翘　白术（各二两）　踯躅　菊花　莽草（各一两）　上一十二味，切，以苦酒五升，麻油七升，合煎苦酒尽，去滓。用猪脂煎成膏，凡风冷者用酒服，热毒单服，齿痛绵沾嚼之。

（3）白敛汤　主中风痿躄拘挛，不可屈伸方：白敛　干姜　薏苡仁　酸枣　牛膝　桂心　芍药　车前子　甘草（炙，各一升）　附子（三枚，炮，去皮）上一十味，㕮咀，以酒二斗，渍一复时，煮三沸，服一升，日三服，扶杖而起。不能酒者，服五合。

5.《仙授理伤续断秘方》唐·蔺道人

（1）七宝散　治冷水风脚湿气下注，脚膝生疮。左瘫右痪，筋脉拘急。脚下隐痛，不得伸屈，不能踏地，并皆治之。晚蚕砂一升（炒）　蛇床子一升（炒）　肉桂二两（去皮）荆芥穗五两　干荷叶二两　藁本五两（去土）　川乌二两（炮）　薏苡仁三两　上件㕮咀，约二两重。用水五升，加花椒、连须葱，同煎至七分。去渣。于痛处热斀淋洗。

（2）七气汤　治积年久损，入经络，服药无效。腰背拘急，咳嗽痰涎。风劳发动，日渐羸瘦，每到秋来损病复作，不问男子妇人，并皆治之。青皮（去白，炒）　陈皮（去白）三棱（湿纸，裹煨）　北梗（去芦）　肉桂（去粗皮）　藿香（去枝）　益智（去壳，炒）　香附子（炒）　甘草（炙）　半夏（汤泡）　赤芍药　乌药　独活　羌活（去芦）降真香各一两　上㕮咀。每服五钱，水一大盏半、姜三片、枣一枚，煎至七分，去滓，随病上下服之。

（3）仙正散（洗药）　治男子妇人骨断，用此煎水洗后整骨，用乌龙角贴之，如破，留口当夹缚，即依前方为之。肉桂一钱（去皮）　当归三钱（去尾）　胡索五钱　白芷五钱苍术一两　赤芍药五钱　防风一两　荆芥四两　上㕮咀，每服五钱，水五升，干荷叶两皮，煎至七分，去滓，于损处断处，及冷水风脚，筋脉拘急不得屈伸，行步艰苦，用此药热蒸，用被盖覆，候温淋洗。

6. 《证类本草》宋·唐慎微

有人年五十四，素羸，多中寒，近服菟丝有效。小年常服生硫黄数斤，脉左上二部、右下二部弦紧有力。五七年来，病右手足筋急拘挛，言语稍迟，遂与仲景小续命汤，加薏苡仁一两，以治筋急，减黄芩、人参、芍药各半，以避中寒，杏仁只用一百五枚。后云尚觉大冷，因令尽去人参、芍药、黄芩三物，却加当归一两半，遂安。今人用小续命汤者，比比皆是，既不能逐证加减，遂至危殆，人亦不知。今小续命汤，世所须也。故举以为例，可不谨哉！

7. 《太平圣惠方》宋·王怀隐

（1）夫肝虚则生寒，寒则苦胁下坚胀，寒热，腹满，不欲饮食，悒悒情不乐，如人将捕之。视物不明，眼生黑花，口苦，头疼，关节不利，筋脉挛缩，爪甲干枯，喜悲恐，不得大息。诊其脉沉细滑者，此是肝虚之候也。治肝气虚寒，两胁胀满，筋脉拘急，腰膝小腹痛，面青，口噤，宜服补肝柏子仁散方。柏子仁（三分）　细辛（三分）　防风（三分，去芦头）　茯神（三分）　鳖甲（二两，涂醋炙令黄去裙襕）　犀角屑（三分）　甘草（三分，炙微赤，锉）　桔梗（半两，去芦头）　独活（半两）　桂心（半两）　白术（半两）　枳壳（半两，去瓤麸炒微黄）上为细末，每服三钱，以水一中盏，入枣三枚，煎至六分，去滓，不计时候，温服。

（2）夫肝脏虚损，气血不荣，内伤寒冷，致使两胁胀满，筋脉拘急，四肢厥冷，心腹疼痛，眼目昏暗，手足常青，胸中不利，不能大息者，是肝气不足之候也。

治肝脏不足，两胁胀满，筋脉拘急，不得喘息，四肢少力，眼目不利，宜服防风散方。防风（三分，去芦头）　细辛（三分）　白茯苓（三分）　柏子仁（三分）　桃仁（三分，汤浸去皮尖双仁，麸炒微黄）　山茱萸（三分）　蔓荆子（半两）　枳壳（半两，麸炒微黄去瓤）　甘草（一分，炙微赤，锉）上为粗末，每服三钱，水一中盏，入枣三枚，同煎至六分，去滓，不计时候，温服。

（3）夫肝中风者，是体虚之人，腠理开疏，肝气不足，风邪所伤也。其候筋脉拘挛，手足不收，厉风入肝，坐踞不得，胸背强直，两胁胀满，目眩心烦，言语謇涩者，是肝中风候也。

治肝脏中风，气壅语涩，四肢拘急，宜服赤茯苓散方。赤茯苓（一两）　黄芪（一两，锉）　子芩（三分）　酸枣仁（半两，微炒）　防风（半两，去芦头）　羚羊角屑（一两）

葳蕤（三分）　麻黄（一两，去根节）　芎劳（三分）　独
活（半两）　枳壳（三分，麸炒微黄去瓤）　甘草（半两，
炙微赤，锉）上为散，每服三钱，以水一中盏，入淡竹叶三
七片，同煎至五分，去滓，入荆沥半合，更煎一二沸，不计时
候，温服。忌鸡猪炙煿等。

　　治肝中风，语涩，烦躁，或四肢拘急，宜服麦门冬散方。
麦门冬（一两去心）　茯神（三分）　木通（三分，锉）
犀角屑（三分）　川升麻（三分）　防风（三分，去芦头）
甘草（三分，炙微赤，锉）　独活（半两）　玄参（半两）
川朴硝（一两半）　汉防己（半两）上为末，每服三钱，以
水一中盏，煎至六分，去滓，入荆沥半合，更煎一二沸，不计
时候，温服。忌酒热面炙煿等。

　　治肝中风，筋脉拘急，言语謇涩，头项强直，四肢不利，
心膈烦壅，头目旋眩，宜服羚羊角散方。羚羊角屑（三分）
防风（半两，去芦头）　前胡（半两，去芦头）　犀角屑
（半两）　麻黄（三分，去根节）　人参（半两，去芦头）
旋复花（半两）　赤芍药（半两）　芎劳（三分）　桂心
（三分）　羌活（三分）　当归（三分，锉，微炒）　汉防
己（半两）　赤茯苓（半两）　枳壳〔三（一）分，麸炒微
黄去瓤〕　黄芩（半两）　蔓荆子（半两）　甘菊花（半
两）甘草（半两，炙微赤，锉）　酸枣仁（三分，微炒）上
为散，每服三钱，以水一中盏，入生姜半分，煎至六分，去
滓，入竹沥一合，更煎一二沸，不计时候，温服。

　　治肝中风上攻，头目旋运，心惊悸闷，四肢筋脉拘急，宜
服附子散方。附子（一两，炮裂去皮脐）　酸枣仁（半两，
微炒）　防风（半两，去芦头）　羚羊角屑（半两）　人参
（三分，去芦头）　桂心（半两）　羌活（半两）　甘菊花

（一分） 蔓荆子（半两） 白藓皮（半两） 茯神（三分）
薯蓣〔三（一）分〕 黄芩（半两） 龙齿（一两） 芎䓖
（半两） 天麻（半两） 黄芪（半两，锉） 枳壳（半两，
麸炒微黄去瓤）上为散，每服二钱，以水一中盏，入生姜半
分，同煎至六分，去滓，不计时候，温服。

治肝中风，筋脉拘急，肢节疼痛，起卧艰难方。独活
（一两） 羚羊角屑（一两） 麻黄（一两半，去根节）
桂心（一两） 当归（一两，锉，微炒） 五加皮（一两）
附子（一两，炮裂去皮脐） 甘草（半两，炙微赤，锉）
荆芥（半两） 上为散，每服三钱，以水一中盏，入生姜
半分，煎至六分，去滓，不计时候，温服。忌猪肉毒鱼等。

治肝中风，筋脉拘急，口眼偏斜，四肢疼痛，宜服羌活散
方。羌活（三分） 天麻（三分） 芎䓖（三分） 酸枣仁
（三分，微炒） 鹿角胶（三分，捣碎炒令黄燥） 蔓荆子
（三分） 羚羊角屑（三分） 人参（三分，去芦头） 白
附子（三分，炮裂） 牛膝（三分，去苗） 肉桂（三分，
去皱皮） 薏苡仁（三分） 乌蛇肉（三分，醋拌微炒）
萆薢（三分） 犀角屑（三分） 白藓皮（三分） 地骨皮
（三分） 柏子仁（三分） 防风（三分，去芦头）上为细
末，每服，不计时候，以豆淋酒调下一钱。忌鸡猪鱼蒜等。

治肝中风，筋脉拘急，舌强语涩方。羚羊角屑（一两）
独活（一两） 附子（一两，炮裂去皮脐）上为末，每服三
钱，水一中盏，入生姜半分，同煎至六分，去滓，入竹沥一
合，更煎一二沸，温服。

（4）夫足厥阴肝之经，肝主诸筋，其气虚弱，则风邪外
侵，搏于筋脉，流入经络，则关机不利，故令筋脉拘挛也。
治肝风筋脉拘挛，四肢烦疼，宜服羚羊角散方。羚羊角屑

215

（一两）　　川升麻（三分）　　栀子仁（半两）　　防风（三分，去芦头）　　酸枣仁（三分，微炒）　　羌活（一分）　　桑根白皮（三分，锉）　　甘草（半两，炙微赤，锉）　　上为末，每服三钱，以水一中盏，入生姜半分，同煎至六分，去滓，不计时候，温服。忌热面猪肉大蒜等。

治肝风筋脉拘挛，四肢疼痛，心神烦不得睡，酸枣仁散方。酸枣仁（一两，微炒）　　羌活（三分）　　防风（三分，去芦头）　　桑根白皮（半两，锉）　　芎䓖〔一（半）两〕　　枳壳（半两，麸炒微黄去瓤）　　羚羊角屑（三分）　　甘菊花（半两）甘草（半两，炙微赤，锉）　　上为末，每服三钱，以水一中盏，入生姜半分，煎至六分，去滓，不计时候，温服。

治肝风筋脉拘挛，目暗，四肢无力，疼痛，宜服羚羊角散方。羚羊角屑（半两）　　石南（三分）　　羌活（半两）　　防风（半两，去芦头）　　丹参（半两）　　黄芪（半两，锉）茯神（三分）　　沙参（半两，去芦头）　　白术（半两）　　芎䓖（半两）　　麻黄（三分，去根节）　　天雄（三分，炮裂去皮脐）　　赤芍药（半两）　　当归（半两，锉，微炒）　　漏芦（半两）　　茵芋（三分）　　酸枣仁（三分，微炒）　　虎胫骨（一两，涂酥炙令黄）　　桂心（三分）　　人参（半两，去芦头）　　白蒺藜（三分，微炒去刺）　　五加皮（半两）　　赤箭（三分）　　细辛（半两）　　地骨皮（半两）　　蔓荆子（半两）上为细末，每服不计时候，温酒调下一钱。忌鸡猪鱼蒜等。

治肝风湿痹，四肢拘挛，急痛，心胸壅，气喘促。宜服汉防己散方。汉防己（一两）　　芎䓖（一两）　　桂心（一两）麻黄（一两，去根节）　　附子（一两，炮裂去皮脐）　　赤茯苓（一两）　　桑根白皮（一两，锉）　　赤芍药（一两）　　甘草（半两，炙微赤，锉）上为末，每服三钱，以水一中盏，入生姜半分，煎至六分，去滓，不计时候，温服。

治肝风四肢拘挛，急痛，不可转侧，宜服萆薢散方。萆薢（一两）　人参（一两，去芦头）　细辛（一两）　牛膝（一两，去苗）　酸枣仁（一两，微炒）　附子（一两，炮裂去皮脐）　羚羊角屑（一两）　独活（一两）　赤芍药（一两）　黄芩（一两）　茵芋（一两）　麻黄（一两，去根节）　葛根（一两，锉）　汉防己（一两）　桂心（一两）　赤茯苓（一两）　甘草（一两，炙微赤，锉）　芎䓖（一两）　上为散，每服三钱，以水一中盏，入生姜半分，枣三枚，煎至五分，去滓，入竹沥一合，更煎一二沸，不计时候，温服。忌鸡猪鱼蒜等。

治肝风手足拘挛，百骨节疼痛，宜服侧子散方。侧子（一两，炮裂去皮脐）　麻黄（一两，去根节）　独活（三分）　细辛（三分）　五加皮（三分）　黄芪（三分，锉）　萆薢（三分，锉）　芎䓖（三分）　牛膝（三分，去苗）上为散，每服三钱，以水一中盏，入生姜半分，煎至六分，去滓，不计时候，温服。忌热面炙煿等。

治肝风，筋脉拘挛，四肢疼痛，心膈痰壅，不欲饮食，宜服防风散方。防风（三分，去芦头）　麻黄（二分，去根节）　半夏（半两，汤洗七遍去滑）　白术（半两）　赤茯苓（一两）　芎䓖（半两）　杏仁（三分，汤浸去双仁，麸炒微黄）　麦门冬（一两，去心）　当归（半两，锉，微炒）　川大黄（半两，锉碎，微炒）　甘草（半两，炙微赤，锉）　犀角屑（一两）上为末，每服三钱，以水一中盏，入生姜半分，同煎至六分，去滓，不计时候，温服。

治肝脏拘挛，不可屈伸，薏苡仁浸酒方。薏苡仁（半斤）　牛膝（五两，去苗）　赤芍药（三两）　酸枣仁（三两，微炒）　干姜（三两，炮裂）　附子（三两，炮裂去皮脐）　柏子仁（三两）　石斛（三两，去根）　甘草（二两，炙微赤）上细锉，和匀，以生绢袋盛，用酒二斗，浸七宿，每服不计时候，煖一小盏服，其酒旋添，味薄即止。忌猪肉毒鱼等。

治肝脏风，筋脉拘挛，不可屈伸，茵芋浸酒方。茵芋〔一（二）两〕　白芨（二两）　薏苡仁（二两）　赤芍药（二两）　桂心（二两）　牛膝（二两，去苗）　酸枣仁（二两，微炒）　干姜（一两，炮裂）　附子（二两，炮裂去皮脐）　甘草（一两，炙微赤）上细锉和匀，以生绢袋盛，酒二斗，浸七宿，每服不计时候，温一小盏服。

治肝风筋脉拘挛，骨节疼痛，腑脏久虚乏弱，宜服酸枣仁煎方。酸枣仁（一两，一半生用，一半炒熟用）　败龟（二两，涂酥炙令黄）　琥珀（三分，细锉如粉）　海桐皮（一两，锉）　仙灵脾（一两）　草薢（一两，锉）　当归（一两，锉，微炒）　羌活（一两）　石斛（一两，去根节，锉）　牛膝（一两，去苗）　巴戟（一两）　木香（一两）　丹参（一两）　独活（一两）　芎䓖（一两）　杜仲（一两，去粗皮炙令微黄，锉）　熟干地黄（一两）　虎胫骨（二两，涂酥炙令黄）　附子（二两，炮裂去皮脐）　蜜（三升）　醋（酥）（二两）　桃嫩枝（一握，锉）　柳嫩枝（一握，锉）桑嫩枝（一握，锉）上为细末，用清酒五升，于银锅内，先煎桃柳桑枝，令黄色后，去滓下药末，更煎二三十沸，下蜜酥，慢火煎成膏，用瓷器内盛，每服不计时候，温酒调下一茶匙。

治肝风筋脉拘挛，脚膝疼痛，心神虚烦，宜服天麻丸方。天麻〔一（二）两〕　肉桂（三分，去皱皮）　白僵蚕（半两微炒）　白附子（三分，炮裂）　朱砂（三分，细研水飞过）　麝香（一分半，研）　犀角屑（三分）　蔓荆子（一两） 独活（一两） 干姜（一分，炮裂，锉） 附子（一两，炮裂去皮脐） 茯神（一两）上为细末，研入朱砂、麝香等，炼蜜和捣一二百杵，丸如梧桐子大，每服不计时候，温酒下十丸。忌鸡猪鱼蒜等。

治肝风筋脉拘挛，不得屈伸，恍惚，或多喜忘，有时恐怖，宜服防风丸方。防风（半两，去芦头） 犀角屑（三分）茯神（一两） 远志（半两，去心） 人参（三分，去芦头）白僵蚕（三分，微炒） 白附子（半两，炮裂） 芎劳（半两） 朱砂（三分，别研，水飞过） 羌活（半两） 桂心（三分） 当归（半两，锉，微炒） 麦门冬（半两，去心焙）上为细末，入研朱砂令匀，炼蜜和捣三二百杵，丸如梧桐子大，每服不计时候，酒下二（三）十丸。忌猪肉毒鱼等。

治肝风筋脉拘挛，骨髓疼痛，宜服白芥子丸方。白芥子（一两） 防风（三分，去芦头） 安息香（一两） 沉香（半两）补骨脂（一两，炒） 槟榔（半两） 上为细末，炼蜜和捣三二百杵，丸如梧桐子大，每服不计时候，温酒下二十丸。

治肝风筋脉拘挛，急痛，举体不仁，宜服乌犀角丸方。乌犀角屑（半两） 羚羊角屑（半两） 天麻（三分） 防风（半两，去芦头）人参（一分，去芦头） 细辛（半两）蔓荆子（半两） 肉桂（半两，去皱皮） 白芷（一分）酸枣仁（半两，微炒） 独活（半两） 干姜（一分，炮裂锉） 附子（半两，炮裂去脐） 赤芍药（半两） 藁本（半两） 赤茯苓（三分） 麻黄（半两，去根节） 当归（半两，锉，微炒） 芎劳（半两） 乌蛇（二两，酒浸去骨皮，炙微黄）上为细末，炼蜜和捣三二百杵，丸如梧桐子大，每服不计时候，温酒下二十丸。忌鸡猪鱼蒜等。

（5）治肝脏风，心神烦，四肢拘急，筋脉抽掣，疼痛，

宜服麻黄散方。麻黄（二两，去根节）　石膏（二两）　芎
劳（一两）　天雄（一两，炮裂去皮脐）　当归（一两，锉
微炒）　甘草（一两，炙微赤，锉）　赤芍药（一两）　桂
心（一两）　牛膝（一两，去苗）　防风（一两，去芦头）
杏仁（一两，汤浸去皮尖双仁，麸炒微黄）　羚羊角屑（一
两）上为末，每服三钱，以水一中盏，入生姜半分，同煎至
六分，去滓，不计时候，温服。

治肝脏风，筋脉拘急，抽掣疼痛，不得睡卧，宜服羚羊角
散方。羚羊角屑（一两）　防风（一两，去芦头）　赤茯苓
（一两）　白藓（一两）　独活（一两）　附子（一两，炮裂
去皮脐）　桂心（一两）　麻黄（一两，去根节）　酸枣仁
（三分，微炒）上为细末，每服，不计时候，温酒调下一钱。

（6）夫肝主于筋，而藏于血，脏腑和平，荣卫调适，表
里充实，则邪不能侵也，若肝气久虚，肾脏寒（衰）冷，则
风邪乘虚，乃攻搏于筋脉，流注脚膝，故令疼痛也。

治肝脏风毒流注脚膝，筋脉拘急，疼痛不可忍，宜服海桐
皮散方。海桐皮（一两，锉）　附子（半两，炮裂去皮脐）
赤箭（半两）　桂心（半两）　牛膝（半两，去苗）　防风
（半两，去芦头）　石斛（半两，去根节锉）　独活（半两）
当归（三分，锉，微炒）　仙灵脾（五两）　酸枣仁（半两，
微炒）　羚羊角屑（半两）　芎劳（半两）　木香（半两）
五加皮（半两）　赤芍药（半两）　细辛（半两）　槟榔
（一两）　枳壳（半两，麸炒微黄去瓤）　甘草（一分，炙微
赤锉）上件药，捣筛为散，每服四钱，以水酒各半中盏，煎
至六分，去滓，每于食前温服。忌猪肉毒鱼酒蒜等。

治肝脏风毒，流注脚膝，筋脉拘急，疼痛，宜服羚羊角散
方。羚羊角屑（半两）　槟榔（半两）　木香（半两）　海

桐皮（半两）　　酸枣仁（半两）　　防风（半两，去芦头）
当归（半两，锉）　　独活（半两）　　薏苡仁（半两）　　犀角
屑（半两）　　漏芦（半两）　　赤芍药（半两）　　枳壳（半
两，麸炒微黄去瓤）　　甘草（半两，炙微赤，锉）上件药，
捣筛为散，每服三钱，以水一中盏，入生姜半分，同煎至六
分，去滓，每于食前温服。忌炙煿鸡猪等。

治肝脏风毒，流注脚膝，筋脉拘急，疼痛，大便秘涩，心
胸壅闷，宜服疏风调气利四肢，槟榔散方。槟榔（一两）
枳壳（三分，麸炒微黄去瓤）　　防风（三分，去芦头）　　川
大黄（一两，锉碎微炒）　　羌活（三分）　　当归（三分，锉
微炒）　　肉桂（半两，去皱皮）　　赤芍药（三分）　　大麻仁
（一两）　　芎䓖（三分）　　木香（三分）　　郁李仁（一两，
汤浸去皮尖微炒）　　赤茯苓（一两）　　木通（三分，锉）
羚羊角屑（三分）上捣筛为散，每服三钱，以水一中盏，入
生姜半分，同煎至六分，去滓，每于食前温服。

治肝脏风毒，流注脚膝，疼痛，心神烦闷，筋脉拘急，宜
服五加皮散方。五加皮（一两）　　羌活（一两）　　芎䓖（一
两）　　黄芩（一两）　　防风（一两，去芦头）　　酸枣仁（一
两，微炒）　　羚羊角屑（一两）　　当归（一两，锉微炒）
威灵仙（一两）　　赤茯苓（一两）上件药，捣筛为散，每服
三钱，以水一中盏，入生姜半分，煎至六分，去滓，每于食前
温服。忌炙煿鱼毒物等。

治肝脏风毒，流注脚膝，筋脉拘急，疼痛，行履不得，宜
服薏苡仁散方。薏苡仁（二两）　　羌活（一两）　　五加皮
（一两）　　海桐皮（一两，锉）　　当归（一两，锉，微炒）
虎胫骨（一两，涂酥炙令黄）　　芎䓖（一两）　　附子（一两，
炮裂去皮脐）　　赤芍药（一两）　　牛膝（一两去苗）　　桂心

（一两）　酸枣仁（一两，微炒）　上捣筛为散，每服三钱，以水一中盏，入生姜半分，煎至六分，去滓，每于食前温服。

（7）治脾脏中风，语音沉浊，舌强不能转，身重拘急，四肢不举，宜服麻黄散方。麻黄（一两，去根节）　石膏〔一（二）两〕　赤茯苓（三分）　独活（三分）　山茱萸（三分）　秦艽（三分，去苗）　细辛（三分）　芎䓖（三分）　防风（三分，去芦头）　桂心（三分）　干姜（半两，炮裂锉）　白术（三分）　人参（三分，去芦头）　汉防己（三分）　附子（三分，炮裂去皮脐）　杏仁（三分，汤浸去皮尖双仁麸炒微黄）　甘草（半两，炙微赤锉）上件药，捣筛为散，每服四钱，以水一中盏，煎至六分，去滓，不计时候温服。

（8）治肾脏实热，腹胁不利，心膈烦满，腰背拘急，足下热痛，宜服泻肾赤茯苓散方。赤茯苓（二两）　丹参（三分）　牡丹（三分）　生干地黄（三分）　甘草（半两，炙微赤锉）　猪苓（三分，去黑皮）　槟榔〔一（二）两〕子芩（三分）　泽泻（三分）　五加皮（三分）　羚羊角屑（一两）　牛膝（三分，去苗）　枳壳（一两，麸炒微黄去白瓤）上件药，捣筛为散，每服四钱，以水一中盏，煎至六分，去滓，食前温服。

（9）治肾脏气实，肩背拘急，小腹胀满，烦热，胸胁时痛，腰脊强直，小便赤黄，宜服泻肾泽泻散方。泽泻（一两）黄芩（三分）　赤茯苓（三分）　木通〔一（三）分锉〕赤芍药（半两）　羚羊角屑（半两）　黄芪（三分，锉）槟榔（三分）　玄参（三分）上件药，捣筛为散，每服四钱，以水一中盏，煎至六分，去滓，食前温服。

（10）治肾脏实热，小腹壅滞，腰脊疼痛，肩背拘急，宜服泻肾槟榔散方。槟榔（一两）　赤茯苓（三分）　羚羊角

屑（三分）　泽泻（三分）　柴胡（三分，去苗）　赤芍药
（三分）　木通（三分，锉）　桃仁（三分，汤洗去皮尖双
仁，麸炒微黄）　甘草（半两，炙微赤，锉）　上件药，捣
粗罗为散，每服四钱，以水一中盏，入生姜、地黄各半两，煎
至六分，去滓，食前温服。

（11）治肾气不足，胸胁时痛，骨节酸疼，目常茫茫，耳
不审听，背膂拘急，体重嗜卧，宜服熟干地黄散方。熟干地黄
（一两）　天门冬（一两，去心）　五味子（三分）　附子
（一两，炮裂去皮脐）　当归（三分，锉，微炒）　芎䓖（三
分）　黄芪（三分，锉）　桂心（三分）　山茱萸（三分）
石斛（三分，去根）　沉香（一两）　磁石（一两，捣碎水
淘去赤汁）上件药，捣粗罗为散，每服四钱，水一中盏，入
生姜半分，煎至六分，去滓，食前温服之。

（12）治肾虚中风，腰脚缓弱，顽痹不仁，颜色苍黑，语
音浑浊，志意不定，头目昏疼，腰背强痛，四肢拘急，体重无
力，宜服侧子散方。侧子（一两，炮裂去皮脐）　麻黄（一
两，去根节）　汉防己（三分）　当归（三分，锉，微炒）
海桐皮（三分，锉）　牛膝（三分，去苗）　羌活（一两）
防风（三分，去芦头）　白术（三分）　桂心（一两）　甘
菊花（三分）　羚羊角屑（三分）　附子（一两，炮裂去皮
脐）　茵芋（三分）　五加皮（三分）　甘草（半两，炙微
赤，锉）　上件药，捣筛为散，每服四钱，以水一中盏，入
生姜半分，煎至六分，去滓，不计时候温服。

（13）治肾脏风毒流注，腰脚疼痛，筋脉拘急，宜服萆薢
散方。萆薢（一两，锉）　杜仲（一两，去粗皮炙微黄，锉）
牛膝（一两，去苗）　五加皮（一两）　槟榔（一两）　当
归（一两，锉微炒）　酸枣仁（一两，微炒）　独活（一

两） 海桐皮（一两，锉） 附子（一两，炮裂去皮脐）
防风（一两，去芦头） 肉桂（一两，去皱皮） 羚羊角屑
（一两） 木香（一两） 枳壳（一两，麸炒微黄去瓤）上
件药，捣筛为散，每服四钱，以水一中盏，入生姜半分，煎至
六分，去滓，食前温服。

治肾脏风毒流注，腰膝拘急疼痛，宜服薏苡仁浸酒方。薏
苡仁（三两） 防风（二两，去芦头） 牛膝〔三（二）两，
去苗〕 独活（二两） 生干地黄（二两） 黑豆（五合，炒
令熟） 当归（一两，锉微炒） 酸枣仁（三分，微炒） 芎
藭（一两） 丹参（一两，去芦头） 桂心（二两） 附子
〔一（二）两，炮裂去皮脐〕 上件药，细锉，以生绢袋盛，
用清酒二斗，渍五七宿后，每于食前，暖一小盏服之。

（14）太阳病发其汗，汗出不止者，其人必恶寒，小便
难，四肢拘急者，宜桂枝附子汤。

（15）治伤寒中风，筋脉拘急，天麻散方。天麻 附子
（炮裂去皮脐） 川乌头（炮裂去皮脐） 干蝎（微炒）
石膏 白附子（炮裂） 天南星（炮裂）（以上各半两）
雄黄（一分，细研） 麝香（一钱，细研） 上件药，捣细
罗为末，每服，生姜汤调下一钱，日三四服。

治伤寒中风，语涩，四肢拘急，壮热，乌头散方。川乌头
（半两炮裂去皮脐） 防风（一分，去芦头） 羌活（一分）
丹参（半两） 麻黄（半两，去根节） 桂心（一分） 白
术（一分） 干蝎（一分，微炒） 黑豆（半合，炒熟）
上件药，捣细罗为散，每服，不计时候，以热酒调下二钱，良
久再服，以汗出为度。

（16）治伤寒阴痓，颈项强直，四肢拘急，疼痛，足冷口
噤，宜服附子散方。附子（炮裂去皮脐） 人参（去芦头）

224

白茯苓　前胡（去芦头）　白术　麻黄（去根节）　桂心
半夏（汤洗七遍去滑）　独活　当归（锉，微炒）（以上各一
两）　石膏（二两）　干姜（半两，炮裂，锉）　上件药，
捣筛为散，每服五钱，以水一中盏，入生姜半分，煎至五分，
去滓，不计时候，温温频服。

治伤寒阴痉，手足厥冷，筋脉拘急，汗出不止，宜服白术
散方。白术　桂心　附子（炮裂，去皮脐）　防风（去芦头）
芎䓖　甘草（炙微赤，锉）〔以上各三分（半两）〕　上件
药，捣筛为散，每服四钱，以水一中盏，入生姜半分，枣三
枚，煎至五分，去滓，不计时候热服。

治伤寒阴痉，三日不差，手足厥冷，筋脉拘急，汗不出，
恐阴气内伤，宜服白术散方。白术（半两）　白茯苓（半两）
麻黄（半两，去根节）　五味子（半两）　桂心（三分）
高良姜（一分，锉）　羌活（半两）　附子（三分，炮裂去
皮脐）上件药，捣筛为散，每服五钱，以水一大盏，入生姜
半分，煎至五分，去滓，不计时候温服。

（17）治伤寒阴痉，闭目合面，手足厥逆，筋脉拘急，汗
不止，宜服柴胡散方。柴胡（一两半，去苗）　白术（一两）
白茯苓（三分）　甘草（三分，炙微赤，锉）　五味子（一
两）　干姜（三分，炮裂，锉）　附子（三分，炮裂，去皮
脐）　防风（三分，去芦头）　桂心（半两）上件药，捣筛
为散，每服五钱，以水一大盏，入生姜半分，煎至六分，去
滓，不计时候温服。

（18）治伤寒阳痉，壮热不歇，筋脉拘急，牙关急痛，宜
服防风散方。防风（一两，去芦头）　木通（一两，锉）
麦门冬（一两，去心）　川升麻（一两）　甘草（三分，炙
微赤锉）　虎杖（一两，锉）　石膏（二两）　葛根（一

两，锉） 上件药，捣筛为散，每服五钱，以水一大盏，煎至五分，去滓，不计时候温服。

（19）治伤寒汗后，余热不除，四肢拘急，胸膈不利，呕逆，不思饮食，宜服秦艽散方。秦艽（一两，去苗） 柴胡（一两，去苗） 枳壳（三分，麸炒微黄去瓤） 桑根白皮（三分，锉） 麦门冬（一两，去心） 葛根（三分，锉）上件药，捣粗罗为散，每服四钱，以水一中盏，入生姜半分，芦根五寸，煎至六分，去滓，不计时候温频服。

（20）治阳毒伤寒，狂言乱走，面赤斑斑，咽喉干痛，心胸烦满，四肢拘急，小便赤黄，宜服犀角散方。犀角屑（半两） 射干（三分） 柴胡（一两，去苗） 川大黄（三分，锉碎微炒） 川升麻（一两） 甘草（半两，炙微赤，锉） 黄芩（三分） 川芒硝（一两） 麦门冬（一两，去心，焙）上件药，捣粗罗为散，每服四钱，以水一中盏，入淡竹叶三七片，小麦五十粒，煎至六分，去滓，不计时候温服。

（21）治伤寒痰壅，头痛心烦，四肢拘急，不得睡卧，宜服甘菊花散方。甘菊花（半两） 旋复花（半两） 防风（一两，去芦头） 芎䓖（一两） 蔓荆子（半两） 细辛（半两） 酸枣仁（一两） 葳蕤（一两） 枳壳（半两，麸炒微黄去瓤） 甘草（半两，炙微赤，锉） 上件药，捣粗罗为散，每服三钱，以水一中盏，入生姜半分，煎至五分，去滓，不计时候温服。

（22）治伤寒，心胸壅闷，潮热头痛，肢节拘急，宜服石膏散方。石膏（一两） 前胡（三分，去芦头） 柴胡（三分去苗） 甘菊花（三分） 赤茯苓（三分） 赤芍药（三分） 防风（三分，去芦头） 蔓荆子（三分） 黄芩（一分） 甘草（三分，炙微赤，锉） 枳壳（三分，麸炒微黄去瓤） 上件药，捣筛为散，每服五钱，以水一大盏，入生姜半分，煎至五分，去滓，不计时候温服。

治伤寒，潮热头痛，四肢拘急烦疼，宜服羚羊角散方。羚羊角屑 赤茯苓 麦门冬（去心） 葳蕤 柴胡（去苗） 栀子仁（以上各一两） 桑根白皮（三分，锉） 石膏（二两） 甘草（半两，炙微赤，锉）上件药，捣筛为散，每服五钱，以水一大盏，煎至五分，去滓，不计时候温服。

（23）治伤寒后，体虚乏力，筋脉拘急，四肢疼痛，不得睡卧，宜服酸枣仁散方。酸枣仁（一两，微炒） 麦门冬（半两，去心） 防风（半两，去芦头） 当归（三分，锉，微炒） 白茯苓（三分） 芎䓖（半两） 羚羊角屑（三分）人参（三分，去芦头） 黄芪（三分，锉） 上件药，捣筛为散，每服四钱，以水一中盏，入生姜半分，枣三枚，煎至六分，去滓，不计时候温服。

（24）治伤寒后，肩背拘急，腰脚疼痛方。羌活（一两）干薄荷（一两） 木香（三分） 槟榔（三分） 威灵仙（二两）上件药，捣细罗为散，每服食前，以温酒调下二钱。

（25）治伤寒后，百日内未平复，合阴阳，遂成阴阳易病，四肢厥冷，心痛烦闷，手足拘挛，皆为难治，宜服附子散方。附子（一两，炮裂去皮脐） 干姜（半两，炮裂，锉） 吴茱萸（半两，汤浸七遍，焙干微炒） 桂心 白术 细辛 木香（以上各三分） 甘草（半两，炙微赤，锉）上件药，捣筛为散，每服五钱，以水一中盏，煎至六分，去滓，不计时候温服。

（26）治中风失音不语，气厥无脉，手足拘急，宜服附子散方。附子（一两，炮裂去皮脐） 细辛 干姜（一两，炮裂，锉） 甘草（一两，炙微赤，锉） 桂心（一两） 麦门冬〔一（三）两去心〕 独活（一两） 当归（一两）

白术（一两）上件药，捣筛为散，每服四钱，以水一中盏，煎至六分，去滓，不计时候，温服。

治中风筋脉拘急，腰背强直，失音不语，宜服此方。黑铅（半两）水银（半两，与铅同结为砂子细研）天南星（半两，炮裂）白附子（半两，炮裂）犀角屑（半两）朱砂（半两，细研）牛黄（一分，细研）上件药，捣罗为末，入研了药，更研令匀，用软饭和丸，如绿豆大，每服，不计时候，以消梨汁下五丸。

（27）治中风口噤不开，筋脉拘急，体热烦闷，宜服汉防己散方。汉防己（三两）葛根（三两，锉）桂心（二两）麻黄（二两，去根节）甘草（一两，炙微赤，锉）防风（一两，去芦头）赤芍药（一两）独活（一两）羚羊角屑（一两）上件药，捣筛为散，每服四钱，以水一中盏，入生姜半分，煎至六分，去滓，放温，不计时候，拗开口灌之。

（28）治中风口噤不开，筋脉拘急，疼痛，宜服独活散方。独活（二两）黑豆（一合，锉炒熟）天南星（半两，炮裂）生姜（半两）防风（一两，去芦头）上件药，细锉，以清酒五大盏，煎取三大盏，入于瓶中，密盖良久，去滓放温，不计时候，拗开口，灌半中盏，频频服之，以效为度。

（29）治中风不得语，身体拘急疼痛，宜服独活散方。独活（二两）桂心（二两）防风（一两，去芦头）当归（一两，锉，微炒）赤芍药（一两半）附子（一两，炮裂去皮脐）甘草（半两，炙微赤，锉）上件药，捣筛为散，每服四钱，以水一中盏，入生姜半分，煎至六分，去滓，不计时候，温服。

（30）治中风不语，筋脉拘急，疼痛，宜服天南星散方。天南星（一两，炮裂）白附子（一两，炮裂）桑螵蛸（一两，微炒）白僵蚕（一两，微炒）藿香（一两）

干蝎〔一（二）两，微炒〕　　朱砂（三分，细研）　　麝香（一分，细研）　　腻粉（三钱）　　上件药，捣罗为散，入后三味，更研令匀，每服，不计时候，以温酒调下一钱。

治中风舌强不语，筋骨拘急，饮食不得，翕翕发热，形神如醉，宜服牛黄丸方。牛黄（半两，细研）　　麝香（半两，细研）　　白附子（三分，炮裂）　　天麻〔一分（两）〕　　白僵蚕（一两，微炒）　　乌蛇〔二（一）两半，酒浸炙微黄去皮骨〕附子（一两，炮裂去皮脐）　　羌活（一两）　　天南星（半两，炮裂）　　干姜（三分，炮裂，锉）　　桂心（三分）　　芎䓖（三分）上件药，捣罗为末，入研了药令匀，炼蜜和捣三二百杵，丸如梧桐子大，每服，不计时候，以薄荷酒下十丸。

（31）治风瘖，舌强不能言，四肢拘急，心神恍惚，不知人，宜服麻黄散方。麻黄（二两，去根节）　　石膏（二两）当归（一两，锉，微炒）　　芎䓖（一两）　　甘草（半两，炙微赤，锉）　　茯神（一两）　　桂心（一两）　　黄芩（一两）　　杏仁（五十枚，汤浸去皮尖双仁，麸炒微黄）　　上件药，捣粗罗为散，每服半两，以水一大盏，煎至七分，去滓，不计时候，温服。

（32）治风瘖，舌强不能言，四肢拘急，迷闷不识人，宜服防风散方。防风〔一（二）两，去芦头〕　　麻黄（二两，去根节）　　白术（一两）　　黄芩（一两）　　赤芍药（一两）桂心（一两）　　汉防己〔一（半）两〕　　芎䓖（一两）　　人参（一两，去芦头）　　甘草（一两，炙微赤，锉）　　附子（一两，炮裂去皮脐）　　杏仁（一两，汤浸去皮尖双仁，麸炒微黄）　　上件药，捣筛为散，每服四钱，以水一中盏，入生姜半分，煎至六分，去滓，不计时候，温服，服后有汗，宜避风为妙。又方，独活（二两）　　甘草（一两，炙微赤，锉）

桂心（二两）　羚羊角屑（一两）　茯神（一两）　酸枣仁（一两，微炒）　赤芍药（一两）　麻黄（二两，去根节）葛根（二两，锉）　上件药，捣筛为散，每服四钱，以水一中盏，入生姜半分，煎至六分，去滓，不计时候，温服。

（33）治中风，口面不正，四肢拘急，语涩，宜服羌活散方。羌活（一两）　枳壳（三分，麸炒微黄去瓤）　蔓荆子（一两）　细辛（三分）　桂心（三分）　当归（三分，锉微炒）　芎䓖（三分）　白藓皮（三分）　羚羊角屑（三分）　上件药，捣筛为散，每服四钱，以水一中盏，煎至五分，去滓，入竹沥一合，更煎一两沸，不计时候，温服。

（34）治中风，口面㖞斜，筋脉拘急，宜服麻黄散方。麻黄（一两，去根节）　芎䓖（一两）　川升麻（一两）　防风（一两，去芦头）　汉防己（一两）　桂心（一两）　羚羊角屑（一两）　酸枣仁（一两）　秦艽（半两，去苗）上件药，捣筛为散，每服四钱，以水一中盏，煎至五分，去滓，入竹沥一合，更煎一两沸，不计时候，温服。

（35）治偏风口眼不正，言语謇涩，四肢拘急，宜服茵芋散方。茵芋（一两半）　枳壳（一两，麸炒微黄去瓤）　当归（一两，锉微炒）　荆芥（一两）　细辛（三分）　桂心（三分）　独活（一两半）　天麻（一两）　羚羊角屑（一两）上件药，捣筛为散，每服四钱，以水一中盏，入生姜半分，煎至六分，去滓，不计时候，温服。

（36）治风湿痹，脚弱拘挛，疼痛不能行，跌肿上膝，小腹坚，不能食，宜服石斛散方。石斛（二两，锉，去根节）附子（三分，炮裂去皮脐）　独活（三分）　天门冬（一两半，去心焙）　桂心（半两）　桔梗（半两，去芦头）　川椒（半两，去目及闭口者微炒去汗）　细辛（半两）　麻黄

（三分，去根节）　　山茱萸（半两）　　五味子（半两）　　前胡（三分，去芦头）　　白芷（半两）　　秦艽（三分，去苗）川乌头（半两，炮裂去皮脐）　　人参（半两，去芦头）　　天雄（半两，炮裂去皮脐）　　当归（三分，锉微炒）　　防风（三分，去芦头）　　莽草（三分，微炙）　　白术（半两）杜仲（三分，去粗皮炙令微黄，锉）　　干姜（半两，炮裂，锉）上件药，捣细罗为散，每服，不计时候，以温酒调下一钱，未效时，稍加之。

（37）治瘫风手足不遂，肌肉顽痹，筋脉拘急，心神不安，言语謇涩，胸膈痰涎不利，宜服秦艽散方。秦艽（一两，去苗）赤箭（一两）　　独活（一两）　　桂心（一两）　　五加皮（一两）　　磁石（三两，捣碎水淘去赤汁）　　甘菊花（一两）　　汉防己（一两）　　羚羊角屑（一两）　　葛根（一两，锉）　　赤芍药（一两）　　麻黄（二两，去根节）　　薏苡仁（二两）　　防风（一两，去芦头）　　芎䓖（一两）　　侧子（一两，炮裂去皮脐）杏仁（二两，汤浸去皮尖双仁麸炒微黄）　　甘草（一两，炙微赤锉）　　上件药，捣筛为散，每服四钱，以水一中盏，入生姜半分，煎至六分，去滓，不计时候，温服。

（38）治卒中瘫缓风，手足不遂，身体拘急，神思昏沉，宜服防风散方。防风（三分，去芦头）　　当归（三分，锉微炒）　　麻黄（一两，去根节）　　泽泻（一两）　　天门冬（一两，去心）　　附子（一两，炮裂去皮脐）　　生地黄（一两）白术（一两）　　山茱萸（一两）　　黄芩（一两）　　甘草（半两，炙微赤，锉）　　桂心（一两）　　上件药，捣筛为散，每服四钱，以水一中盏，煎至六分，去滓，不计时候，稍热服。忌生冷毒滑鱼肉。

（39）治卒中风，心神烦闷，肢节拘急，疼痛，宜服龙脑丸方。白龙脑（一分，细研）　朱砂（半两，细研）　琥珀（半两，细研）　牛黄（一分，细研）　雄黄（半两，细研）附子（三分，炮裂去皮脐）　天麻（一两）　白僵蚕（一两，微炒）　麝香（一分，细研）　安息香（一两，用酒半升煎成膏）　玳瑁（三分，细镑）　上件药，捣罗为末，入研了药，都研令匀，用安息香膏，和捣三二百杵，丸如梧桐子大，每服，不计时候，以温酒下七丸。

（40）治风邪所攻，志意不乐，身体拘急，宜服杨上寄生散方。杨上寄生（一两）　白术（一两）　桂心（半两）茵芋（半两）　防风（半两，去芦头）　柏子仁（半两）石菖蒲（半两）　细辛（半两）　附子（半两，炮裂去皮脐）　干姜（半两，炮裂锉）　羌活（半两）　甘草（半两，炙微赤，锉）　上件药，捣粗罗为散，每服三钱，以水一中盏，煎至六分，去滓，不计时候，稍热服。

（41）治风痰，头目旋晕，肢节拘急，宜服天南星丸方。天南星（半两，炮裂）　细辛（半两）　附子（半两，炮裂去皮脐）　防风（半两，去芦头）　天麻（一两）　半夏（半两，汤浸七遍去滑）　白附子（半两，炮裂）　旋复花（半两）　芎䓖（半两）　上件药，捣罗为末，炼蜜和捣三二百杵，丸如绿豆大，每服，不计时候，以荆芥薄荷汤下十丸。

（42）治偏风手足不遂，肌体不仁，筋脉拘急，时有疼痛，宜服防风散方。防风（三分，去芦头）　白术（三分）芎䓖（三分）　白芷（三分）　牛膝（三分，去苗）　狗脊（三分）　草薢（三分，锉）　薏苡仁（三分）　杏仁（三分，汤浸去皮尖双仁，麸炒微黄）　侧子（一两，炮裂去皮脐）当归（三分，锉微炒）　羌活（三分）　麻黄（三分，去根节）　石膏（二分）　桂心（三分）　上件药，捣粗罗为散，每服四钱，以水一中盏，入生姜半分，煎至六分，去滓，不计时候，温服。忌生冷油腻猪鸡犬肉。

（43）治偏风，肌体虚弱，手足不遂，筋脉拘急，心胸烦闷，宜服羚羊角散方。羚羊角屑（三分）　独活（一两）酸枣仁（三分，微炒）　薏苡仁（一两）　防风（三分，去芦头）　赤茯苓（一两）　荆芥（三分）　芎䓖（三分）黄芪（三分，锉）　五加皮（三分）　熟干地黄（三分）上件药，捣细罗为散，每服五（二）钱，以荆沥半合，酒一小盏，和缓，不计时候调服。

（44）治风，身体疼痛，筋脉拘急，不可俯仰，宜服羚羊角散方。羚羊角屑（一两）　羌活（三分）　赤茯苓（三分）薏苡仁（三分）　防风（三分，去芦头）　赤芍药（三分）当归（三分）　芎䓖（三分）　桂心（三分）　槟榔（半两）　上件药，捣粗罗为散，每服四钱，以水一中盏，煎至六分，去滓，不计时候，温服。

治风，身体疼痛，腰背拘急，宜服独活散方。独活（半两）　附子（三分，炮裂去皮脐）　防风（半两，去芦头）麻黄（三分，去根节）　桂心（半两）　芎䓖（半两）　薏苡仁（一两）　赤茯苓（三分）　牛膝（三分，去苗）　人参（半两，去芦头）　白术（半两）　茵芋（半两）　海桐皮（半两，锉）　枳壳（半两，麸炒微黄去瓤）　甘草（半两，炙微赤，锉）　上件药，捣粗罗为散，每服三钱，以水一中盏，入生姜半分，煎至六分，去滓，不计时候，温服。忌生冷油腻毒鱼滑物。

（45）治风走注疼痛，及手足拘急，头痛不可忍，宜服乌头散方。川乌头（半两，炮裂去皮脐）　干姜（半两，炮裂）川椒（半两，去目及闭口者微炒去汗）　天雄（一两，炮裂去皮脐） 莽草（一两，微炙） 雄黄（一两，细研） 朱砂（一两，细研） 细辛（半两） 桂心（半两）上件药，捣细罗为散，每服不计时候，以温酒调下半钱。

（46）治肝肾藏风毒流注，腰脚疼痛冷痹，及筋骨拘急，行李不得，宜虎骨丸方。虎胫骨（一两，涂酥炙令黄） 沉香（半两） 白花蛇（二两，酒浸去皮骨炙令微黄） 干蝎（半两，微炒） 天麻（三分） 防风（三分，去芦头） 羌活（三分） 天南星（半两，炮裂） 海桐皮（一两） 桂心（三分） 芎䓖（半两） 白附子（半两，炮裂） 麻黄（一两，去根节） 赤芍药（半两） 羚羊角屑（三分） 硫黄（半两，细研） 川乌头（半两，炮裂去皮脐） 牛膝（一两，去苗） 白僵蚕（半两，微炒） 上件药，捣罗为末，炼蜜和捣三二百杵，丸如梧桐子大，每服食前，以温酒下二十丸。

（47）治体虚，风邪所中，攻走皮肤，状如针刺，四肢不仁，筋脉拘急，宜服薏苡仁散方。薏苡仁（二两） 独活（一两） 茵芋（一两） 细辛（一两） 桂心（一两） 侧子（一两，炮裂去皮脐） 防风（一两，去芦头） 酸枣仁（一两，微炒） 麻黄（一两，去根节） 五加皮（一两） 羚羊角屑（一两） 甘草（半两，炙微赤，锉）上件药，捣粗罗为散，每服四钱，以水一中盏，入生姜半分，煎至六分，去滓，不计时候，温服。

治刺风，遍身如针刺，肩背四肢拘急，筋骨疼痛，宜服白蒺藜丸方。白蒺藜（一两，微炒去刺） 茵芋（一两） 羌活（一两） 木香（一两） 羚羊角屑（一两） 附子（一两，炮裂去皮脐） 白花蛇肉（二两，酒浸炙微黄） 白附子（一两炮裂） 当归（一两，锉微炒） 干蝎（一两，微

234

炒） 薏苡仁（三分） 槟榔（半两） 牛膝（一两去苗）
芎䓖（一两） 牛黄（一分，细研） 麝香（一分，细研）
杏仁（一两，汤浸去皮尖双仁，别研如膏） 防风（三分，
去芦头） 酸枣仁（一两微炒） 上件药，捣罗为末，入杏
仁膏，相和令匀，炼蜜和捣五七百杵，丸如梧桐子大，每服，
不计时候，以温酒下二十丸。忌生冷油腻毒滑鱼肉。

（48）治中风半身不遂，筋脉拘急疼痛，宜服牛膝散方。
牛膝（二两去苗） 羚羊角屑〔二（一）两半〕 漏芦（二
两） 败酱（二两） 茯苓（二两） 酸枣仁（二两，微
炒）芎䓖（一两半） 防风（一两，去芦头） 枳壳（一
两，麸炒微黄去瓤）上件药，捣粗罗为散，每服五钱，以水
一中（大）盏，煎至六分，去滓，入荆沥一合，更煎一两沸，
不计时候温服。

（49）夫中风偏枯者，由血气偏虚，则腠理开疏，受于风
湿，客于半身，在分腠之间，使血气凝涩，不能润养，久不差
者，真气渐少，邪气独留，则成偏枯。其状半身不遂，肌肉偏
枯，小小而痛，言不变，智不乱是也。邪初在分腠之间，宜温
卧取汗，益其不足，损其有余，乃可复治也。诊其胃脉沉大，
心脉小牢急者，皆为偏枯。男子则发左。女子则发右。若不失
喑，舌转者，可治也。

治中风偏枯不遂，口眼不正，语涩，四肢拘急，宜服独活
散方。独活（半两） 枳壳（一两，麸炒微黄去瓤） 芎䓖
（一两） 防风（三分，去芦头） 当归（一两，锉微炒）
细辛（一两） 桂心（半两） 赤箭（半两） 羚羊角屑
（半两） 上件药，捣粗罗为散，每服四钱，以水一中盏，煎
至六分，去滓，入竹沥半合，更煎一两沸，不计时候温服。忌
生冷油腻猪鸡肉。

（50）治中风偏枯，手足不遂，筋脉拘急疼痛，腹胁不利，宜服桂心散方。桂心（一两）　续断（半两）　虎掌（半两，汤洗七遍，锉生姜汁，拌炒令黄）　枳壳（一两，麸炒微黄去瓤）　牛膝（一两，去苗）　海桐皮（三分）　萆薢（三分，锉）　犀角屑（三分）　木香（三分）　槟榔（一两）　当归（三分）　羌活（三分）　上件药，捣筛为散，每服四钱，以水一大盏，入生姜半分，煎至五分，去滓，不计时候温服。

（51）治中风偏枯不遂，筋脉拘急，肢节疼痛，宜服山茱萸散方。山茱萸（一两半）　天雄（一两半，炮裂去皮脐）麻黄（一两，去根节）　川椒（一两，去目及闭口者微炒去汗）　萆薢（一两，锉）　桂心（一两）　川乌头（一两，炮裂去皮脐）　防风（一两，去芦头）　甘草（一两，炙微赤，锉）　牛膝（一两，去苗）　狗脊（一两）　莽草（一两，微炙）　石楠（一两）　踯躅花（一两，酒拌炒令干）

上件药，捣细罗为散，每服不计时候，以温酒调下一钱。

（52）夫风热者，由人肌体虚弱，则腠理开疏，风邪之气，先中于皮毛，次入于手太阴之经。手太阴者肺也，为五脏之华盖，外合皮毛，居其膈上，与心脏相近，上焦风气壅滞，故令心肺烦热也。

治风热头痛，肢节烦疼，项背拘急，宜服羚羊角散方。羚羊角屑（一两）　枳壳（一两，麸炒微黄去瓤）　独活（一两）　防风（一两，去芦头）　黄芩（一两）　细辛（一两）　赤芍药（一两）　甘草（一两，炙微赤，锉）　人参（一两，去芦头）　麻黄〔一（二）两，去根节〕　石膏（三两）　上件药，捣粗罗为散，每服三钱，以水一中盏，煎至六分，去滓，不计时候温服。

治风热攻于肝心，语涩烦躁，或四肢拘急，宜服麦门冬散方。麦门冬（三两，去心焙）　茯神〔一（二）两〕　甘草（二两半，炙微赤，锉）　木通（二两半，锉）　犀角屑（一两）　川升麻（一两半）　川朴硝（三两）　防风（一两半，去芦头）　独活（一两）　人参（一两，去芦头）　酸枣仁（一两，微炒）　上件药，捣粗罗为散，每服五钱，以水一大盏，煎至五分，去滓，入荆沥半合，煎一两沸，放温，不计时候服。忌炙煿热面。

治风热，恍惚烦燥，及筋脉拘急，宜服茯神散方。茯神（一两）　防风（一两，去芦头）　黄芩（一两）　葳蕤（一两）　人参（一两，去芦头）　羚羊角屑（一两）　酸枣仁（一两，微炒）　白藓皮（一两）　甘草（半两，炙微赤，锉）上件药，捣粗罗为散，每服五钱，以水一大盏，入葱白二茎，豉五十粒，煎至五分，去滓，不计时候温服。

（53）治诸风冷入脏腑，骨节疼痛，筋脉拘急，耳内蝉声，宜服雄黄丸方。

雄黄（半两，细研水飞过）　麝香（一分，细研）　天麻（一两）　桂心（半两）　当归（三分）　干蝎（半两，微炒）　石菖蒲（一两）　乌蛇（二两，酒浸去皮骨炙令微黄）　天南星（一两，炮裂）　白僵蚕（半两，微炒）　附子（一两，炮裂去皮脐）　牛膝（一两，去苗）上件药，捣罗为末，研入雄黄、麝香令匀，炼蜜和捣三二百杵，丸如梧桐子大，每于空心及晚食前，以温酒下十丸。

（54）夫风四肢拘挛不得屈伸者，皆由身体虚，腠理开，风邪在于筋故也。春遇痹为筋痹，则筋不得屈伸，邪客于机关，则使筋挛。邪客于足厥阴之经，令人拘急背强也。足厥阴肝之经也，肝主通诸筋，王在春，其经若虚，春又遇于风邪，则伤于筋，使四肢拘挛，不得屈伸也。诊其脉，急细如弦者，为筋急足挛也。若筋屈伸不得，又遇于邪，则移变入肝，其病状，夜卧则惊，小便数也。

治风，四肢不利，筋脉拘挛，发歇疼痛，宜服防风散方。防风（一两，去芦头）　羌活（一两）　黄芪（一两，锉）五加皮（一两）　牛膝（一两，去苗）　丹参（一两）　酸枣仁（一两，微炒）　桂心（一两）　赤茯苓（一两）　麻黄（一两，去根节）　槟榔（三分）　当归（三分）　附子（一两，炮裂去皮脐）　枳壳（三分，麸炒微黄去瓤）　上件药，捣筛为散，每服五钱，以水一中（大）盏，入生姜半分，煎至五分，去滓，不计时候温服。忌生冷油腻猪鸡犬肉。

治风，手足拘挛，百节疼痛，烦热心乱，恶寒，经日不能饮食，宜服薏苡仁散方。薏苡仁（二两）　细辛（二两）黄芪（三分，锉）　人参（三分，去芦头）　枳壳（三分，麸炒微黄去瓤）　羚羊角屑（三分）　五加皮（一两）　赤芍药（三分）　独活（一两）　麻黄（一两，去根节）　天雄（一两，炮裂去皮脐）　白术（一两）　上件药，捣粗罗为散，每服五钱，以水一大盏，入生姜半分，煎至五分，去滓，不计时候温服。

治风，四肢不仁，及不能语，但拘挛背痛，不得转侧，宜服当归散方。当归（二两，锉，微炒）　麻黄〔四（二）两，去根节〕　桂心（二两）　芎䓖（一两）　海桐皮（一两，锉）　干姜（一两，炮裂锉）　杏仁（一两，汤浸去皮尖双仁麸炒微黄）　独活（二两）　甘草（一两，炙微赤，锉）

上件药，捣粗罗为散，每服五钱，以水一大盏，入生姜半分，煎至五分，去滓，不计时候温服。

治风，口眼不正语涩，四肢拘挛，宜服独活散方。独活

（一两半）　枳壳（一两，麸炒微黄去瓤）　芎䓖（一两）
防风（一两半，去芦头）　当归（一两，锉微炒）　细辛
（三分）　桂心（三分）　羚羊角屑（三分）　桑根白皮
（三分，锉）　薏苡仁（一两）　酸枣仁（一两，微炒）上
件药，捣粗罗为散，每服五钱，以水一大盏，煎至五分，去
滓，入竹沥半合相和，不计时候温服。

　　治风，毒攻四肢，筋脉拘挛，宜服羚羊角散方。羚羊角屑
（一两）　桂心（一两）　附子（一两，炮裂去皮脐）　羌
活（一两）　防风（三分，去芦头）　酸枣仁（一两，微
炒）　桑根白皮（二两，锉）　天蓼木（一两，锉）　上件
药，捣粗罗为散，每服三钱，以水一中盏，入生姜半分，煎至
五分，去滓，不计时候温服。

　　治风，毒入四肢，筋脉拘挛疼痛，宜服羌活散方。羌活
〔二（一）两半〕　天麻（一两半）　芎䓖（一两）　酸枣
仁（一两半，微炒）　鹿角胶（一两，捣碎炒令黄燥）　侧
子（一两，炮裂去皮脐）　羚羊角屑（一两半）　人参（一
两，去芦头）　白附子（一两，炮裂）　牛膝（二两，去苗）
桂心（一两）　薏苡仁（一两）　乌蛇（三两，酒浸去皮骨
炙令黄）　犀角屑（三分）　海桐皮（一两，锉）　地骨皮
（一两半）　柏子仁（一两半）上件药，捣细罗为散，不计时
候，以豆淋酒调下二钱。

　　治风，四肢筋脉拘挛，骨节疼痛，宜服天麻丸方。天麻
（半两）　干蝎（一分，微炒）　没药（一分）　麻黄（三
分，去根节）　地龙（半两，去土焙干）　朱砂（一分，细
研）　麝香（一分，细研）　川乌头（半两，去皮脐生用）
防风（一分，去芦头）　乳香（半两）　上件药，捣罗为末，
研入朱砂、麝香令匀，炼蜜和捣三二百杵，丸如梧桐子大，每

服不计时候，以薄荷酒下二十丸。忌羊血。

治风，毒攻四肢，筋脉拘挛，宜服牛黄丸方。牛黄（半两，细研）　麝香（半两，细研）　白附子（一两，炮裂）乌蛇（二两，酒浸去皮骨，炙令微黄）　麻黄（三两，去根节）白僵蚕（二两，微炒）　天麻（一两半）　羌活（一两半）附子（二两，炮裂去皮脐）　防风（一两，去芦头）虎胫骨（一两，涂酥炙令黄）　川大黄（一两，锉碎微炒）桂心（一两）　羚羊角屑（一两）　上件药，捣罗为末，以无灰酒五升，于银锅内，用药末一半同熬，候如膏，入余上药末，并牛黄麝香，和捣三五百杵，丸如鸡头实大，每服，不计时候，以温酒嚼下三丸。

治风毒流注四肢，筋脉拘挛疼痛，不得睡卧，宜服酸枣仁丸方。酸枣仁（一两半，微炒）　羚羊角屑（一两半）　防风（一两半，去芦头）　晚蚕砂　附子　藁本　槟榔（一两半）　柏子仁（一两）　羌活（一两）　赤芍药（一两）熟干地黄（二两）上件药，捣罗为末，炼蜜和捣三二百杵，丸如梧桐子大，每服，不计时候，以温酒下三十丸。

治风毒所攻，四肢拘挛，骨节疼痛，脚膝无力，宜服萆薢丸方。萆薢（一两）　酸枣仁（一两，微炒）　独活（一两）附子（一两，炮裂去皮脐）　芎䓖（三分）　石斛（一两，去根锉）　仙灵脾（三分）　丹参（三分）　牛膝（三分，去苗）　当归（三分）　防风（三分，去芦头）　桂心（三分）　狗脊（三分）　赤箭（三分）　虎胫骨（一两，涂酥炙令黄）　干蝎（半两，微炒）　海桐皮（三分）　木香（三分）　槟榔（一两）　麝香（一分，细研）　上件药，捣罗为末，入研了药令匀，炼蜜和捣三二百杵，丸如梧桐子大，每服，不计时候，以温酒下一十丸。

治风，四肢拘挛，筋骨疼痛，宜服乳香丸方。乳香（一两，细研）　乌头（半两，炮裂去皮脐）　雄黄（半两，细研水飞过）　白附子（一两，炮裂）　羚羊角屑（一两）附子（半两，炮裂去皮脐）　晚蚕蛾（一两，微炒）　羌活（一两）　防风（一两，去芦头）　白僵蚕（一两，微炒）乌蛇（一两，酒浸去皮骨，炙令微黄）　腻粉（一分）　麝香（一分，细研）上件药，捣罗为末，炼蜜和丸，如梧桐子大，每服，以热豆淋酒下十丸，如人行十里再服。

治风，四肢拘挛疼痛，宜服蜂儿丸方。蜂儿（一两）白花蛇肉（一两）　天雄（一两去皮脐）　天南星（一两）干蝎（一两）　白僵蚕（一两）　桑螵蛸（一两）　地龙（一两）　麝香（半两，细研）上件药，并生用，捣细罗为末，以酒煮槐胶，入少炼了蜜，和捣三二百杵，丸如梧桐子大，每服，不计时候，以温酒下五丸。

（55）治大风癞疾，肌肉顽痹，手足拘挛，久服轻身延年，好颜色不老方。炼成松脂〔三升（斤）〕　上捣研如粉，以夹绢袋盛，每服空心及晚食前，煖无灰酒调下二钱。

（56）治八风十二痹，五缓，六急，半身不遂，四肢偏枯，筋脉拘挛，肩髀疼痛，腰脊不能俯仰，胸胁膜胀，心烦，目眩耳聋，咽喉不利，或贼风所中，痛如锥刺，行人皮中，无有常处，或四肢肌体，遍有冷痹，状如风吹，并宜服茵芋浸酒方。茵芋（一两半）　细辛（半两）　天雄（一两，炮裂去皮脐）　汉防己（一两）　川乌头（一两半，炮裂去皮脐）石斛（一两，去根）　蹢躅（一两，微炒）　山茱萸　柏子仁　甘草（炙，微赤）　木通　桂心　秦艽（去苗）　黄芪干姜（炮裂）　熟干地黄　莽草（微炙）　附子（炮裂去皮脐）　杜仲（去粗皮）　芎𦱿　王孙　泽泻　石楠　防风

（去芦头） 远志（去心） 牛膝（去苗 以上各三分）
上件药，细锉和匀，用生绢袋盛，以酒三斗，浸十日，空心温
服一小盏，晚食前再服，以差为度。忌生冷油腻动风物。

（57）治风毒攻注，腰脚骨髓疼痛，皮肤冷痹，筋脉拘
挛，屈伸不得，宜服茄子根浸酒方。茄子根〔三（二）斤，
洗令净晒干〕 苍耳子（一升，微炒捣碎） 鼠粘子（一升，
微炒捣碎） 牛膝（一斤，去苗） 牛蒡根（一斤） 防风
（三两，去芦头） 萆薢〔一（二）两〕 桂心（二两）
羌活〔三（二）两〕 秦艽（二两，去苗） 附子（一两，
炮裂去皮脐） 晚蚕砂〔半斤（升）〕 败龟（二两） 大
麻子（一升） 虎胫骨（涂酥炙微黄） 枸杞子（一升，半
蒸半升微炒）上件药，细锉，用生绢袋盛，以无灰酒五斗浸之，
封闭勿令透气，经十日后开取，开时不得面向瓶口，每日空腹
午时近夜，各温饮一盏，常令醺醺为妙。忌毒滑鱼肉动风物。

（58）治风顽痹，腰脚不遂，四肢拘挛，并马坠疼痛不可
忍，及白癜诸疮，兼脚气等，乌头摩风膏方。乌头 附子
（并生用） 当归（各二两） 羌活 细辛 桂心 防风（去
芦头） 白术 川椒 吴茱萸（各一两） 猪脂（一斤，腊
月者若半得驼脂尤好，去脂膜煎化去滓，放冷） 上件药，
并细切如大豆，以头醋微淹之，经一宿，煎猪脂，化去滓，内
药缓火煎之，候附子黄色，即膏成，收瓷合中，有患者，频取
摩之，宜用衣裹，切避风冷。

治风痛及皮肤不仁，筋脉拘急，乌头摩风膏方。川乌头
（生，去皮脐） 防风（去芦头） 桂心 白芷 藁本 川椒
（去目） 吴茱萸 白术 细辛 芎䓖 白附子 藜芦 莽草
羌活（以上各半两） 黄蜡（五两） 炼了猪脂（一斤）
生姜（三两）上件药，细锉，先以猪脂内铛中煎之，以入诸

药，煎令白芷色黄，候药味出尽，以新布绞去滓，更以绵滤过，拭锅令净，重入膏于锅中，慢火熬之，次下黄蜡令消，去火待稍凝，收于瓷器中，每有痛处，于火边熁手，乘热取膏摩之，一二百遍，以手涩为度。

（59）治肝脏风劳，两胁虚满，筋脉拘急，不得喘息，四肢烦疼，头目不利，体多青色，宜服防风散方。防风（一两，去芦头）　细辛（一两）　赤茯苓（一两）　柏子仁（一两）　桃仁（一两，汤浸去皮尖双仁麸炒微黄）　桂心（一两）　枳实（半两，麸炒微黄）　赤芍药（一两）　山茱萸（二两）　甘草（半两，炙微赤，锉）　酸枣仁（二两，微炒）　鳖甲（二两，涂酥炙令黄，去裙襕）　上件药，捣粗罗为散，每服三钱，以水一中盏，入生姜半分，煎至六分，去滓，食前温服。

治肝脏风劳，筋脉拘急，头目不利，腰膝冷疼，四肢羸瘦，宜服羌活丸方。羌活（一两半）　茯神（一两）　五加皮（一两）　鹿茸（一两，去毛涂酥炙令黄）　防风〔三（一）两，去芦头〕　牛膝（一两，去苗）　桂心（一两）　五味子（一两）　熟干地黄（一两）　生干地黄（一两）　菟丝子（一两，酒浸一宿，焙干，别捣为末）　柏子仁（一两）酸枣仁（一两）　山茱萸（一两）　巴戟（一两）　上件药，捣罗为末，炼蜜和捣三五百杵，丸如梧桐子大，每日空心，温酒下四十丸，晚食前再服。

（60）治筋极，四肢拘急，头项强直，爪甲多青，胁肋胀痛。宜服羚羊角散方。羚羊角屑（一两）　五加皮（一两）防风（三分，去芦头）　酸枣仁（一两，微炒）　赤茯苓（三分）　当归（三分）　桂心（三分）　桃仁（三分，汤浸去皮尖双仁，麸炒微黄）　枳实（半两，麸炒微黄）　芎

莠（三分）　　槟榔（三分）　　甘草（半两，炙微赤，锉）
上件药，捣筛为散，每服四钱，以水一中盏，入生姜半分，煎
至六分，去滓，不计时候温服。

治筋极，面青多怒，两胁下急痛，手足筋脉拘挛，宜服薏
苡仁散方。薏苡仁（一两）　　酸枣仁（一两，微炒）　　赤茯
苓（三分）　　桂心（三分）　　柏子仁（一两）　　羚羊角屑
（一两）　　海桐皮（一两，锉）　　当归（三分）　　芎䓖（三
分）　　生干地黄（一两）　　赤芍药（三分）　　槟榔　上件药，
捣筛为散，每服四钱，以水一中盏，入生姜半分，煎至六分，
去滓，不计时候温服。

治筋极，肢节拘急，挛缩疼痹，五加皮散方。五加皮
（一两）　　茵芋（一两）　　防风（一两，去芦头）　　天南星
（半两，炮裂）　　白花蛇（三两，酒浸炙微黄取肉）　　天雄
（一两，炮裂去皮脐）　　白僵蚕（一两，微炒）　　干蝎（一
两，微炒）　　蜂儿（半两，微炒）　　桂心（三分）　　酸枣仁
（一两，微炒）　　当归（三分）　　麻黄（一两，去根节）
甘草（半两，炙微赤，锉）　　干姜（半两，炮裂，锉）　　上
件药，捣细罗为散，每于食前，以煖酒调下一钱。

治筋极，身体拘急，四肢痛疼，行立不得，宜服桑枝酸枣
仁煎方。酸枣仁（三两，一两半炒令香熟，一两半生用）
羚羊角屑（一两）　　海桐皮（二两，锉）　　羌活（二两）
仙灵脾（一两）　　赤箭（一两）　　草薢（一两，锉）　　杜仲
（一两，去粗皮炙令微黄，锉）　　虎胫骨（一两半，涂酥炙令
黄）　　防风（一两，去芦头）　　石斛（一两半，去根，锉）
牛膝（一两，去苗）　　巴戟（一两）　　附子（一两，炮裂去
皮脐）　　木香（一两）　　生干地黄（一两）　　蜜（四两）
真酥（一两）　　桑枝（一握长一尺，锉）　　上件药，除酥蜜

桑枝外，捣罗为散，用清酒七升，先煎桑枝，令色微黄，去桑枝后下药末，更煎一二十沸，次下酥蜜，煎成膏，看稀稠得所，以瓷合盛，每服食前，以温酒调下一茶匙。

治筋极，身体拘急，胁下多痛，不可转动，肢节筋脉不利，宜服天雄丸方。天雄（一两，炮裂去皮脐）　桂心（二两）羌活（二两）　当归〔三（二）两，锉，微炒〕　五加皮（二两）　天麻（二两）　芎䓖（二两）　酸枣仁（一两，微炒）陈橘皮（一两，汤浸去白瓤，焙）　续断（一两）　石斛（一两，去根，锉）　赤茯苓（一两）　鹿角胶（一两，捣碎炒令黄燥）薏苡仁（一两）　牛膝（一两，去苗）　木香（一两）槟榔（一两）上件药，捣罗为末，炼蜜和捣三二百杵，丸如梧桐子大，每服空心及晚食前，以荆芥酒下三十丸。

（61）夫劳伤之人，表里多虚，血气衰弱，肤腠疏泄，风邪易侵，或游易皮肤，或沉滞脏腑，随其所感，而众病生焉。

治风劳，气攻四肢拘急，背膊常痛，肌体萎弱，不欲饮食，沉香散方。沉香　石斛（去根，锉）　黄芪（锉）　桂心　白茯苓　白术　天门冬（去心，焙）　白芍药　当归（锉，微炒）　羌活　附子（炮裂去皮脐）　防风（去芦头）陈橘皮（汤浸去白瓤焙，以上各一两）　熟干地黄（二两）甘草（半两，炙微赤，锉）　上件药，捣粗罗为散，每服三钱，以水一中盏，入生姜半分，煎至六分，去滓，不计时候温服。

（62）夫劳损之人，肌体虚弱，易伤风邪，风邪乘虚，客于半身，留在肌肤，未即发作。或因饮水，水未消散，即劳于肾，风水相搏，乘虚偏发，风邪留止，血气不行，故半身手足枯细，为偏枯也。

治虚劳偏枯，手足不遂，筋脉拘急，骨节疼痛，宜服石斛散方。石斛（去根锉）　麻黄（去根节）　丹参　牛膝（去苗）　侧子（炮裂去皮脐，以上各一两）　桂心　沉香　当归　羌活　枳壳（麸炒微黄去瓤）　萆薢（锉，以上各三分）续断（半两）上件药，捣筛为散，每服四钱，以水一中盏，入生姜半分，煎至六分，去滓，于食前温服。

治虚劳，风邪所攻，偏枯不遂，筋脉拘急，肢节疼痛，宜服山茱萸散方。山茱萸〔一两（半）〕　天雄（一两半，炮裂去皮脐）　麻黄（二两，去根节）　川乌头（半两，炮裂去皮脐）　川椒（去目及闭口者微炒去汗）　白术　茵芋　防风（去芦头）　丹参　牛膝（去苗）　细辛　莽草（微炙）石南　桂心（以上各一两）　上件药，捣细罗为散，每服空心及晚食前，以温酒调下二钱。

（63）治虚劳烦热，四肢节拘急疼痛，不得睡卧，宜服羚羊角散方。羚羊角屑（三分）　当归（三分）　白茯苓（一两）　酸枣仁（一两，微炒）　黄芪（三分，锉）　半夏（汤浸七遍去滑）　防风（去芦头）　麦门冬（一两，去心）甘草（半两，炙微赤，锉）　桂心　黄芩　远志（去心）草薢（锉）　人参（去芦头，以上各半两）　上件药，捣粗罗为散，每服四钱，以水一中盏，入生姜半分，枣三枚，煎至六分，去滓，不计时候温服。

（64）治虚劳痿痹，腰脚不遂，骨节酸疼，筋脉拘急，宜服萆薢丸方。萆薢（一两，锉）　牛膝（一两，去苗）　杜仲（一两，去粗皮炙微黄，锉）　酸枣仁（一两，微炒）当归（一两）　防风（三分，去芦头）　附子（一两，炮裂去皮脐）　茵芋（三分）　熟干地黄（一两）　丹参（一两）赤芍药（三分）　桂心（一两）　黄芪（一两，锉）羚羊角屑（三分）　羌活（一两）　石斛（一两，去根，锉）　薏苡仁（一两）　上件药，捣罗为末，炼蜜和捣三二百杵，丸如梧桐子大，每于食前，以煖酒下三十丸。

（65）夫肝藏血而主于筋，今虚劳损血，则不能荣养于筋，致使筋气极虚，又为寒邪所侵，故筋脉拘挛也。

治虚劳筋脉拘挛，腰膝疼痛，宜服防风散方。防风（一两，去芦头）　五加皮（一两）　萆薢（一两，锉）　薏苡仁（一两）　杜仲（一两半，去粗皮，炙微黄）　牛膝（一两半，去苗）　海桐皮（一两，锉）　桂心（一两）　枳壳（一两，麸炒微黄去瓤）　赤芍药（一两）　续断（三分）　鼠粘子（三分）　黄芪（一两，锉）　熟干地黄（一两）　羚羊角屑（三分）　上件药，捣细罗为散，每服，以温酒调下二钱，日三四服。忌生冷，油腻，毒滑鱼肉。

治虚劳气弱，四肢少力，筋脉拘挛，骨节疼痛，不欲饮食，宜服熟干地黄散方。熟干地黄（一两）　酸枣仁（三分，微炒）　黄芪（一两，锉）　当归（三分）　牛膝（一两，去苗）　桂心（三分）　五加皮（三分）　白芍药（三分）　防风（三分，去芦头）　人参（一两，去芦头）　薏苡仁（一两）　附子（一两，炮裂去皮脐）　白茯苓（一两）　甘草（半两，炙微赤，锉）　上件药，捣筛为散，每服四钱，以水一中盏，入生姜半分，煎至六分，去滓，每于食前温服。

治虚劳筋脉拘挛，四肢疼痛，心神烦热，不得睡卧，宜服麦门冬散方。麦门冬（一两，去心）　防风（三分，去芦头）　羚羊角屑（三分）　茯神（一两）　赤芍药（三分）　柴胡（一两，去苗）　枳壳（三分，麸炒微黄去瓤）　白术（一两）　黄芪（一两，锉）　芎䓖（三分）　甘草（半两，炙微赤，锉）　酸枣仁（三分，微炒）　上件药，捣筛为散，每服四钱，以水一中盏，入生姜半分，煎至六分，去滓，不计时候温服。

治虚劳伤筋，风引筋脉拘挛疼痛，或时肢节浮肿，手指不可拳，宜服蔓荆子散方。蔓荆子（一两）　酸枣仁（一两，微炒）　防风（一两，去芦头）　百合（二两）　枳实（一两，麸炒微黄）　桂心（一两）　薏苡仁（二两半）　木通（一两半，锉）　牵牛子（三两，微炒）　上件药，捣粗罗为散，每服三钱，以水一中盏，入生姜半分，煎至六分，去滓，食前温服。

治虚劳风引筋脉拘挛，不可屈伸，宜服羚羊角散方。羚羊角屑（三分）　薏苡仁（二两）　桂心（三分）　牛膝（三分，去苗）　防风（三分，去芦头）　附子（一两，炮裂去皮脐）甘草（半两，炙微赤，锉）　黄芪（一两，锉）　生干地黄（一两）　上件药，捣粗罗为散，每服三钱，以水一中盏，入生姜半分，煎至六分，去滓，每于食前温服。忌生冷毒滑鱼肉。

治虚劳胃闷，筋脉拘挛，皮肤不仁，宜服防风丸方。防风（一两，去芦头）　酸枣仁（一两，微炒）　蔓荆子（半两）槟榔（半两）　晚蚕砂（半两，微炒）　薏苡仁（二两）附子（一两，炮裂去皮脐）　汉防己（一两）　独活（一两）　秦艽（一两，去苗）　芎䓖（一两）　藁本（一两）牡丹（一两半）　甘菊花（一两半）　五加皮（一两半）熟干地黄（一两）　大麻仁（一两）　上件药，捣罗为末，炼蜜和捣三五百杵，丸如梧桐子大，每服，以温酒下三十丸，日二三服。忌生冷，粘滑。

治虚劳四肢羸瘦，心神虚烦，筋脉拘挛，疼痛，少得睡卧，宜服黄芪丸方。黄芪（一两，锉）　防风（半两，去芦头）　人参（一两，去芦头）　远志〔三（半）两，去心〕酸枣仁（三分，微炒）　熟干地黄（一两）　羌活（三分）白茯苓（一两）　薏苡仁（一两）　羚羊角屑（三分）　当归（三分）　桂心（三分）　山茱萸（一两）　枸杞子（三分）上件药，捣罗为末，炼蜜和捣三二百杵，丸如梧桐子大，每服不计时候，以温酒下三十丸。

治虚劳筋脉拘挛，牵引颈面，眼口𥆞动，胸中气逆，不多思饮食，宜服羚羊角丸方。羚羊角屑（一两）　酸枣仁（一两，微炒）　防风（一两，去芦头）　晚蚕砂（一两，微炒）　附子（一两，炮裂去皮脐）　藁本（一两）　黄芪（一两，锉）　威灵仙（一两）　羌活（一两）　白芍药（一两）　熟干地黄（二两）　白茯苓（一两）　上件药，捣罗为末，炼蜜和捣三二百杵，丸如梧桐子大，每服，以温酒下三十丸，日三四服。

（66）治骨蒸劳，四肢疼痛，筋脉拘急，寒热进退，发作如疟，日渐萎黄，不能饮食，宜服天灵盖饮子方。天灵盖（半两，涂酥炙微黄捣为末）　鳖甲（半两，涂醋炙微黄，去裙襕捣为末）　桃仁（一十枚，汤浸去皮尖双仁，麸炒微黄）　柴胡（半两，去苗）　知母（半两）　青蒿（半两）　甘草（一分，生用）　豉心（半合）　葱白（二茎并须）　上件药，细锉，拌令匀，都用童子小便三大盏，从午时浸至来日五更，煎取一盏，去滓，食前分温二服。服讫衣盖，卧至日出，良久审看手十指，节间有毛，如藕丝状，烧之极臭，毛色白者必差，黑者难救。忌苋菜。

（67）治风虚湿痹，筋脉拘挛，脚弱，不能行步，白石英酒方。白石英（五两，上好者捣研）　续断（二两）　薏苡仁（五两）　茵芋（二两）　牛膝（五两，去苗）　防风（二两，去芦头）　附子（二两，炮裂去皮脐）　石斛（三两，去根，锉）　桂心（二两）　羌活（二两）　枸杞子（二两）　山茱萸（一两）　生干地黄（半斤）　白茯苓〔一（二）两〕　上件药，细锉，用生绢袋盛，以酒三斗密封，浸二七日后，每于空心及晚食前，煖服一小盏。忌生冷。

（68）治五种腰痛，连脚膝，筋脉拘急酸疼，宜服萆薢浸酒方。萆薢（三两）　附子〔三（二）两，炮裂去皮脐〕杜仲（二两，去粗皮炙微黄）　狗脊（二两）　羌活（二两）　桂心（二两）　牛膝（三两，去苗）　桑寄生（二两）上件药，细锉，用生绢袋盛，以酒二斗浸，密封七日后开，每于食前，煖一中盏服。

（69）治腰痛强直，不能俯仰，及筋脉拘急，宜服附子散方。附子（一两，炮裂去皮脐）　牛膝（三分，去苗）　杜仲（一两，去粗皮炙微黄，锉）　羌活（一两）　桂心（半两）　当归（一两半，锉，微炒）　防风（二两，去芦头）延胡索（一两）　上件药，捣粗罗为散，每服四钱，以水一中盏，入生姜半分，煎至六分，去滓，每于食前温服。

治腰痛，牵引流入腿胜，元气衰虚，风冷所侵，腰脊拘急，俯仰不得，宜服天雄酒方。天雄〔二（一）两，炮裂去皮脐〕　杜仲（一两，去粗皮炙微黄）　牛膝（三分，去苗）仙灵脾（三分）　乌蛇（三两，酒浸去骨炙微黄）　石斛（三分，去根）　侧子（三分，炮裂去皮脐）　防风（三分，去芦头）　桂心（一两）　芎䓖（三分）　川椒（三分，去目及闭口者微炒去汗）　白术（三分）　五加皮（三分）酸枣仁（一两，微炒）　上件药，细锉，以生绢袋盛，用酒二斗浸，密封，经七日后开，每于食前，温一小盏服之。

（70）治腰脚冷痹，拘急疼痛方。茵芋（一两）　防风（三分，去芦头）　牛膝（一两，去苗）　五加皮（三分）桂心（三分）　赤芍药（一两）　羚羊角屑〔二（三）分〕附子（一两，炮裂去皮脐）　当归（三分，锉，微炒）薏苡仁（一两）　芎䓖（半两）　羌活（一两）　上件药，捣粗罗为散，每服四钱，以水一中盏，入生姜半分，煎至六分，去滓，每于食前温服。

（71）浸腰脚拘挛方。皂荚（半斤，长一尺无蚛孔者捶碎生用）　川椒（四两，去子生用）　上件药，用水五斗，煎取四斗，去滓，看冷暖，于盆中坐，添至脐以来，冷即添换，如汤少，更依此方分两处作。每日浸之，候三日止。每浸后，以衣覆出汗，切避风冷。

（72）治脚气痹挛，风毒所攻，口不能语，咽中如塞，或缓或急，身体不自收持，冒昧不知痛处，拘急不能转侧，宜服小续命汤方。麻黄（三两，去根节）　甘草（一两，炙微赤，锉）　桂心（一两）　石膏（二两）　芎䓖（半两）　干姜（半两，炮裂，锉）　黄芩（三分）　当归（半两）上件药，捣筛为散，每服四钱，以水一中盏，煎至六分，去滓，不计时候温服。

治脚气痹挛肿疼，或不仁，拘屈不得，宜服大风引汤方。麻黄（一两，去根节）　吴茱萸（半两，汤浸七遍，焙干微炒）独活（一两）　秦艽（半两，去苗）　杏仁（一两，汤浸去皮尖双仁，麸炒微黄）　细辛（半两）　白术（一两）赤茯苓（一两）　桂心（半两）　人参（半两，去芦头）干姜（半两，炮裂，锉）　防风（半两，去芦头）　汉防己（半两）　芎䓖（半两）　甘草（半两，炙微赤，锉）　上件药，捣粗罗为散，每服四钱，以水一中盏，煎至六分，去滓，不计时候，温服。

（73）治脚气，肝肾脏久积风虚，每遇春夏发动，脚膝烦疼，心胸满闷，膀胱气攻心腹虚胀，筋脉拘急，神思昏沉，大小肠秘涩，宜预服补泄石斛丸方。石斛（一两，去根，锉）牛膝（半两，去苗）　萆薢（半两，锉）　独活（半两）附子（半两，炮裂去皮脐）　芎䓖（半两）　羚羊角屑（半

两）　天麻（半两）　　海桐皮（半两，锉）　　桂心（半两）
干蝎（半两，微炒）　　沉香（半两）　　山茱萸（半两）　　白
蒺藜（半两，微炒，去刺）　　酸枣仁（半两，微炒）　　补骨
脂（半两，微炒）　　五加皮（半两）　　当归（半两）　　川大
黄〔一（二）两，锉碎微炒〕　　枳壳（一两，麸炒微黄去
瓤）生干地黄（一两）　　槟榔（二两）　　鹿茸（半两，去毛
涂酥炙微黄）　　郁李仁（一两，汤浸去皮微炒）　　上件药，
捣罗为末，炼蜜和捣三五百杵，丸如梧桐子大，每于食前，以
温酒下三十丸。

（74）治脚气，风毒发歇疼痛，四肢拘急，背项强直，言
语謇涩，宜服薏苡仁酒方。薏苡仁〔半（五）两〕　　羚羊角
屑（三两）　　防风（三两，去芦头）　　川升麻（二两）　　秦
艽（二两，去苗）　　黄芩（二两）　　地骨皮（一两）　　枳壳
（一两，麸炒微黄去瓤）　　羌活（二两）　　牛膝（五两，去
苗）　　五加皮（三两）　　独活（二两）　　牛蒡子（二两，微
炒）　　桂心（二两）　　大麻仁（五合）　　生干地黄（五两）
上件药，锉，用生绢袋盛，以酒三斗，浸六七日后，每于食
前，随性煖服之。

治脚气，筋挛拘急，四肢掣痛，或至软脚，亦宜服松节酒
方。松节（一斤）　　生干地黄（五两）　　桂心（二两）　　秦艽
（五两，去苗）　　防风（二两，去芦头）　　牛蒡根（一斤，去
皮）　　丹参（三两）　　草薢（三两）　　苍耳子（三两）　　独活
（三两）　　大麻仁（一升）　　牛膝（五两，去苗）　　上件药，
锉，用绢袋盛，以酒三斗，浸六七日后，每于食前，随性煖服。

治脚气发动，烦热疼痛，筋脉拘急，行李不得，宜服五加
皮酒方。五加皮（三两）　　薏苡仁（五两）　　羚羊角屑（三
两）　　防风（三两，去芦头）　　生干地黄（半斤）　　独活

（三两）　　牛蒡根（半斤，去皮）　　桂心（一两）　　牛膝
（五两，去苗）　　黑豆（半斤，炒熟）　　海桐皮（二两）
大麻仁（半两）　　上件药，锉，用生绢袋盛，以无灰酒三斗，
浸六七日，每于食前，随性煖服。

（75）治江南风毒，脚气肿满，及筋脉拘急疼痛，宜用野
葛膏摩方。野葛（三两）　　蛇衔（二两）　　犀角屑（二两）
乌头（二两，去皮脐）　　桔梗（二两）　　茵芋（二两）　　防
风（三两）　　川椒（二两）　　干姜（二两）　　巴豆（一两，
去皮心）　　川升麻（二两）　　细辛（二两）　　雄黄（一两，
细研）　　鳖甲（一两）上件药，捣筛，用绵裹，以酒二升，
渍一宿，以不中水猪膏五斤，和前药，于微火上，煎令药色变
黄，勿令焦黑，膏成，绞去滓，乃下雄黄，搅令匀，每日三两
度，用少许炙手摩之。

治脚气风毒，筋脉拘急，肿满疼痛，汉防己膏方。汉防己
（一两）　　野葛（一两半）　　犀角屑（一两）　　莽草〔二
（一）两半〕　　川乌头（一两，去皮脐）　　吴茱萸（一两）
川椒（一两，去目）　　丹参（一两半）　　踯躅花（二两）
川升麻（一两）　　干姜（一两）　　附子（一两，去皮脐）
白芷〔二（一）两〕　　当归（一两）　　桔梗（一两）　　巴豆
（一两，去皮心）　　雄黄（一两，细研）　　蛇衔（一两）
防风（一两，去芦头）　　鳖甲（一两）　　上件药，细锉，用
绵裹，以醋二升，浸一宿，以猪脂三斤，慢火煎令药色黄，膏
成，绞去滓，盛瓷盒中，每取摩所患处。

（76）治气膈，心腹痞满，四肢拘急，体重，白术散方。
白术（三分）　　木香（半两）　　诃黎勒皮（三分）　　桂心
（三分）　　甘草（一分，炙微赤，锉）　　丁香（半两）　　人
参（半两，去芦头）　　厚朴（一两，去粗皮，涂生姜汁，炙

令香熟） 陈橘皮（一两，汤浸去白瓤，焙） 草豆蔻（一两，去皮） 上件药，捣细罗为散，不计时候，煎生姜木瓜汤调下一钱。

（77）肝黄者，面色青，四肢拘急，口舌干燥，言语謇涩，面目不利，爪甲青色。若背上浮肿，腹胁胀满者，难治。烙肝俞二穴、上管穴、足阳明二穴，及两臂间，手背后。

治肝黄，面色青黄，筋脉拘急，口干心燥，小便不利，言语謇涩，犀角散方。犀角屑（三分） 栀子仁（三分） 黄芩（三分） 羚羊角屑（三分） 川升麻（三分） 柴胡（一两，去苗） 龙胆（半两，去芦头） 甘草（半两，炙微赤，锉） 上件药，捣筛为散。每服三钱，以水一中盏，入淡竹叶二七片，煎至六分，去滓，不计时候温服。

（78）黑黄者，面色或黄或黑，眼目青色，腰脊拘急，口中两颊，有黑脉出口角者，难治。烙百会穴及舌下黑脉、口角两傍、玉泉穴、绝骨二穴、足阳明穴、章门二穴，次烙心俞二穴。治黑黄方 鬼臼（一两，锉） 上，以水一大盏半，煎至八分，去滓。分为二服，如人行五里再服。

（79）治风痓，走入皮肤中如虫行，腰痛强直，五缓六急，手足拘挛，瘾疹搔之作疮，风尸身痒，卒风面目肿起，手不出头，口噤不能语，细辛散方。细辛〔二两半（一两）〕 人参（一两，去芦头） 干姜〔二（一）两，炮裂，锉〕 黄芩（一两） 桂心〔二（一）两半〕 麻黄（一两半，去根节） 当归（一两半，锉，微炒） 芎䓖（一两半） 石南（一两） 甘草（一两，炙微赤，锉） 生干地黄（三分） 食茱萸（三分） 上件药，捣粗罗为散，每服三钱，以水一中盏，煎至六分，去滓，不计时候温服。

（80）夫石痈者，亦是寒气客于肌肉，折于气血结聚所成，其肿结确实至牢，有根核，皮肉不甚热，微痛，热时自歇，此寒多热少，坚硬如石，故谓之石痈也。久久热气乘之，乃有脓也。

治石痈，肿毒结硬疼痛，口干烦热，四肢拘急，不得卧，沉香散方。沉香（三分）　地骨皮（一两）　麦门冬（一两，去心）　当归（一两）　川大黄（一两，锉碎微炒）　川升麻（一两）　木香（三分）　玄参（一两）　枳壳（一两，麸炒微黄去瓤）　羚羊角屑（一两）　独活（一两）　甘草（一两，生锉）　赤芍药（一两）　防风（三两，去芦头）上件药，捣筛为散，每服四钱，以水一中盏，煎至六分，去滓，不计时候温服。

（81）夫痈者，由寒搏于血，血涩不通，而热归之，壅结所成。热气不得宣泄，内熏五脏，故烦躁而渴也。凡痈肿热渴者，则引饮。冷气入于肠胃，即变下利，亦变呕哕，所以然者，本由虚热气逆，故呕哕而气逆，逆冷乘气不通，故哕也。

治痈肿初发，热盛，口干烦渴，四肢拘急，骨节疼痛，犀角散方。犀角屑（半两）　知母（半两）　木通（三分，锉）　赤芍药（半两）　川升麻（半两）　川大黄（一两，锉碎微炒）　葳蕤（半两）　黄芩（半两）　麦门冬（三分，去心）　甘草（半两，生锉）　马牙硝（一两半）上件药，捣粗罗为散，每服四钱，以水一中盏，煎至六分，去滓，不计时候温服，以利三两行为度。

治痈肿，体热烦渴，肢节拘急，肩背疼痛，黄芪散方。黄芪（一两半，锉）　生干地黄（一两）　赤芍药（半两）　川大黄（一两半，锉碎微炒）　赤茯苓（一两）　知母（一两）　柴胡（一两，去苗）　川升麻（一两）　当归（半两）　木通（一两，锉）　甘草（半两，生锉）　羚羊角屑

（一两）　上件药，捣粗罗为散，每服四钱，以水一中盏，入小麦一百粒，煎至六分，去滓，不计时候温服。

（82）夫金疮风痉者，此由血脉虚竭，饮食未复，荣卫伤损，风邪乘虚入于五脏，五脏受寒，则令痉也。其状，口急背直，摇头马鸣，腰为反折，须臾大发，气息如绝，汗出如雨，不时救者，皆难疗也。凡金疮卒无汗者，中风也，疮边自出黄汁者，中水也。并欲作痉，急治之。又痛不在疮处者，伤经络亦死尔。

治金疮中风痉，肢节筋脉拘急，虎骨散方。虎胫骨（一两，涂酥炙令黄）　黑豆（五合）　松脂（一两）　桂心桃仁（一两，汤浸去皮尖双仁，麸炒微黄）　败龟（一两，涂酥炙令黄）　当归（一两，锉，微炒）　芎䓖（一两）干蝎（一两，微炒）　上件药，先将松脂并黑豆，炒令熟，后和诸药捣细罗为散，每服不计时候，以温酒调下二钱。

（83）夫五指挛急者，是筋急挛缩，不得屈伸也。筋得风热则弛纵，得风冷则挛急也。

治手五指挛急疼痛，连臂膊拘急，羚羊角散方。羚羊角屑（三分）　羌活（三分）　桂心（半两）　附子（一两，炮裂去皮脐）　防风（三分，去芦头）　当归（三分，锉微炒）麻黄〔一两，去根（节）锉〕　薏苡仁（一两）　细辛（半两）　芎䓖（三分）　天麻（三分）　五加皮（半两）上件药，捣细罗为散，每服不计时候，以温酒调下二钱。

（84）治中风，言语謇涩，手足不遂，大肠壅滞，筋脉拘急，宜吃薏苡仁粥方。薏苡仁（三合）　冬麻子（半升）　上件药，以水三大盏，研滤麻子取汁，用煮薏苡仁作粥，空腹食之。

治中风，头痛湿痹，四肢拘挛痛，宜吃苍耳叶羹方。苍耳嫩苗叶（一斤）　酥（一两）　上件药，先煮苍耳三五沸，漉出，用豉一合，水二大盏半，煎豉取汁一盏半，入苍耳及五味，调和作羹入酥食之。

8.《太平惠民和剂局方》宋·太平惠民和剂局

（1）摩挲丸　治中风瘫缓，半身不遂，口眼㖞斜，言语謇涩，精神昏塞，步履艰难；或肌肉偏枯，手足弹曳；或筋脉拘挛，不得屈伸及气痹，并诸风身体疼痛。黑参（拣润者洗，焙干）　地榆（去苗）　川乌（炮，去皮脐）　木香　丁香（各八两）　天台乌药　薰陆香（用滴乳香，别研）　雄黄（研飞）　乌犀（镑，别研细）　龙脑（别研）　辰砂（研飞）　自然铜（烧赤醋淬）　麝香（别研，各四两）　天麻（去苗，一斤）　真珠末（细研二两，缺以龙齿代）　上一十五味，为末研匀，炼蜜和丸如楮实大。每服一丸，温酒化下，不拘时候。服讫，避风处，衣被盖覆令汗出。患重者服一月全安，轻者半月瘥，初患五、七服可安。

（2）龙脑天麻煎　治一切风及瘫缓风，半身不遂，口眼㖞斜，语涩涎盛，精神昏愦。或筋脉拘挛，遍身麻痹，百节疼痛，手足颤掉。及肾脏风毒上攻，头面虚肿，耳鸣重听，鼻塞口干，痰涎不利，下注腰腿，脚膝缓弱，肿痛生疮。又治妇人血风攻注，身体疼痛，面浮肌瘦，口苦舌干，头旋目眩，昏困多睡。或皮肤瘙痒，瘾疹生疮。暗风夹脑风，偏正头痛，并皆治之。甜瓜子（汤洗令净）　浮萍草（拣，洗净）　川乌（炮，去皮脐）　地榆（去苗，刮削令净）　黑参（洗净，焙，各五十两）　天麻（去苗，一百两）　以上六味，为细末，用雪水、白沙蜜各一十五斤零一十两同化开，用绢袋子滤过，银、石器内慢火熬成稠膏。生龙脑（研，八两）　麝香（研，四两）上为细末，除龙、麝外，用天麻乌头膏和搜令匀，放冷，入龙、麝再搜令匀。入臼内捣千百杵，搓为挺子。

每服一皂荚子大，与薄荷同嚼，茶酒任下。不计时候。治瘫缓风，并服见效。如破伤风，黑豆淋酒下。要发汗，用煨葱、热酒并服三服，常服亦得。

（3）牛黄小乌犀丸　治诸风筋脉拘急，手足麻痹，语言謇涩，口面㖞斜，心忪恍惚，痰涎壅滞，头目昏眩，肢节烦疼及中风瘫缓，暗风痫病。肾风上攻，面肿耳鸣；下注腰脚，沉重疼痛。妇人血风，头旋吐逆，皮肤肿痒，遍身疼痛。天麻（去苗，二十两）　川乌（炮，去皮脐）　地榆（去苗，洗，焙）　玄参（洗，焙，各十两）　以上四味，为细末，以水少许化蜜，同于石锅内，慢火熬搅成稠膏，放冷，次入后药。浮萍草（净洗，焙）　龙脑薄荷叶（去土）　甜瓜子（各十两）　生犀　朱砂（研飞，各五两）　龙脑（研）
牛黄（研）　麝香（研，各一两）　上为细末，与前膏子一处搜和，丸如鸡头大。每服一丸，细嚼，荆芥茶下，温酒亦得，不计时候。

（4）麝香天麻丸　治风痹手足不随，或少力颤掉，血脉凝涩，肌肉顽痹，遍身疼痛，转侧不利，筋脉拘挛，不得屈伸。紫背干浮萍草（去土，四两）　麻黄（去根、节，二两）防风（去芦、叉）　天麻（去芦，郓州者佳，各一两）　以上四味，依法事持了，碾为细末。没药（别研极细）　朱砂（研飞，各二两）　安息香（别研细）　乳香（研）　麝香（研，各一两）　血竭（别研极细，三两）　槐胶（别研细，一两半）上件药，除研药外，将碾出药同研拌匀，炼滤白沙蜜与安息香同熬过，搜成剂，入臼捣杵熟，为丸如弹子大。每服一丸，以温酒或荆芥汤化下，空心服，患处微汗为效。如不欲化服，即丸如梧桐子大，每服三十丸，依前汤使下。

（5）辰砂天麻丸　治诸风痰盛，头痛目眩，旋晕欲倒，呕哕恶心，恍惚健忘，神思昏愦，肢体疼倦，颈项拘急，头面肿痒，手足麻痹。常服除风化痰，清神思，利头目。川芎（二两半）　麝香（研）　白芷（各一两一分）　辰砂（研飞，一半入药，一半为衣）　白附子（炮，各五两）　天麻（去苗，十两）　天南星（斋汁浸，切，焙干，二十两）　上末，面糊丸如梧桐子大。每服二十丸，温荆芥汤下，不拘时。

（6）牛黄金虎丹　治急中风，身背强直，口噤失音，筋脉拘急，鼻干面黑，遍身壮热，汗出如油，目瞪唇青，心神迷闷，形体如醉，痰涎壅塞，胸膈、喉中如拽锯声。天雄（炮，去皮、脐，十二两半）　白矾（枯过）　天竺黄（研）　天南星（汤洗，焙，为末，用牛胆和作饼，焙热。如无牛胆，用法酒蒸七昼夜）　腻粉（研，各二十五两）　牛黄（研，二两半）　生龙脑（研，五两）　金箔（八百片为衣）　雄黄（研飞，一百五十两）　上为末，炼蜜搜和，每一两半作十丸，以金箔为衣。每服一丸，以新汲水化灌之，扶坐使药行化。良久，续以薄荷自然汁，更研化一丸灌之，立愈。肥盛体虚，多涎有风之人，宜常以此药随身备急。忽觉眼前暗黑，心膈闷乱，有涎欲倒，化药不及，急嚼一丸，新汲水下。小儿急惊风，一岁儿服绿豆大一丸，薄荷自然汁化灌之，更量岁数临时加减。有孕妇人不得服。

（7）防风丸　治一切风，及痰热上攻，头痛恶心，项背拘急，目眩旋晕，心忪烦闷，手足无力，骨节疼痹，言语謇涩，口眼瞤动，神思恍惚，痰涎壅滞，昏愦健忘，虚烦少睡。防风（洗）　川芎　天麻（去苗，酒浸一宿）　甘草（炙，各二两）　朱砂（研，为衣，半两）上为末，炼蜜为丸，每两作十丸，以朱砂为衣。每服一丸，荆芥汤化服，茶、酒嚼下亦得，不拘时候。

（8）川芎丸　消风壅，化痰涎，利咽膈，清头目。治头痛旋晕，心忪烦热，颈项紧急，肩背拘倦，肢体烦疼，皮肤瘙痒，脑昏目疼，鼻塞声重，面上游风，状如虫行。川芎　龙脑薄荷（叶，焙干，各七十五两）　细辛（洗，五两）　防风（去苗，二十五两）　桔梗（一百两）　甘草（爁，三十五两）上为细末，炼蜜搜和，每一两半，分作五十丸。每服一丸，细嚼，腊茶清下，食后、临卧。

（9）薄荷煎丸　消风热，化痰涎，利咽膈，清头目。治遍身麻痹，百节酸痛，头昏目眩，鼻塞脑痛，语言声重，项背拘急，皮肤瘙痒，或生瘾疹。及治肺热喉腥，脾热口甜，胆热口苦。又治鼻衄、唾血，大小便出血，及脱着伤风。并沐浴后，并可服之。龙脑薄荷（取叶，十斤）　防风（去苗）川芎（各三十两）　缩砂仁（五两）　桔梗（五十两）　甘草（炙，四十两）　上为末，炼蜜为丸，每两作三十丸。每服一丸。细嚼，茶、酒任下。

（10）犀角丸　除三焦邪热，疏一切风气。治风盛痰实，头目昏重，肢节拘急，痰涎壅滞，肠胃燥涩，大小便难。黄连（去须）　犀角（镑，各十两）　人参（去芦，二十两）大黄（八十两）　黑牵牛（一百二十两，炒，别捣，取粉六十两）　上与牵牛粉合和为细末，炼蜜为丸，如梧桐子大。每服十五丸至二十丸，临卧温水下。更量虚实加减。

（11）皂角丸　治风气攻注，头面肿痒，遍身拘急，痰涎壅滞，胸膈烦闷，头痛目眩，鼻塞口干，皮肤瘙痒，腰脚重痛，大便风秘，小便赤涩，及咳嗽喘满，痰唾稠浊，语涩涎多，手足麻痹，暗风痫病，偏正头痛，夹脑风；妇人血风攻注，遍身疼痛，心忪烦躁，瘾疹瘙痒，并宜服之。皂角（捶碎，以水一十八两六钱揉汁，用蜜一斤，同熬成膏）　干薄荷叶　槐角

（爁，各五两） 青橘皮（去瓤） 知母 贝母（去心，炒黄）半夏（汤洗七次） 威灵仙（洗） 白矾（枯过） 甘菊（去枝，各一两） 牵牛子（爁，二两） 上为末，以皂角膏搜和为丸，如梧桐子大。每服二十丸，食后，生姜汤下。痰实咳嗽，用蛤粉畜汁下；手足麻痹，用生姜薄荷汤下。语涩涎盛，用荆芥汤下。偏正头疼、夹脑风，用薄荷汤下。

（12）小续命汤 治卒暴中风，不省人事，渐觉半身不遂，口眼㖞斜，手足战掉，语言謇涩，肢体麻痹，神情气乱，头目眩重，痰涎并多，筋脉拘挛，不能屈伸，骨节烦疼，不得转侧，及治诸风，服之皆验。若治脚气缓弱，久服得瘥。久病风人，每遇天色阴晦，节候变更，宜预服之，以防喑痖。防己 肉桂（去粗皮） 黄芩 杏仁（去皮、尖，炒黄） 芍药（白者） 甘草（爁） 芎藭 麻黄（去根、节） 人参（去芦，各一两） 防风（去芦，一两半） 附子（炮，去皮、脐，半两） 上除附子、杏仁外，捣为粗末，后入二味令匀。每服三钱，水一盏半，生姜五片，煎取一盏，去滓，稍热服。食前，加枣一枚尤好。

（13）防风汤 治风虚发热，项背拘急，肢节不遂，恍惚狂言，来去无时，不自觉悟。亦治脚气缓弱甚效。此药温和，不虚人。秦艽（去苗土） 独活（去芦） 麻黄（去节）半夏（汤洗七次，切片） 防风（去芦，各二两） 升麻 防己 白术 石膏（煅） 芍药（白） 黄芩 甘草 当归（去芦） 远志（去心） 人参（去芦，各一两）上粗末，入半夏片令匀。每服四钱，水二中盏，生姜七、八片，煎至一盏，去滓，取清汁六分，入麝香末少许，食后、临卧带热服。

（14）消风散 治诸风上攻，头目昏痛，项背拘急，肢体烦疼，肌肉蠕动，目眩旋晕，耳啸蝉鸣，眼涩好睡，鼻塞多嚏，皮肤顽麻，瘙痒瘾疹。又治妇人血风，头皮肿痒，眉棱骨痛，旋晕欲倒，痰逆恶心。荆芥穗　甘草（炒）　芎䓖　羌活　白僵蚕（炒）　防风（去芦）　茯苓（去皮用白底）　蝉壳（去土，微炒）　藿香叶（去梗）　人参（去芦，各二两）　厚朴（去粗皮，姜汁涂，炙熟）　陈皮（去瓤，洗，焙，各半两）上为细末。每服二钱，茶清调下。如久病偏风，每日三服，便觉轻减。如脱着沐浴，暴感风寒，头痛身重，寒热倦疼，用荆芥茶清调下，温酒调下亦得，可并服之。小儿虚风，目涩昏困，及急、慢惊风，用乳香荆芥汤调下半钱，并不计时候。

（15）羌活散　治风气不调，头目昏眩，痰涎壅滞，遍身拘急，及风邪寒壅，头痛项强，鼻塞声重，肢节烦疼，天阴风雨，预觉不安。前胡（去芦）　羌活（去芦）　麻黄（去根、节）　白茯苓（去皮）　川芎　黄芩　甘草（爁）　蔓荆子（去白皮）　枳壳（去瓤，麸炒）　细辛（去苗）　石膏（别研）　菊花（去梗）　防风（去芦，各一两）　上为末，入石膏研匀。每服二钱，水一大盏，入生姜三、四片，薄荷三、两叶，同煎至七分，稍热服，不拘时候。

（16）八风散　治风气上攻，头目昏眩，肢体拘急烦疼，或皮肤风疮痒痛；及治寒壅不调，鼻塞声重。藿香（去土，半斤）　白芷　前胡（去芦，各一斤）　黄芪（去芦）　甘草（爁）　人参（去芦，各二斤）　羌活（去芦）　防风（去芦，各三斤）　上为细末。每服二钱，水一中盏，入薄荷少许，同煎至七分，去滓，食后温服。腊茶清调一大钱亦得。小儿虚风，乳香腊茶清调下半钱，更量儿大小加减服。

（17）虎骨散　治风毒邪气，乘虚攻注皮肤骨髓之间，与血气相搏，往来交击，痛无常处，游走不定，昼静夜甚，少得眠睡，筋脉拘急，不能屈伸。一名乳香趁痛散。苍耳子（微炒）

骨碎补　自然铜（酒淬，细研）　　麒麟竭（细研）　白附子（炮）　赤芍药（各三两）　　当归（去苗）　　肉桂（去粗皮）白芷　没药　防风（去苗，各三分）　　牛膝（去苗，酒浸一宿）　五加皮　天麻（去芦）　　槟榔　羌活（去芦，各一两）虎胫骨（酥炙）　败龟（酥炙，各二两）　　上件捣、罗为末，入研药匀。每服一钱，温酒调下，不拘时候。

（18）骨碎补丸　治肝肾风虚，上攻下注，筋脉拘挛，骨节疼痛，头面浮肿，手臂少力，腰背强痛，脚膝缓弱，屈伸不利，行履艰难，并宜服。荆芥穗　白附子（炮）　牛膝（酒浸，焙干）　肉苁蓉（酒浸一宿，切作片，焙，各一两）骨碎补（去毛，炒）　威灵仙（去苗）　缩砂仁（各半两）地龙（去土，微炒）　没药（各二钱半）　自然铜（酒淬九遍）　草乌头（炮，去皮脐）　半夏（汤洗七次，各半两）上同为细末，酒煮面糊，丸如梧桐子大。每服五丸至七丸，温酒下；妇人醋汤或当归酒下，妊娠不宜服之。不计时候。

（19）乌荆丸　治诸风缓纵，手足不遂，口眼㖞斜，言语謇涩，眉目瞤动，头昏脑闷，筋脉拘挛，不得屈伸，遍身麻痹，百节疼痛，皮肤瘙痒，抓成疮疡。又治妇人血风，浑身痛痒，头疼眼晕。又肠风脏毒，下血不止，服之尤效。久服令人颜色和悦，力强轻健，须发不白。川乌（炮，去皮、脐，一两）荆芥穗（二两）　上为细末，醋、面糊，丸如梧桐子大。每服二十粒，酒或热水下。有疾食空时，日三、四服，无疾早晨一服。（有少府郭监丞，少病风挛搐，头额宽弹不收，手承额，然后能食，服此六、七服即瘥。遂长服之，已五十余年。年七十余，强健，须发无白者。此药疗肠风下血尤妙，屡有人得效。予所目见，下血人服而瘥者，一岁之内，已数人矣）

（20）加减三五七散　治八风、五痹，瘫痪𤺄曳，口眼㖞斜，眉角牵引，项背拘强，牙关紧急，心中愦闷，神色如醉，遍身发热，骨节烦痛，肌肉麻木，腰膝不仁，皮肤𥆧动或如虫行。又治阳虚头痛，风寒入脑，目旋晕转，有似舟船之上，耳内蝉鸣或如风雨之声。应风寒湿痹，脚气缓弱等疾，并能治之。（即系大三五七散）　山茱萸　干姜（炮）　茯苓（去皮，各三斤）　附子（炮，去皮、脐，三十五个）　细辛（一斤八两）　防风（去芦，四斤）上为细末。每服二钱，温酒调下，食前。

（21）活血应痛丸　治风湿客于肾经，血脉凝滞，腰腿重疼，不能转侧，皮肤不仁，遍身麻木。上攻，头面虚肿，耳内常鸣；下注，脚膝重痛少力，行履艰难。亦治项背拘挛，不得舒畅。常服活血脉，壮筋骨，使气脉宣流。狗脊（去毛，四斤）　苍术（米泔浸一宿，去皮，六斤）　香附子（去毛，炒，七斤半）　陈皮（洗，去蒂，五斤半）　没药（别研，一十二两）　威灵仙（洗，二斤）　草乌头（一斤半，半炮）上为细末，用酒煮面糊为丸，如梧桐子大。每服十五粒至二十粒，温酒或熟水任下，不拘时候。久服忌桃、李、雀、鸽、诸血物。

（22）通关散　治中风、伤寒，发热恶风，头痛目眩，鼻塞声重，肩背拘急，身体酸痛，肌肉𥆧动，牙关紧急，久新头风，攻痰眼暗，并宜服之。抚芎（二两）　川芎（一两）川乌（二两）　龙脑薄荷（一两半）　白芷　甘草（各二两）　细辛（半两）上为细末。每服一大钱，葱白、茶清调下，薄荷汤亦得，不拘时。

（23）四斤丸　治肾经不足，下攻腰脚，腿膝肿痒，不能屈伸，脚弱少力，不能踏地，脚心隐痛，行步喘乏，筋脉拘挛，腰膝不利，应风寒湿痹，脚气缓弱，并宜服之。宣州木瓜

（去瓤）　牛膝（去芦，锉）　　天麻（去芦，细锉）　苁蓉
（洗净，切，各焙干，称一斤）　　以上四味，如前修事了，用
无灰酒五升浸，春秋各五日，夏三日，冬十日足，取出焙干，
再入。附子（炮，去皮、脐）　　虎骨（涂酥炙，各二两）
上同为细末，用浸前药酒打面糊为丸，如梧桐子大。每服三、
五十丸，空心，煎木瓜酒下，或盐汤吞下亦得。此药常服，补
虚除湿，大壮筋骨。

（24）乳香应痛丸　治一切风气，左瘫右痪，口眼㖞斜，
半身不遂，语言謇涩，精神恍惚，痰涎壅塞，筋脉拘挛，或遍
身顽痹，走注疼痛，脚膝缓弱，行步艰难。又治打扑伤损，瘀
血不散，痛不可忍，或行路劳伤，脚膝浮肿疼痛，或肾脏风毒
上攻，面肿耳鸣；下注，脚膝沉重。及治偏正头痛，攻注眼
目，并皆疗之。龙骨（酒浸一宿，焙干，研粉水飞三度，日
干，四两半）　　蜈蚣（六条，去尾针，以薄荷叶裹，煨熟）
赤小豆（生用）　虎骨（酥炙焦，各六两）　　白僵蚕（炒，
去丝、嘴）　草乌头（炮，去皮、尖，各十二两）　　白胶香
（拣净，炼过）　　天麻（去芦，洗）　　川牛膝（酒浸，去芦）
川当归（去芦，酒浸，各三两）　　全蝎（去尾针，微炙，七
十个）　乳香（研，六钱）　木鳖仁（七十二只，别研）
上为细末，用醋糊丸，如梧桐子大。每服五丸至七丸，冷酒吞
下，或冷茶清下亦得，不计时候，忌诸热物一时辰久。此药但
临睡服尤妙，忌湿、面、炙煿、鲊脯、发热、动风等物。

（25）追风散　治年深日近，偏正头痛。又治肝脏久虚，
血气衰弱，风毒之气上攻头痛，头眩目晕，心忪烦热，百节酸
疼，脑昏目痛，鼻塞声重，项背拘急，皮肤瘙痒，面上游风，
状若虫行，及一切头风。兼治妇人血风攻注，头目昏痛，并皆
治之。常服清头目，利咽膈，消风壅，化痰涎。（又方见后）

川乌（炮，去皮、脐、尖）　防风（去芦、叉）　川芎（洗）　白僵蚕（去丝、嘴，微炒）　荆芥（去梗）　石膏（煅烂，研）　甘草（炙，各一两）　白附子（炮）　羌活（去芦，洗，锉）　全蝎（去尾针，微炒）　白芷　天南星（炮）　天麻（去芦）　地龙（去土，炙，半两）　乳香（研）　草乌（炮，去皮、尖）　没药（细研）　雄黄（细研，各一分）　上为细末。每服半钱，入好茶少许同调，食后及临睡服。

（26）乳香丸　治一切风疾，左瘫右痪，口眼㖞斜，半身不遂，语言謇涩，精神恍惚，痰涎壅塞，手足瘅曳，筋脉拘挛；或遍身顽痹，走注疼痛，脚膝缓弱，行步艰辛。又治打扑损伤，瘀血不散，痛不可忍；或行路劳伤，脚膝浮肿疼痛；或肾脏风毒上攻，面肿耳鸣；下注，脚膝沉重，并皆治之。糯米（炒）　川乌头（炮，去皮、尖）　五灵脂（去砂土，各二两）　乳香（研）　白芷（锉）　藿香叶（洗）　天南星（炮）　没药（研）　荆芥（去枝、梗）　赤小豆（生）　骨碎补（去毛）　白附子（炮，各一两）　松脂（研，半两）　香墨（煅）　草乌头（炮，去皮、脐，各五两）　上为细末，酒煮面糊丸，如梧桐子大。每服十丸至一十五丸，冷酒吞下，茶清亦得，不拘时。忌热物一时辰。

（27）七生丸　治丈夫、妇人三十六种风，五般腰疼，打扑伤损，入骨疼痛，背膊拘急，手足顽麻，走注不定，筋脉挛缩，久患风疾，皆疗之。地龙（去土）　五灵脂（去石）　松脂（去木）　荆芥（去枝、梗）　川乌（炮，去皮、脐）　天南星（炮，各一两）　草乌（炮，去皮、尖，二两）上为细末，醋煮面糊为丸，如梧桐子大。每服五丸至七丸，茶酒任下。孕妇不可服。

（28）大圣保命丹　治丈夫、女人一切风疾，气血俱虚，阴阳偏发，卒暴中风，僵卧昏塞，涎潮搐搦，脚手颤掉，不省人事，舌强失音，手足𤺥曳，口眼㖞斜，或瘫痪偏枯，半身不遂，语言謇涩，举止错乱，四肢麻木；又治癫痫倒卧，目瞑不开，涎盛作声，或角弓反张，目睛直视，口禁闷绝，牙关紧急。又治风搏于阳经，目眩头痛，耳作蝉声，皮肤𥆧搐，频欠好睡，项强拘急，不能回顾，及肾脏风虚，脚膝疼痛，步履艰辛，偏风流注一边，屈伸不得，无问久新，并皆治之。方与前大圣一粒金丹同。

（29）大防风汤　祛风顺气，活血脉，壮筋骨，除寒湿，逐冷气。又治患痢后脚痛痪弱，不能行履，名曰"痢风"；或两膝肿大痛，髀胫枯腊，但存皮骨，拘挛踡卧，不能屈伸，名曰"鹤膝风"，服之气血流畅，肌肉渐生，自然行履如故。川芎（抚芎不用）　附子（炮，去皮、脐，各一两半）　熟干地黄（洗）　白术　防风（去芦）　当归（洗，去芦，酒浸，焙炒）　白芍药　黄芪　杜仲（去粗皮，炒令丝断，各二两）　羌活（去芦）　人参（去芦）　甘草（炙）　牛膝（去芦，酒浸，切，微炒，各一两）上为粗末。每服五钱，水一盏半，入姜七片，大枣一枚，同煎八分，去滓，温服，空心、食前。

（30）乌药顺气散　治男子、妇人一切风气，攻注四肢，骨节疼痛，遍身顽麻，头目旋晕。及疗瘫痪，语言謇涩，筋脉拘挛。又治脚气，步履艰难，脚膝软弱。妇人血风，老人冷气，上攻胸臆，两胁刺痛，心腹膨胀，吐泻肠鸣。麻黄（去根、节）　陈皮（去瓤）　乌药（去木，各二两）　白僵蚕（去丝、嘴，炒）　川芎　枳壳（去瓤，麸炒）　甘草（炒）　白芷　桔梗（各一两）　干姜（炮，半两）　上为细末。每服三钱，水一盏，姜三片，枣一枚，煎至七分，温服。如四时伤寒，憎寒壮热，头痛，肢体倦怠，加葱白三寸，同煎并服，出汗见效。如闪挫，身体疼痛，温酒调服。遍身瘙痒，抓之成疮，用薄荷三叶煎服。孕妇不可服。常服疏风顺气。

（31）左经丸　治左瘫右痪，手足颤掉，言语謇涩，浑身疼痛，筋脉拘挛，不得屈伸，项背强直，下注脚膝，行履艰难，骨节烦痛，不能转侧；跌扑闪朒，外伤内损，并皆治之。常服通经络，活血脉，疏风顺气，壮骨轻身。生黑豆（一斤，以斑蝥二十一个，去头、足同煮，候豆胀为度，去斑蝥不用，取豆焙干）　川乌（炮，去皮、脐，二两）　乳香（研，二两）　没药（一两半）　草乌（炮，四两）　上为末，醋糊为丸，如梧桐子大。每服三十丸，温酒下，不拘时。

（32）木瓜丸　治肾经虚弱，下攻腰膝，沉重少力，腿部肿痒，疰破生疮，脚心隐痛，筋脉拘挛；或腰膝缓弱，步履艰难，举动喘促，面色黧黑，大小便秘涩，饮食减少，无问久新，并宜服之。熟干地黄（洗，焙）　陈皮（去瓤）　乌药（各四两）　黑牵牛（三两，炒）　石南藤　杏仁（去皮、尖）　当归　苁蓉（酒浸，焙）　干木瓜　续断　牛膝（酒浸，各二两）　赤芍药（一两）　上为细末，酒糊为丸，如梧桐子大。每服三、五十丸，空心，木瓜汤吞下，温酒亦可。

（33）磁石丸　治肾脏风毒上攻，头面浮肿，耳鸣眼暗，头皮肿痒，太阳穴痛，鼻塞脑闷，牙齿摇动，项背拘急，浑身瘙痒，瘾疹生疮，百节疼痛，皮肤麻痹，下注脚膝，筋脉拘挛，不能屈伸，脚下隐痛，步履艰难，并宜服之。常服能补益，去风明目，活血驻颜。磁石（烧，醋淬二十遍，捣，罗如粉，一十两）　牛膝（酒浸，焙，六两）　黄蹢躅（炒，八两）　川芎　肉桂（去粗皮）　赤芍药　黑牵牛（炒，各四两）　草乌（炮，去皮、脐，十四两）　上为细末，酒糊为丸。每服三十丸，煨葱盐酒吞下，煨葱茶下亦得；偏正头疼，生葱茶下；妇人血风，浑身疼痛，头目眩晕，面浮体瘦，淡醋汤下，日进三服，大有神效。

（34）黑神丸　治一切风疾，及瘫痪风，手足颤掉，浑身麻痹，肩背拘急，骨节疼痛。兼治妇人血风，头旋眼晕，精神困倦。牡丹皮　白芍药　川芎　麻黄（去根、节，各四两）赤芍药　甘草（各十两）　荆芥　草乌（炮，各六两）　乌豆（八两）　何首乌（米泔浸，切，焙，十二两）　上为细末，水糊为丸，如鸡头大。每服一丸，细嚼，茶酒任下，不计时候。妇人血风流注，用黑豆淋酒下。小儿惊风，煎金银汤下。伤风咳嗽，酒煎麻黄下。头痛，葱茶下。

（35）林檎散　治伤寒及时行疫疠，头痛项强，壮热恶寒，腰背四肢拘急烦疼，面赤咽干，呕逆烦渴。麻黄（去节）肉桂（去粗皮）　苍术（去皮）　川大黄　干葛　石膏　山栀子（去皮，各一两半）　木通　瞿麦　甘草（炙）　前胡川芎（各一两）　藿香（用叶）　川乌头（炮，去皮、脐，各半两）上为粗末。每服二钱，水一盏，入林檎糁十数片，新者亦得，煎至七分，去滓，稍热服，不计时，相次再服。衣被盖覆，汗出为度。

（36）圣散子　治伤寒、时行疫疠、风温、湿温，一切不问阴阳两感，表里未辨，或外热内寒，或内热外寒，头项腰脊拘急疼痛，发热恶寒，肢节疼重，呕逆喘咳，鼻塞声重；及食饮生冷，伤在胃脘，胸膈满闷，腹胁胀痛，心下结痞，手足逆冷，肠鸣泄泻，水谷不消，时自汗出，小便不利，并宜服之。厚朴（去粗皮，姜汁炙）　白术　防风（去芦头）　吴茱萸（汤洗七次）　泽泻　附子（炮裂，去皮、脐）　藁本（去土）　高良姜　猪苓（去皮）　藿香（去枝、土）　苍术

麻黄（去根、节）　　细辛（去苗）　　芍药　独活（去芦）
半夏（汤洗七次，姜汁制）　　茯苓（去皮）　　柴胡（去芦）
枳壳（去瓤，麸炒，各半两）　　甘草（炙，一两）　草豆蔻
仁（十个，去皮）　　石菖蒲（半两）上为粗散。每服四钱，
水一盏半，煎取一盏，去滓，热服，不计时候，取遍身微汗即
愈。时气不和，空腹饮之，以辟邪疫。

（37）五积散　调中顺气，除风冷，化痰饮。治脾胃宿
冷，腹胁胀痛，胸膈停痰，呕逆恶心；或外感风寒，内伤生
冷，心腹痞闷，头目昏痛，肩背拘急，肢体怠惰，寒热往来，
饮食不进；及妇人血气不调，心腹撮痛，经候不调，或闭不
通，并宜服之。白芷　川芎　甘草（炙）　　茯苓（去皮）
当归（去芦）　　肉桂（去粗皮）　　芍药　半夏（汤洗七次，
各三两）　　陈皮（去白）　　枳壳（去瓤，炒）　　麻黄（去
根、节，各六两）　　苍术（米泔浸，去皮，二十四两）　　干
姜（爁，四两）　　桔梗（去芦头，十二两）　　厚朴（去粗皮，
四两）上除肉桂、枳壳二味别为粗末外，一十三味同为粗末，
慢火炒令色转，摊冷，次入桂、枳壳末令匀。每服三钱，水一
盏半，入生姜三片，煎至一中盏，去滓，稍热服。如冷气奔
冲，心、胁、脐、腹胀满刺痛，反胃呕吐，泄利清谷，及痃癖
癥瘕，膀胱小肠气痛，即入煨生姜三片、盐少许同煎；如伤寒
时疫，头痛体疼，恶风发热，项背强痛，入葱白三寸、豉七粒
同煎；若但觉恶寒，或身不甚热，肢体拘急，或手足厥冷，即
入炒茱萸七粒、盐少许同煎；如寒热不调，咳嗽喘满，入枣煎
服；妇人难产，入醋一合同煎服之；并不拘时候。

（38）葛根解肌汤　治伤寒、温病、时行寒疫，头痛项
强，发热恶寒，肢体拘急，骨节烦疼，腰脊强痛，胸膈烦闷。
葛根（四两）　　麻黄（去节，三两）　　肉桂（去粗皮，一

两）　甘草（炙）　黄芩　芍药（各二两）　上为粗末。每服三钱，水一盏半，入枣一枚剥破，煎至八分，去滓，稍热服，不拘时候，取汗出为度。

（39）**四逆汤**　治伤寒自利不渴，呕哕不止，或吐利俱发，小便或涩、或利，或汗出过多，脉微欲绝，腹痛胀满，手足逆冷，及一切虚寒厥冷，并宜服之。凡病伤寒有此证候，皆由阳气虚，里有寒，虽更觉头痛体疼，发热恶寒，四肢拘急，表证悉具者，未可攻表，先宜服此药，助阳救里。甘草（炙，二两）　干姜（一两半）　附子（生，去皮、脐，细切，半两）　上以甘草、干姜为粗末，入附子令匀。每服三钱，水一盏半，煎至一中盏，去滓，温服，不计时候，常服消暑气，分水谷。

（40）**十华散**　治丈夫五劳七伤，浑身疼痛，四肢拘急，腰膝无力，脾元气虚，不思饮食，霍乱吐泻，四肢冷麻。兼解二毒伤寒，疗脚气流注肿痛，行步不得，及虚劳等患，并皆治之。五加皮　陈皮（去白）　干姜（炮）　甘草（各六两）　桔梗　羌活　黄芪　肉桂（去粗皮）　苍术（去皮，炒，各八两八钱）　附子（六两）　大川乌（三两）　上为细末。每服二钱，水一盏，姜二片，枣一枚，煎至六分，不拘时候，热盐酒调服亦得。

（41）**人参顺气散**　治丈夫、妇人风虚气弱，荣卫不和，肢节疼痛，身体沉重，头目旋晕，肩背拘急，手足冷麻，半身不遂，口眼㖞斜，痰涎不利，言语謇涩；或脾胃不和，心腹刺痛，胸膈痞满，倦怠少力，霍乱转筋，吐泻不止，胎前产后，并宜服之。干姜　人参（各一两）　川芎　甘草（炙）　苦梗（去芦）　厚朴（去粗皮，姜汁制）　白术　陈皮（洗，去白）　白芷　麻黄（去节，各四两）　干葛（去粗皮，三两半）　上为细末。每服二钱，水一盏，姜三片，枣一枚，薄荷五、七叶，同煎八分，不拘时。如伤风感冷，头疼腰重，咳嗽鼻塞，加葱白煎。

（42）人参养胃汤　治外感风寒，内伤生冷，憎寒壮热，头目昏疼，肢体拘急，不问风寒二证及内外之殊，均可治疗。先用厚被盖睡，连进此药数服，以薄粥汤之类佐之，令四肢微汗漐漐然。俟汗干，则徐徐去被，谨避外风，自然解散。若原自有汗，亦须温润以和解之；或有余热，则以参苏饮款款调之；或尚头疼，则以浓煎生姜葱白汤下如圣饼子。三证既除，则不必服药，但节其饮食，适其寒温，自然平治。大抵感冒，古人不敢轻发汗者，止由麻黄能开腠理，用或不能得其宜，则导泄真气，因而致虚，变生他证。此药乃平和之剂，只能温中解表而已，不致妄扰也。兼能辟山岚瘴气，四时瘟疫，常服尤佳。半夏（汤洗七次）　厚朴（去粗皮，姜汁制）　苍术（米泔浸一宿，洗、切、炒，各一两）　藿香叶（洗去土）　草果（去皮、膜）　茯苓（去黑皮）　人参（各半两）　甘草（炙，二钱半）　橘红（七钱半）上为㕮咀。每服四钱，水一盏半，姜七片，乌梅一个，煎至六分，去滓，热服之。兼治饮食伤脾，发为痎疟；或脾胃中脘虚寒，呕逆恶心，皆可化之。或发寒疟、寒疫及恶寒者，并加附子，是为十味不换金散。

（43）人参轻骨散　解利四时伤寒，头痛壮热，项背拘急，骨节烦疼，憎寒恶风，肢体困倦，大便不调，小便赤涩，呕逆烦渴；或伤风感寒，头痛体热，鼻塞声重，咳嗽痰涎；及山岚瘴气，时行疫疠，潮热往来；及疗五劳七伤，中脘气滞，心腹痞闷，停痰呕逆，冷气奔冲，攻注刺痛。又治妇人血气撮痛，经候不调，并宜服之。贝母（去心）　白茯苓（焙）半夏（煮，各一两）　枳壳（去瓤，炒，二两半）　苍术（浸一宿，六两）　人参　白术（焙）　白芷（不见火）

陈皮（去白）　秦艽　赤芍药（各二两）　川芎　当归（去芦，焙）　肉桂（去粗皮）　干姜（炮，各一两半）　柴胡（去芦）　麻黄（去根、节，各三两）　桔梗（去芦）　甘草（燧）　厚朴（各四两，姜汁浸）　上件为细末。每服三钱，水一盏，生姜三片，同煎至七分，通口稍热服。身体倦怠，加乌梅一个，咳嗽加枣二枚，同煎，不拘时。

（44）葱白散　解四时伤寒，头痛壮热，项背拘急，骨节烦疼，憎寒恶风，肢体困倦，大便不调，小便赤涩，呕逆烦渴，不思饮食。又伤风感寒，头痛体热，鼻塞声重，咳嗽痰涎；山岚瘴气，时行疫疠，并皆治之。川芎　苍术（米泔浸）　白术（各二两）　甘草（燧）　石膏（煅）　干葛（焙，各一两）　麻黄（去根、节，三两）　上件为细末。每服二钱，水一盏，生姜三片，葱白二寸，煎至七分，热服，不拘时候。如要出汗，并煎三服，被盖，汗出为度。

（45）不换金正气散　治四时伤寒，瘴疫时气，头疼壮热，腰背拘急；五劳七伤，山岚瘴气，寒热往来，五膈气噎，咳嗽痰涎，行步喘乏；或霍乱吐泻，脏腑虚寒，下痢赤白，并宜服之。厚朴（去皮，姜汁制）　藿香（去枝、土）　甘草（燧）　半夏（煮）　苍术（米泔浸）　陈皮（去白）上等分，为锉散。每服三钱，水一盏半，生姜三片，枣子二枚，煎至八分，去滓，食前稍热服。忌生冷、油腻、毒物。若四方人不伏水土，宜服之。常服能辟岚气，调和脾胃，美饮食。

（46）神仙百解散　（一名神仙截伤寒四季加减百解散）治伤寒遍身疼痛，百节拘急，头目昏痛，肢体劳倦，壮热憎寒，神志不爽；感冒瘟疫瘴气。常服辟瘟疫，治劳倦。山茵陈柴胡（去芦）　前胡（生姜制，炒）　人参　羌活　独活　甘草　苍术（米泔浸，锉，炒）　干葛　白芍药　升麻　防

273

风（去苗）　藁本（去芦）　藿香（去梗）　白术　半夏（姜汁炙，各一两）　立春以后不加减，立夏以后一料加：柴胡（一分）　赤茯苓　当归（各半两）；立秋以后减柴胡一分，不用当归、茯苓，只加：干姜（炮）　肉桂（去粗皮，各一分）　麻黄（去节，半两）；立冬以后并无加减。〔一方无当归，有黄芩（去芦，半两）〕。上为细末。每服三钱，水一盏半，姜三片，枣二个，煎至一盏，热服，不计时候，并进二服。如要表散，加葱白三寸，淡豆豉三十粒，同煎服，以衣被盖覆，汗出而愈。

（47）来苏散　解利四时温疫，伤寒，身体壮热，头痛憎寒，项脊拘急，浑身疼痛，烦渴闷乱，大小便涩，嗜卧少力，全不思饮食，及诸气疾，五劳七伤，山岚瘴疟，寒热往来等疾，并皆治之。柴胡（去芦）　甘草（炙）　干姜（各二两）　肉桂（去粗皮，不见火）　桔梗　防风　荆芥穗　五加皮（各一两）　芍药（半两）　麻黄（去节）　陈皮（去白，各一两半）　黄芪（蜜水浸一宿，炙一分）　上为细末。每服二钱，水一盏，生姜三片，同煎至八分，热服，不拘时候。常服和顺三焦，辟瘴气，进饮食。

（48）大沉香丸　治一切冷气攻心腹刺痛，胸膈噎塞，呕吐痰水，噫气吞酸，口苦舌涩，不思饮食；膀胱、肾间冷气攻冲，腰背拘急，脐腹绞痛，手足逆冷，小便滑数。又治卒暴心痛，霍乱吐利，疝瘕气痛，妇人血气刺痛，并宜服之。天台乌药　白芷　甘松（洗，晒）　甘草（爁，各二斤半）　姜黄（去皮）　檀香　干姜（炮）　肉桂（去粗皮，各二十两）白豆蔻（去皮，十两）　沉香（二十两）　香附子（去毛，爁，五斤）　上为末。炼蜜搜和，每一两作二十丸。每服一丸，嚼破，炒生姜盐汤下。元气发动，炒茴香热酒下，空心、食前服。

（49）盐煎散　治男子、妇人一切冷气，攻冲胸胁，及前后心连背膂疼痛，转项拘急；或脾胃虚冷，不思饮食，时发呕吐，霍乱转筋，脐腹冷疼，泄泻不止，及膀胱成阵刺痛，小肠气吊，内外肾疼。又治妇人血气刺痛，血积血瘕，绕脐撮痛，并皆治之。草果仁（去皮，煨）　缩砂（去壳取仁）　槟榔（炮，锉）　厚朴（去粗皮）　肉豆蔻（煨）　羌活（去芦）　苍术（米泔浸二宿）　陈皮（去白）　荜澄茄　枳壳（去瓤，麸炒）　良姜（油炒）　茯苓（去皮）　大麦芽（炒）　茴香（炒）　川芎（洗，锉）　甘草（爁，各二两）　上件碾为细末。每服二钱，水一盏半，入盐一字，同煎至八分，空心，食前服之。

（50）蟠葱散　治男子、妇人脾胃虚冷，攻筑心腹，连胁肋刺痛，胸膈痞闷，背膊连项拘急疼痛，不思饮食，时或呕逆，霍乱转筋，腹冷泄泻，膀胱气刺，小肠及外肾肿痛；及治妇人血气攻刺，癥瘕块硬，带下赤白，或发寒热，胎前产后恶血不止，脐腹疼痛。应一切虚冷，不思饮食，并宜服之。延胡索（三两）　苍术（米泔浸一宿，去皮）　甘草（爁，各半斤）　茯苓（白者，去皮）　蓬莪术　三棱（煨）　青皮（去白，各六两）　丁皮　缩砂（去皮）　槟榔（各四两）　肉桂（去粗皮）　干姜（炮，各二两）　上捣，罗为末。每服二钱，水一盏，连根葱白一茎，煎七分，空心，食前，稍热服。

（51）腽肭脐丸　补虚壮气，暖背祛邪，益精髓，调脾胃，进饮食，悦颜色。治五劳七伤，真气虚惫，脐腹冷痛，肢体酸疼，腰背拘急，脚膝缓弱，面色黧黑，肌肉消瘦，目暗耳鸣，口苦舌干，腹中虚鸣，胁下刺痛，饮食无味，心常惨戚，夜多异梦，昼少精神，小便滑数，时有余沥，房室不举，或梦交通，及一切风虚癟冷，并宜服之。膃肭脐（一对，慢火酒炙令熟）　硇砂（研飞，二两）　精羊肉（熟切碎烂，研）羊髓（取汁，各一斤）　沉香　神曲（炒，各四两）　以上六味，用无灰好酒一斗，同于银器内，慢火熬成膏，候冷入下项药。阳起石（用浆水煮一日，细研飞过，焙干用）　人参（去芦）　补骨脂（酒炒）　钟乳粉（炼成者）　巴戟（去心）　川芎　肉豆蔻（去壳）　紫苏子（炒）　枳壳（去瓤，麸炒）　木香　荜澄茄　葫芦巴（炒）　天麻（去苗）青皮（去白）　丁香　茴香（舶上，炒，各二两）　肉桂（去粗皮）　槟榔　蒺藜子（炒）　大腹子（各二两半）山药（一两半）　苁蓉（洗，切片，焙，四两）　白豆蔻（去壳，一两）　大附子（炮，去皮、脐，用青盐半斤，浆水一斗五升煮，候水尽，切，焙干，八两）　上件药各依法修事，捣，罗为末，入前膏内搜成剂，于臼内捣千余杵，丸如梧桐子大。每服二十丸，空心，温酒下，盐汤亦得。

（52）金钗石斛丸　治真气不足，元脏虚弱，头昏面肿，目暗耳鸣，四肢疲倦，百节酸疼，脚下隐痛，步履艰难，肌体羸瘦，面色黄黑，鬓发脱落，头皮肿痒，精神昏困，手足多冷，心胸痞闷，绕脐刺痛，膝胫酸疼，不能久立，腰背拘急，不得俯仰，两胁胀满，水谷不消，腹痛气刺，发歇无时，心悬噫醋，呕逆恶心，口苦咽干，吃食无味，恍惚多忘，气促喘乏，夜梦惊恐，心忪盗汗，小便滑数，或水道涩痛，一切元脏虚冷之疾，并能治之。常服补五脏，和血脉，驻颜色，润发，进食肥肌，大壮筋骨。川椒（去目，微炒出汗）　葫芦巴（炒）　巴戟天（去心）　地龙（去土，炒，各四两）　苍术（去浮皮）　乌药（各十六两）　川乌头（炮，去皮、脐）　羌活（去芦）　茴香（炒）　赤小豆　马蔺子（醋炒）　金铃子（麸炒）　石斛（去根，各八两）　青盐（二两）　上为细末，酒煮面糊为丸，如梧桐子大。每服二十丸，温酒下，或盐汤亦得，空心，食前服之。

（53）**石南丸**　治风毒，脚弱少力，脚重疼痹，脚肿生疮，脚下隐痛，不能踏地，脚膝筋挛，不能屈伸，项背腰脊拘急不快，风毒上攻，头面浮肿，或生细疮，出黄赤汁，或手臂少力，或口舌生疮，牙龈宣烂，齿摇发落，耳中蝉声，头眩气促，心腹胀闷，小便时涩，大便或难。赤芍药　薏苡仁　赤小豆　当归（去芦）　石南叶　牵牛子　麻黄（去根、节）　陈皮（去白）　杏仁（去皮、尖、双仁，炒）　大腹皮（连子用）　川芎（各二两）　牛膝（去苗）　五加皮（各三两）　草薢　独活（去芦）　杜仲（锉，炒）　木瓜（各四两）　上为细末，以酒浸蒸饼为丸，如梧桐子大。每服十丸至十五、二十丸，木瓜汤下，早起、日中、临卧各一服。常服补益元气，令人筋骨壮健，耳目聪明，妇人血气亦可服之。不拘时候。

（54）**黄芪丸**　治丈夫肾脏风毒，上攻头面虚浮，耳内蝉声，头目昏眩，项背拘急；下注腰脚，脚膝生疮，行步艰难，脚下隐疼，不能踏地。筋脉拘挛，不得屈伸，四肢少力，百节酸痛，腰腿冷痛，小便滑数，及瘫缓风痹，遍身顽麻。又疗妇人血风，肢体痒痛，脚膝缓弱，起坐艰难，并宜服之。黄芪　杜蒺藜（去圆）　川楝子　茴香（炒）　川乌（炮，去皮、脐）　赤小豆　地龙（去土，炒）　防风（去芦、叉，各一两）　乌药（二两）上为细末，酒煮面糊为丸，如梧桐子大。每服十五丸，温酒、盐汤亦得，妇人醋汤下，空心服。

（55）**茴香丸**　治丈夫元脏久虚，冷气攻冲，脐腹绞痛，腰背拘急，面色萎黄，饮食减少，及膀胱、小肠气痛，并肾脏风毒，头面虚浮，目暗耳鸣，脚膝少力，肿痛生疮。妇人血脏虚冷，食减少力，肢体疼痛，并宜服之。久服补虚损，除风冷，壮筋骨，明耳目。威灵仙（洗去土） 川乌（炮，去皮、脐） 陈皮（去白） 防风（去苗） 川楝子（麸炒） 萆薢（各三两） 乌药（去土，五两） 川椒（去目、闭口，炒出汗，二两） 赤小豆 茴香（炒，各八两） 地龙（去土，炒，七两） 上为细末，以酒煮面糊为丸，如梧桐子大。每服空心及晚食前，温酒下二十丸，盐汤亦得。小肠气痛，炒生姜、茴香酒下；脚转筋，木瓜汤下。妇人血脏虚冷，温醋汤下；脐腹绞痛，滑泄冷痢，浓煎艾汤下。

（56）沉香鳖甲散 治男子、妇人五劳七伤，气血虚损，腰背拘急，手足沉重，百节酸疼，面色黑黄，肢体倦怠，行动喘乏，胸膈不快，咳嗽痰涎，夜多异梦，盗汗失精，嗜卧少力，肌肉瘦瘁，不思饮食，日渐羸弱，一切劳伤，诸虚百损，并能治之。干蝎（二钱半） 沉香（不见火） 人参（去芦） 木香（不见火） 巴戟（去心） 牛膝（去芦，酒浸） 黄芪（去芦） 白茯苓（焙） 柴胡 荆芥（去梗） 半夏（姜汁浸二宿，炒） 川当归（去芦） 秦艽（去芦，各半两） 附子（炮，去皮、脐） 肉桂（去粗皮） 鳖甲（醋浸，去裙，炙黄，各一两） 羌活 熟干地黄（净洗，酒洒，蒸，焙，各七钱半） 肉豆蔻（四个） 上为细末。每服二钱，水一盏，葱白二寸，生姜三片，枣子二枚，擘破，同煎至七分，空心，食前。

（57）沉香鹿茸丸 治真气不足，下元冷惫，脐腹绞痛，胁肋虚胀，脚膝缓弱，腰背拘急，肢体倦怠，面无精光，唇口干燥，目暗耳鸣，心忪气短，夜多异梦，昼少精神，喜怒无时，悲忧不乐，虚烦盗汗，饮食无味，举动乏力，夜梦鬼交，遗泄失精，小便滑数，时有余沥，阴间湿痒，阳事不兴，并宜服之。沉香（一两）　附子（炮，去皮、脐，四两）　巴戟（去心，二两）　鹿茸（燎去毛，酒浸，炙，三两）　熟干地黄（净洗，酒洒，蒸，焙，六两）　菟丝子（酒浸，研，焙，五两）　上件为细末，入麝香一钱半，别研入和匀，炼蜜为丸，如梧桐子大。每服四、五十粒，好酒或盐汤空心吞下。常服养真气，益精髓，明视听，悦色驻颜。

（58）震灵丹　（紫府元君南岳魏夫人方，出《道藏》，一名紫金丹）　此丹不犯金石飞走有性之药，不僭不燥，夺造化冲和之功。大治男子真元衰惫，五劳七伤，脐腹冷疼，肢体酸痛，上盛下虚，头目晕眩，心神恍惚，血气衰微，及中风瘫缓，手足不遂，筋骨拘挛，腰膝沉重，容枯肌瘦，目暗耳聋，口苦舌干，饮食无味，心肾不足，精滑梦遗，膀胱疝坠，小肠淋沥，夜多盗汗，久泻久痢，呕吐不食，八风五痹，一切沉寒痼冷，服之如神。及治妇人血气不足，崩漏虚损，带下久冷，胎脏无子，服之无不愈者。禹余粮（火煅，醋淬不计遍，以手捻得碎为度）　紫石英　赤石脂　丁头代赭石（如禹余粮炮制，各四两）以上四味，并作小块，入甘锅内，盐泥固济，候干，用炭一十斤煅通红，火尽为度，入地坑埋，出火毒，二宿。滴乳香（别研）　五灵脂（去沙石，研）　没药（去沙石，研，各二两）　朱砂（水飞过，一两）　上件前后共八味，并为细末，以糯米粉煮糊为丸，如小鸡头大，晒干出光。每一粒，空心，温酒下，冷水亦得。常服镇心神，驻颜色，温脾肾，理腰膝，除尸疰蛊毒，辟鬼魅邪疠。久服轻身，渐入仙道。忌猪、羊血，恐减药力。妇人醋汤下，孕妇不可服。极有神效，不可尽述。

（59）金锁正元丹　治真气不足，元脏虚弱，四肢倦怠，百节酸疼，头昏眩痛，目暗耳鸣，面色黄黑，鬓发脱落，头皮肿痒，精神昏困，手足多冷，心胸痞闷，绕脐切痛，膝胫酸疼，不能久立；或脚弱隐痛，步履艰难，腰背拘急，不能俯仰，腹痛气刺，两胁虚胀，水谷不消，大便不调，呕逆恶心，饮食减少，恍惚多忘，气促喘乏，夜多异梦，心忪盗汗，小便滑数，遗精白浊，一切元脏虚冷之病，并能治之。五倍子　茯苓（去皮，各八两）　紫巴戟（去心，十六两）　补骨脂（酒浸，炒，十两）　肉苁蓉（净洗，焙干）　葫芦巴（炒，各一斤）　龙骨　朱砂（别研，各三两）　上为细末，入研药令匀，酒糊为丸，如梧桐子大。每服十五丸至二十丸，空心，食前温酒吞下，或盐汤亦得。

（60）秘传玉锁丹　治心气不足，思虑太过，肾经虚损，真阳不固，溺有遗沥，小便白浊如膏，梦寐频泄，甚则身体拘倦，骨节酸疼，饮食不进，面色黧黑，容枯肌瘦，唇口干燥，虚烦盗汗　举动乏力。茯苓（去皮，四两）　龙骨（二两）五倍子（六两）上为末，水糊为丸。每服四十粒，空心用盐汤吞下，日进三服。此药性温不热，极有神效。

（61）洗心散　治风壅壮热，头目昏痛，肩背拘急，肢节烦疼，热气上冲，口苦唇焦，咽喉肿痛，痰涎壅滞，涕唾稠粘，心神烦躁，眼涩睛疼，及寒壅不调，鼻塞声重，咽干多渴，五心烦热，小便赤涩，大便秘滞，并宜服之。白术（一两半）　麻黄（和节）　当归（去苗，洗）　荆芥穗　芍药甘草（爁）　大黄（面裹，煨，去面，切，焙，各六两）上为细末。每服二钱，水一盏，入生姜、薄荷各少许，同煎至七分，温服。如小儿麸豆疮疹欲发，先狂语多渴，及惊风积热，可服一钱，并临卧服。如大人五脏壅实，欲要溏转，加至四、五钱，乘热服之。

（62）脾约麻仁丸　治肠胃燥涩，津液耗少，大便坚硬，或秘不通，脐腹胀满，腰背拘急，及有风人大便结燥。又治小便利数，大便因硬而不渴者，谓之脾约，此药主之。厚朴（去粗皮，姜汁炒）　芍药　枳实（麸炒，各半斤）　大黄（蒸，焙，一斤）　杏仁（去皮、尖，炒研）　麻仁（别研，各五两）上味捣，筛，蜜和丸，如梧桐子大。每服二十丸，临卧，温水下，以大便通利为度，未利再服。

（63）七圣丸　治风气壅盛，痰热结搏，头目昏重，涕唾稠粘，心烦面赤，咽干口燥，精神不爽，夜卧不安，肩背拘急，胸膈痞闷，腹胁胀满，腰满重疼，大便秘结，小便赤涩。川芎　肉桂（去粗皮）　木香（生）　羌活（去芦）　槟榔（生，各半两）　郁李仁（去皮）　大黄（蒸，焙，一分，生用，各一两）　上为细末，炼蜜为丸，如梧桐子大。每服十五丸至二十丸，温熟水下，食后，临卧服。岚瘴之地最宜服，更量脏腑虚实加减。

（64）没药降圣丹　治打扑闪肭，筋断骨折，挛急疼痛，不能屈伸，及荣卫虚弱，外受游风，内伤经络，筋骨缓纵，皮肉刺痛，肩背拘急，身体倦怠，四肢少力。自然铜（火煅，醋淬十二次，研末水飞过，焙）　川乌头（生，去皮、脐）　骨碎补（燀，去毛）　白芍药　没药（别研）　乳香（别研）　当归（洗，焙，各一两）　生干地黄　川芎（各一两半）　上并生用，为细末，以生姜自然汁与蜜等分炼熟和丸，每一两作四丸。每服一丸，捶碎，水、酒各半盏，入苏木少许，同煎至八分，去苏木，热服，空心，食前。

（65）四神丹　治百病，补五脏，远疫疠，却岚瘴，除尸痊蛊毒，辟鬼魅邪气。大治男子、妇人真元虚损，精髓耗伤，形羸气乏，中满下虚，致水火不交，及阴阳失序，精神困倦，面色枯槁，亡血盗汗，遗沥失精，大便自利，小便滑数，梦寐惊恐，阳事不举，腰腿沉重，筋脉拘挛，及治一切沉寒痼冷，痎癖疝瘕，脐腹绞痛，久泻久痢，伤寒阴证，脉候沉微，身凉自汗，四肢厥冷。妇人百病，胎脏久冷，绝孕无子，赤白带下，月候不调，服诸药久不瘥，悉皆主之。此丹假阴阳造化之功，得天地中和之气，即与寻常一煅一炼僭燥丹药功效不同。此丹活血实髓，安魂定魄，悦泽颜色，轻身保寿。苟不恃药力纵情欲，久久服之，可通仙道。雄黄　雌黄　硫黄　朱砂（各五两）　上件研细，入瓷盒内，将马鞭草为末，盐泥固济，慢火四围烧煅，一日一夜取出，再研细末，以糯米粽研为糊，丸如豆大。每服一粒，绝早空心，新汲水吞下。妊妇不可服。忌羊血、葵菜。

9.《圣济总录》宋·赵佶

（1）至圣太一散　治中风瘫缓，半身不遂，口眼㖞斜，语言謇涩，形神如醉，惊悸狂言，夜卧不安，或周身麻痹，皮肤不知痛痒，四肢不举，身重如石，腰膝强硬，或筋脉拘挛瘛疭，不能行步，百关壅阏，痰涎痞滞，或卒急中恶、客忤、尸注、鬼气、邪魔、尸厥、暴亡、不省人事等疾。至圣太一散方犀角（镑）　仙灵脾　真珠末　滑石（研）　胡黄连　恶实（炒）　人参地丁草（去根）　白茯苓（去皮）　蚕砂（炒）甜硝（研）　板蓝根　郁金（各一两）　大黄（锉）　牛黄（研）　血竭（研）　木通（锉）　栀子仁　马牙硝（研）苍术（削去黑皮）　荆芥穗　芍药　延胡索　玳瑁（镑）琥珀（研，各半两）　甘草（炙，二两半）　上二十六味，并捣研为末，如中风不语，用新水调下一钱匕。如口噤即灌下。若能咳嗽，夜半当省人事。灌药四服后不咳嗽者，必不可救。卒中恶风涎不止，用白矾末半钱匕，太一散和匀，以新水调下，慢慢灌之即活。

（2）论曰：《内经》谓以春甲乙中风，为肝风。肝风之状，多汗恶风，善悲，嗌干善怒，时憎女子者，有头目瞤，两胁痛，行常伛偻，嗜甘如阻妇状者，有但踞坐，不得低头，绕两目连额色微青，唇青面黄者，治法宜灸肝俞，后以药治之。

石膏汤　治肝脏中风，筋脉拘挛，手足不遂，或缓或急，石膏汤方　石膏（碎，一两）　麻黄（去根节，煎掠去沫，焙干，一两半）　芎䓖　芍药　桂（去粗皮）　黄芩（去黑心）　甘草（炙）　人参　当归（切，焙）　防风（去叉，各半两）　杏仁（一十五枚，汤浸去皮尖双仁，炒）上一十一味，粗捣筛，每服五钱匕，水一盏半，生姜半分切片，煎至八分，去滓服空心，午时夜卧各一服，后吃热生姜葱薤稀粥，取微汗出，慎外风。

排风羌活散　治肝脏中风，筋脉拘挛疼痛，排风羌活散方羌活（去芦头，一两半）　天麻（二两）　芎䓖（一两）　酸枣仁（炒，一两半）　鹿角胶（炙，燥，一两）　蔓荆实（去白皮，三分）　羚羊角（镑，一两半）　人参（一两）白附子（炮裂，一两）　桂（去粗皮，一两）　牛膝（酒浸，去苗，焙，二两）　薏苡仁（一两）　乌蛇（三寸，酒浸炙，用肉）犀角（镑，三分）　白藓皮（锉，一两）　地骨皮（锉，一两半）　柏子仁（一两半，生用）　上一十七味，捣罗为散，空腹以豆淋酒调下一钱匕，渐加至二钱匕，日三夜一。

（3）防风汤　治风癔舌强不能言，四肢拘急，迷闷不知人，防风汤方　防风（去叉）　麻黄（去根节，各二两）　白术　黄芩（去黑心）　赤芍药　桂（去粗皮）　防己　芎䓖人参　甘草（炙）　附子（炮裂，去皮、脐）　杏仁（汤浸去皮尖双仁麸炒，各一两）　上一十二味，锉如麻豆，每服五钱匕，水一盏半，生姜一枣大拍碎，煎至八分，去滓温服不拘时。

（4）生地黄煎　治中风手足不遂，或拘挛屈伸不得，口眼㖞斜，偏风疼痛，或瘰痹沉重，病在筋骨，生地黄煎方　生地黄（五斤，捣研绞取汁令尽）　黑豆（一升，以水三升煎至一升，绞去豆）　大甜石榴（三颗，去蒂萼和子皮，同捣研取汁）　晚蚕砂（炒，二两）　海桐皮（炙，锉，三两）　桂（去粗皮）山芋（各二两）上七味，先㕮咀四味，如大麻粒，于银石锅中，先煎地黄汁三二十沸，次下石榴黑豆汁，又煎三二十沸，即下㕮咀四味，勿停手搅，慢火煎至浓，用生帛绞去滓，次下好酥二两，再煎匀，搅如稠膏，即收于不津器中，每日空腹以无灰酒一盏调煎半匙头，搅和服之。如疾甚者，加至一匙头，每日三服。切慎房室，此方兼治妇人产后风血恶疾。

海桐皮丸　治中风手足不遂，身体疼痛，肩背拘急，海桐皮丸方　海桐皮（二两，细锉）　石斛（去根，三分）　羌活（去芦头，半两）　赤箭（一两半）　牛膝（酒浸，切，焙）　白附子（生）　防风（去叉，各一两）　木香　山芋（各三分）　菊花　牡荆子（各半两）　丹砂（一两，研）上一十二味，为细末，以天南星末二两半，同好酒煮为膏，和丸如梧桐子大，每服十五丸，茶酒任下。

天麻丸　治中风手足不遂，肢体疼痛。天麻丸方　天麻　地榆（各一两）　乌头（炮裂，去皮、脐，二两）　玄参（一两）　胡蜂蛹子（三十枚，焙干）　上五味，捣罗为末，炼蜜和丸，如梧桐子大，每服三丸至五丸，食前薄荷酒嚼下

（5）生犀丸　治风虚肉瞤，头目昏眩，四肢拘急，或时麻痹，旋运多痰，牙关紧痛，欠伸倦怠，生犀丸方　犀角（镑屑）芎䓖　羌活（去芦头，各一两）　白僵蚕（炒）　防风（去叉）荆芥穗（各半两）　干蝎（炒）　白芷　藁本（去土）龙脑（研）　麝香（研）　牛黄（研，各一分）　鸡苏叶（二

两）天麻（酒浸一宿，切焙，二两，别捣为细末） 上一十四味，除天麻别捣外，先以十味，捣罗为细末，再入三味研者药，炼蜜半斤，入天麻末，更入河水，并真酥各少许，置于重汤内，煎炼成膏，候冷和搜成剂，入臼内，杵数百下，丸如鸡头实大，每服一丸细嚼，腊茶清下，不拘时。

牛黄天南星丸 治风热相搏，肌肉瞤动，头目旋眩，筋脉拘急，涎潮发搐，精神昏昧，舌强语涩，肢节烦疼，心胸不利，凡病风气悉主之。牛黄天南星丸方 天南星（以牛胆制者用二两，如无，即用姜水煮透软，切作片，焙干） 天麻（二两）独活（去芦头） 白附子（炮） 白僵蚕（炒） 人参 丹砂（研，各一两） 当归（洗，切，焙） 桑螵蛸（炒） 干蝎（炒，去土） 甘草（生用，各三分） 羚羊角（镑屑） 犀角（镑屑） 麝香（研） 牛黄（研） 雄黄（研） 龙脑（研，各半两） 桂（去粗皮，一分）上一十八味，先以十三味，捣罗为细末，再入研药五味，和匀、炼蜜，丸如酸枣大，每服一丸，不计时，细嚼、温酒下，或以鸡苏汤下。

乳香丸 治风虚气闭，口眼瞤动，偏正头痛，乳香丸方乳香（研，二分） 天麻 麻黄（去根节） 防风（去叉）半夏 乌头（去皮脐） 天南星 芎藭（各一两） 地龙（去土，三分）上九味并生用，捣罗八味为细末，入乳香和匀，用酒煮面糊，丸如梧桐子大，每服十五丸，荆芥茶下，空心，食前服。

（6）八风丸 治首风头目昏痛，肢体拘急疼痛。八风汤方 防风（去叉，六两） 人参（二两） 芎藭 细辛（去苗叶） 前胡（去芦头） 羌活（去芦头） 白芷（各半两） 甘草（炙，三分） 上八味，粗捣筛，每服三钱匕，水一盏，入薄荷五叶，煎至六分，去滓温服，不拘时。

大芎丸　治头风旋运，目昏眩急，宣行阳经风寒，化导胸膈痰饮，疗偏正头痛，解身体拘倦，清爽神志，通利关窍。大芎丸方　芎藭（一斤，大者）　天麻（四两）　上二味，同捣罗为末，炼蜜为丸，如樱桃大，每服一丸，茶酒嚼下，荆芥汤嚼下亦得，不计时候。

牛黄丸　治首风头项急痛脑重，四肢拘急，行步有妨。牛黄丸方　牛黄（别研）　腻粉（各半两）　天麻（酒炙）桂（去粗皮）　白附子（炮）　干蝎（炒去土）　天南星（炮）　石菖蒲　附子（炮裂，去皮、脐）　麻黄（去根节，汤煮，掠去沫）　羌活（去芦头）　芎藭　干姜（炮）　当归（切，焙）　独活（去芦头）　防风（去叉，各一两）麝香（一分）　乌蛇（酒浸，湿纸裹煨，取肉，三两）　上一十八味，先将牛黄、麝香同研后，渐入诸药末，并腻粉一半，炼蜜和丸，如梧桐子大，于一半腻粉内，滚为衣，每服五丸，空心温酒下。

天雄丸　治风虚脑重，四肢拘急，骨节疼痛。天雄丸方天雄（炮裂，去皮、脐）　黄芪（锉）　熟干地黄（焙）蒺藜子（炒，去角，各三分）　白茯苓（去黑皮）　牛膝（酒浸，切、焙）　防风（去叉）　石斛（去根）　附子（炮裂，去皮、脐）　独活（去芦头）　山芋　白术　桂（去粗皮，各半两）　上一十三味，捣罗为末，炼蜜和丸，如梧桐子大，每服十五丸，加至二十丸。薄荷酒或乌梅汤下。

（7）清神散　治脑风头痛，连眼目紧急，肢体拘急疼痛。清神散方

芎藭（二两）　莎草根（炒，去毛，三两）　石膏（研，一两）　龙脑（研，一分）　上四味，捣研为散，每服二钱匕，用荆芥腊茶清调下，食后服。

（8）论曰：《内经》谓风寒湿三气杂至合而为痹。又曰：以春遇此者为筋痹。又曰：筋痹不已，复感于邪，内舍于肝。盖五脏皆有合，病久而不去者，内舍于其合。肝之合筋也，故筋痹不已，复感于邪，则舍于肝也。其证夜卧则惊，多饮小便数，上为引如怀者是也。

薏苡仁汤　治肝痹筋脉不利，拘挛急痛，夜卧多惊，上气烦满。薏苡仁汤方。薏苡仁　羌活（去芦头）　蔓荆实　荆芥穗（各二两）　白术　木瓜（去核）　防风（去叉）　牛膝（酒浸，切，焙）　甘草（炙，各一两）　上九味，锉如麻豆。每服五钱匕，水一盏半，入生姜五片，煎至一盏，去滓，稍热服。

细辛汤　治肝虚气痹，两胁胀满，筋脉拘急，不得喘息，四肢少力，眼目不明。细辛汤方。细辛（去苗叶）　防风（去叉）　白茯苓（去黑皮）　柏子仁（研）　桃仁（汤浸，去皮尖、双仁，麸炒微黄）　山茱萸　甘草（炙，锉，各三分）　蔓荆实　枳壳（去瓤，麸炒，各半两）　木瓜（去核）草薢　五加皮（各一两）　上一十二味，锉如麻豆。每服三钱匕，水一盏，大枣（三枚劈破），同煎数沸，去滓，取七分，温服，不计时候。

（9）论曰：《内经》谓寒气胜者为痛痹。夫宜通，而塞则为痛。痹之有痛，以寒气入经而稽迟，泣而不行也。痛本于寒气偏胜，寒气偏胜，则阳气少阴气多，与病相益。治宜通引营卫，温润经络。血气得温则宣流，自无壅阏也。

茯苓汤　治风湿痹，四肢疼痹，拘挛浮肿。茯苓汤方。赤茯苓（去黑皮）　桑根白皮（各二两）　防己　桂（去粗皮）　芎藭　芍药　麻黄（去根节，各一两半）　上七味，粗捣筛。每服五钱匕，水一盏半，枣一枚去核，煎取一盏，去

287

滓温服。连三服后，以热姜粥投之，汗出为度。

（10）论曰：《内经》谓湿气胜者为着痹。地之湿气感则害人皮肉筋脉。盖湿，土也，土性缓，营卫之气，与湿俱留，所以湿胜则着而不移也。其证多汗而濡者，以阴气盛也。治宜除寒湿，通行经络则差。

石斛散　治寒湿痹，著而不散，四肢不仁，脚弱拘挛，或疼痛不能行，趺肿上膝，少腹坚不欲食。石斛散方。石斛（去根，二两）　天门冬（去心，一两半，焙，锉）　附子（炮裂，去皮脐，三分）　独活（去芦头，三分）　桂（去粗皮半两）　桔梗（炒）　蜀椒（去目及闭口，炒，出汗）　细辛（去苗叶，各半两）　麻黄（去根节，三分）　山茱萸　五味子　白芷（各半两）　前胡（去芦头）　秦艽（去土，各三分）　乌头（炮裂，去皮、脐）　人参　天雄（炮裂，去皮、脐各半两）　当归（切，焙）　防风（去叉）　莽草（微炙，各三分）　白术（半两）　杜仲（去粗皮，炙，锉三分）　干姜（炮，半两）　上二十三味，捣罗为散。每服二钱匕，温酒调下，未知稍稍加之，不拘时。

（11）六生散　治周痹身体拘痛，腰膝痹。六生散方。生菖蒲（九节者，去毛、节，切，焙）　生干地黄（焙）　生枸杞根　生商陆根（净洗，切，焙各一斤）　生乌头（锉，去皮、脐，四两）　生姜（去皮，切，焙二斤）　上六味，先焙了各秤及本方分两，复以醇酒一斗五升，淹浸一宿，漉出暴干，复内酒中，令酒尽再暴干，捣罗为散。每服半钱匕，以清酒一盏调下，渐加至一钱匕，空心、临卧各一。

（12）沉香煮散　治肝元虚风上攻，头目昏眩，肩背拘急，兼治脾气不和。沉香煮散方　沉香（锉，三分）　桂（去粗皮，一两）　白豆蔻仁　石斛（去根，各半两）　巴戟天（去心，一两）　附子（炮裂，去皮脐，半两）　赤茯苓（去黑皮，一两半）　木香（一两）　人参（三分）　芎䓖（一两）　五味子（三分）　白术　青橘皮（汤去白，焙，各一两）　厚朴（去粗皮，姜汁炙）　黄芪（细锉，各半两）藿香叶（三分）　荜澄茄　肉豆蔻（去皮，各三两）上一十八味，粗罗为细散，每服三钱匕，水一盏，入姜枣煎七分，食前温服，日二。

（13）论曰：肝在色为青，在志为怒，故其气逆则面青多怒，盖本藏气逆于内，干之而出，则多怒而面青也。

竹沥汤　治肝脏气逆，手足拘急，面青多怒，胁下苦满，或时眩冒。竹沥汤方　竹沥　甘草（炙，锉）　秦艽（去苗土）　葛根（锉）　黄芩（去黑心）　麻黄（去根节）　防己　细辛（去苗叶）　桂（去粗皮）　干姜（炮，各一两）防风（去叉）　升麻（各一两半）　赤茯苓（去黑皮，三两）　附子（炮裂，去皮、脐，二枚）　杏仁（去皮尖双仁，五十枚）上一十五味，除竹沥外，粗捣筛，每服五钱匕，水一盏，入竹沥半盏，煎至一中盏，去滓温服，不计时候。

（14）木瓜虎骨丸　治风毒脚气，疼痛少力，筋脉拘急。行步艰难。木瓜虎骨丸方　木瓜（宣州者一枚，去皮瓤，焙）麒麟竭（研）　没药（研，各一两）　乳香（半两，研，以上三味同研，令匀入在木瓜中，却以元盖子盖定，用黑豆一斗，水淘过，安木瓜在内，都用豆盖，令蒸烂，取出沙盆内，研成膏）　虎胫骨（一两，涂酒，炙）　木香　自然铜（醋淬七遍）　枫香脂　败龟（醋炙去裙襕）　骨碎补（去毛）甜瓜子　桂（去粗皮）　当归（切、焙，各一两）　地龙（去土，二两）　安息香（一两，重汤内酒熬去滓）　上一十五味，除前四味外，都捣罗为末，并安息香，同入木瓜膏内搜和，更入臼捣一二百下。如药稍干，入少好酒，丸如梧桐子大。每服三十丸，空心木瓜汤下日二。

白杨皮酒 治风毒脚气，手足拘挛。白杨皮酒方 白杨皮（东南西去地三尺者，取一斤半，勿令见风，去皮，细锉，熬令黄赤） 上一味。以清酒一斗，内不津器中渍之，蜜封头，勿令泄气，冬月二七日，春夏一七日。开取饮，量人酒性多少服之，日五六服，常令酒力相续，取差为度，白杨皮须白色者佳，不要近塚墓者。

（15）内补石斛散 治风痹脚弱，手足拘挛痹弱，小腹紧急，不能食，五劳七伤，肾气不足。内补石斛散方 石斛 附子（炮裂，去皮、脐） 独活（去芦头） 天门冬（去心，焙） 桂（去粗皮，各四两） 秦艽（去苗土） 乌头（炮裂，去皮、脐） 人参 天雄（炮裂，去皮、脐） 干姜（炮） 防风（去叉） 细辛（去苗叶） 杜仲（去粗皮，锉，炒） 莽草（炙，各二两） 当归（锉，焙，四两）上一十五味。捣罗为散，每服二钱匕，温酒调下，日三夜一。

（16）论曰：恚怒气逆，上而不下则伤肝，肝劳则面目干黑、口苦，精神不守，恐畏不能独卧，甚则筋急而爪枯，目盲无所见，毛悴色夭者难治。

补肝汤 治肝劳胁痛气急，忧恚不常，面青肌瘦，筋脉拘急，补肝汤方 天门冬（去心，焙） 酸枣仁（微炒） 柴胡（去苗） 当归（切，焙） 羌活（去芦头） 防风（去叉） 桂（去粗皮） 细辛（去苗叶） 赤茯苓（去黑皮）升麻 秦艽（去苗土） 黄芪（锉） 杜仲（去粗皮，炙，锉） 鳖甲（去裙襕，醋炙，锉） 鹿茸（去毛，酥炙）牛膝（酒浸，切，焙） 天麻 黄明胶（炙，燥） 山茱萸上一十九味，等分，粗捣筛，每服三钱匕，水一盏，入生姜二片，枣一枚劈，煎至七分，去滓温服，食前。

（17）青蒿煎丸 治急劳心肺积热，鼻口焦干，饮食无味，神昏欲睡，心胸胀满，两目多涩，四肢无力，足胫酸疼，腰脚拘急，青蒿煎丸方 青蒿 生地黄 薄荷（各取汁，一升） 童子小便（二升半） 麝香（一分，研） 鳖甲（去裙襕，醋炙，三两） 柴胡（去苗） 甘草（炙，锉，各二两） 地骨皮（一两，四味为末） 桃仁（去皮尖双仁研，四两）上一十味，取青蒿等汁，并小便，先煎令稠，下诸捣研药末，以文武火熬令可丸，即丸如梧桐子大，每服二十丸，麦门冬汤下，不拘时。

10.《鸡峰普济方》宋·张锐

（1）人参薯蓣丸 治肾脏虚弱，客风流入，四肢腰背拘急，不能俯仰，体热身重，毒风上攻，心胸闷满，攻注颈项，志意不乐，肌肤消瘦，嗜卧无力，喜怒好忌，若服暖药又加转甚。常服聪明耳目，保定骨髓，开心强记，去惊怖，除邪热，四肢烦满，沉重虚劳等疾。生地黄 人参 防风 薯蓣 五味子 茯苓（各一两） 麦门冬（二两半） 贝母 远志（各半两） 熟地黄 百部 柏子仁 丹参 杜仲 茯神 黄芪（各三分）上为细末，炼蜜和丸，如樱桃大，或梧桐子大，每服十丸，熟水下，食后。

（2）覆盆子丸 治元脏虚弱，脐腹疗痛，膝胫劣，百节酸疼，昏倦多睡，小便频浊，头旋痰唾，背脊拘急，饮食无味。常服温顺脏气，补益丹田。覆盆子 肉苁蓉 黄芪（各一两） 芎䓖 当归 赤芍药（各三分） 五味子（一两） 补骨脂 乌药 石斛 泽泻 荜澄茄 沉香 巴戟（各二两） 山茱萸（三分） 熟干地黄 菟丝子（各二两）上为细末，蜜丸梧桐子大，空心，盐汤下二十丸。

（3）大麦煎散　治劳气，四肢烦疼，拘急劳倦，兼治虚风。九肋鳖甲（一两半）　银州柴胡　秦艽（各一两）　木香　川乌头（各半两）　干漆　干葛　石菖蒲　宣连（各一两）　官桂　黑附子（各半两）　石斛　沉香（各一两）上件药，细锉如豆，每服一两，用小麦汤一升，同煎至五合，去滓，温分二服。

（4）大羌活丸　治肝脏风劳，筋脉拘急，头目不利，腰脚冷疼，四肢羸瘦。羌活（一两半）　茯神　五加皮　鹿茸　防风　牛膝　桂心　五味子　熟干地黄　生干地黄　菟丝子　柏子仁　酸枣仁　山茱萸　巴戟（各一两）上为细末，炼蜜和捣三二百杵，丸如梧桐子大，每日空心，温酒下四十丸，晚食前再服。

（5）沉香豆蔻散　治肝元风虚上攻，头目昏眩，肩背拘急，兼治脾元气不和。沉香（三分）　肉桂（一两）　白豆蔻（半两）　石斛　巴戟（各一两）　黑附子（半两）　赤茯苓（一两半）　木香　川芎（各一两）　五味子（三分）　吴白术　青橘皮（各一两）　厚朴　黄芪（各半两）　藿香　荜澄茄　肉豆蔻　人参（各三分）　上为细末，每服三钱，水一盏，生姜三片，枣一个，煎至七分，食前温服。

（6）大通丸　治丈夫肾脏风，上攻下疰，头面脚膝疼痒生疮，及小肠膀胱宿冷滞，气攻刺腹胁，并妇人血风攻疰，脚腰拘挛，兼能进食益气。金钗石斛（丈夫服，生用，半两）牛膝（各一两）　大附子（二个，共及两者）　干姜（三分）　豆蔻（去壳，面裹，煨熟）　槟榔（各四个）　木香（一分）　菊花（二两）　舶上硫黄（一分，不见火）　白花蛇　枸杞子（九蒸九曝，炒令黄，各二两）　上为细末，酒煮面糊和丸，如梧子大，每服三十丸，空心温酒下，如吃了转觉胫骨内疼甚者，乃药效力，如疼发过后只管吃，即永差。如怕痛住，药疼亦止，病未愈。妇人当归酒下，如作散子，酒饮调下，如常服，大效。

（7）补肝丹　治肝经风气上攻，头脑昏重，目暗眊眊，项背拘急，脚膝少力，四肢多倦。久服养精血，明目注颜。柏子仁　熟干地黄　沉香（一方用半两）　干山药　金钗石斛（各一两）　石麻　覆盆子　牛膝　黄芪（各一两）蔓荆子（半两）　上为细末，炼蜜和丸，如梧子大，每服二十丸，米饮下，空心服，每日止进一服。一方加苁蓉（一两，酒浸一宿，片切，焙）杜蒺藜（一两，木臼杵去刺，慢火炒黄后秤）菟丝子（一两，淘去泥土，酒浸一宿，漉去焙干）。

11.《杨氏家藏方》宋·杨倓

（1）祛风保安丹　治中风左瘫右痪，一切风气攻注，荣卫凝滞，筋骨疼痛，手足拘挛，口眼不正，肢体偏废。乌蛇（酒浸，去皮骨取肉，焙干，称半两）　附子（炮，去皮脐，称五钱）　赤箭　天麻（去苗）　朱砂（别研，为衣，以上三味各三钱半）　白附子（炮）　防风（去芦头）　没药（别研）白术　细辛（去叶土）　羌活（去芦头）　独活（去芦头）黄芪（生用）　白僵蚕（炒，去丝嘴）　藁本（去土）　香白芷　五灵脂（微炒，别入）　赤芍药　乌药　川乌头（炮，去皮脐、尖）　当归（洗，以上一十六味各三钱）　木香　全蝎（去毒，微炒）　川芎　干姜　乳香（别研）　石莲肉（去心，以上六味各二钱半）　麝香（别研，一钱半）　上件为细末，炼蜜为丸，每一两作十五丸，朱砂为衣。每服一丸，细嚼，茶酒任下；金银、薄荷汤或豆淋酒亦得。

（2）朱附丸　治中风角弓反张，口噤不语，四肢拘急。并下脏风毒攻注，手足顽麻。天麻（去苗）　白附子（炮）

附子（炮，去皮、脐）　　白僵蚕（炒，去丝嘴）　　羌活（去
芦头）　　牛膝（去苗，酒浸一宿，焙干）　　槐胶　羚羊角屑
防风（去芦头，以上九味各一两）　　天南星（炮）　　全蝎
（去毒，炒）　　蝉蜕（去土）　　朱砂（别研，四味各半两）
白花蛇（二两，酒浸去皮骨，炙令黄，取肉称）　　腻粉（别
研）　　麝香（别研，各一分）　　上件为细末，次入研者药，
和匀，炼蜜为丸，每一两作二十丸。每服一丸，用生姜自然汁
与热酒对停化下，不拘时候。

（3）循络丸　治风痹气滞，血脉凝涩，筋脉拘挛，肢节
腰膝强痛，行履艰难。没药（别研）　　乳香（别研）　　虎骨
（酥炙焦）　　败龟（酥炙）　　当归（洗，焙）　　五灵脂（以
上六味各二两）　　白附子（炮）　　天麻（去苗，酒浸，焙）
全蝎（去毒，炒）　　天南星（炮）　　附子（炮，去皮脐）
川乌头（炮，去皮脐、尖）　　杜仲（去粗皮，炒）　　地龙
（去土，炒）　　威灵仙（去苗）　　牛膝（去苗，酒浸一宿）
续断　乌蛇（酒浸，去皮骨取肉，焙）　　肉苁蓉（酒浸，炙）
朱砂（别研，以上十四味各一两）上件为细末，酒煮面糊为
丸如梧桐子大。每服三十丸，食前，温酒下。

（4）麝香乌龙丸　　治一切风气攻注，腰背拘急，皮肤瘙
痒，遍身麻木、疼痛。或中风口眼㖞斜，语涩涎潮，半身不
遂，遍枯㿙曳。天麻（去苗）　　苍术（米泔水浸一宿）　　白
蒺藜（炒，去刺）　　地龙（去土，炒）　　没药（别研）　　木
鳖子（去壳，麸炒黄色）　　川芎　羌活（去芦头）　　白僵蚕
（炒，去丝嘴）　　五灵脂（炒）　　防风（去芦头）　　香白芷
（以上一十二味各一两）　　乳香（别研）　　川乌头（炮，去皮
脐、尖）　　草乌头（炮，去皮、尖）　　白胶香（别研。以上
四味各半两）　　全蝎（去毒炒，二十枚）　　麝香（一钱，别

研) 脑子（一字，别研） 上件为细末，酒煮面糊为丸如梧桐子大。每服一十五丸至二十丸，茶酒任下，食后。

（5）赤金丸 治卒暴中风，左瘫右缓，筋脉拘挛，不能行步。半两钱（四十九文），铁线穿，火煅通红取出，酽醋内淬过，烧再淬五、七、十遍，候苏为末，入研细硫黄末一两，相间同入砂合子内，以赤石脂和如泥，固济令干，复用火煅，候冷取出，细研入下项药：附子（一两，炮，去皮脐） 乳香（一两半，别研） 川乌头（一两，炮，去皮脐、尖） 没药（半两，别研） 白胶香（一两，别研） 地龙（去土炒，一两）上件为细末，醋煮面糊丸如梧桐子大。每服五、七丸，加至十丸，温酒送下，空心。

（6）大防风丸 治风邪上攻，头目昏眩，鼻塞耳鸣，项背拘急。防风（去芦头） 山药 甘草（炙，以上三味各二两半） 川芎 蔓荆子 香白芷 独活（去芦头） 藁本（去土，五味各一两半） 天麻（去苗） 肉桂（去粗皮） 白附子（炮，以上三味各一两） 全蝎（去毒，微炒） 细辛（去叶土） 大豆黄卷（炒） 雄黄（以上四味各半两）上件为细末，炼蜜为丸，每一两作一十丸，朱砂一分为衣。每服一丸，细嚼，茶酒任下，食后。

（7）十珍丸 治诸风掉运，痰厥头旋，项背拘急，肢体疼痛，麻木不仁。草乌头（八两，半生，去皮脐、尖，半炮） 天南星（五两三钱，河水浸三日，炮） 缩砂仁（一两） 肉桂（去粗皮） 川芎 防风（去芦头） 香白芷 桔梗（去芦头，以上五味各二两七钱） 细松烟墨（二两，烧留性） 麻黄（去根节，七两） 上件为细末，炼蜜为丸，每一两作三十丸。每服一丸，细嚼，茶酒任下，食后。

（8）天麻除风丸 治一切风气上壅，头昏目涩，鼻塞耳

295

鸣，项背拘急，肢体倦怠。常服疏风顺气，清利头目。天麻（去苗）　防风（去芦头）　细辛（去叶土）　藁本（去土）　川芎　香白芷　干山药　黄芪（蜜炙）　蝎梢（略炒，去毒）　当归（洗焙，以上一十味各一两）　甘草（八钱，炙）　附子（半两，炮）　上件为细末，炼蜜和丸，每一两作一十丸。每服一丸，茶酒任下，食后。

（9）化风丸　治风气上攻，头目旋晕，项背拘急，鼻塞不通，神志不爽。藁本（去土）　川芎　荆芥穗　细辛（去叶土）　甘草（炙）　草乌头（炮，去皮、尖）　香白芷（七味各一两）上件为细末，汤浸蒸饼为丸，每一两作一十丸，朱砂为衣，阴干。每服一丸，细嚼，茶清送下，食后。

（10）天麻丸　治风气壅盛，头疼目涩，项背拘急，鼻塞耳鸣。天麻（四枚，酒浸一宿，焙干）　川芎（四两）　防风（去芦头，四两）　甘草（二两）　上件为细末，炼蜜为丸，每一两分作一十丸，朱砂为衣。每服一丸，细嚼，茶清送下，食后。

（11）甘菊丸　治风痰壅盛，头目昏痛，肢节拘倦，鼻塞耳鸣，头皮肿痒。天南星（四两，洗焙，为末，以好酒一升煮成膏，并蜜同搜和诸药）　鸡苏（去土，四两）　荆芥穗（二两）　细辛（去叶土，二两）　川芎　防风（去芦头）　甘草（炙，以上三味各一两半）　白僵蚕（炒，去丝嘴）　菊花（二味各一两）　上件除天南星外并为细末，次入天南星膏子，并炼蜜和丸如梧桐子大。每服二十丸，生姜汤吞下，食后。

（12）羌活饮子　治风毒上攻，头面发热，颊赤唇焦，眼涩，鼻出热气，项背拘急。兼治肝元虚风等疾。羌活（去芦头）　独活（去芦头）　川芎　柴胡（去苗）　前胡（去芦头）　细辛（去叶土）　白蒺藜（炒，去刺）　麦门冬（去心）　山药　升麻　紫苏叶　黄芪（蜜炙，以上一十一味各二钱半）　乌梅（去核）　防风（去芦头）　枳壳（去穰，麸炒）　蔓荆子　藁本（去土）　荆芥穗　甘草（炙）　桑白皮（炙，以上八味各半两）　干葛（一两）上件㕮咀，每服三钱，水一盏半，生姜三片，薄荷五叶，煎至八分盏，去滓温服，食后。

（13）更生散　治风壅上攻，头疼目昏，项背拘急。白附子（二两，炮）　天南星（二两，同白附子碾碎，用新水浸三日，每日换水，日足取出，焙干）　羌活（二两，去芦头）川芎（二两）　白僵蚕（一两，炒，去丝嘴）　雄黄（三钱，别研，水飞）　朱砂（三钱，别研，水飞）　生脑子（半钱，别研）　麝香（一钱，别研）　上件为细末，每服二钱，温酒调下，茶调亦得，食后。

（14）细辛散　治洗头伤风，项背拘急，甚者发搐。细辛（半两，去叶土）　川乌头尖（七枚，去皮，生用）　防风（半两，去芦头）　地龙（去土，半钱）上件为细末，每服二钱，水一盏，入酒少许，槐白皮一寸，同煎至七分，温服，不拘时候。

（15）八解散　解利伤寒。治头痛发热，浑身拘急，四肢疼痛。荆芥穗（三两）　防风（去芦头）　人参（去芦头）黄芩　麻黄（去根节）　肉桂（去粗皮）　苍术（米泔水浸一宿）　甘草（炙，以上七味各一两半）　上件㕮咀，每服五钱，水一盏半，生姜三片，大枣一枚，淡豆豉三十粒，同煎至一盏，去滓温服，并进三服，汗出即瘥，不拘时候。

（16）神力丸　治风寒湿痹，客搏经络，四肢拘挛，及瘫缓弹曳，脚膝无力，筋骨疼痛，并皆治之。牛膝（去芦头，酒浸一宿，焙干）　肉苁蓉（酒浸一宿，焙干）　何首乌

川椒（去黑子、闭口者，炒，以上四味各二两）　木鳖子
（去壳）　天南星（炮）　茴香（炒）　防风（去芦头）
萆薢　附子（炮，去皮、脐）　地龙（去土，微炒）　羌活
（去芦头）　乌药　白蒺藜（炒，去刺）　骨碎补（去毛）
金毛狗脊（去毛）　黄芪　赤小豆　覆盆子　白附子（以上
一十六味各一两）上件为细末，酒煮面糊丸如梧桐子大。每
服三十丸至五十丸，空心，温酒或盐汤下。

　　（17）乳香宣经丸　治风寒湿痹，四肢拘挛，筋骨疼痛，
行步艰难，脚气诸疾，并宜服之。茴香（二两，炒）　乌药
威灵仙（洗，去土）　萆薢　陈橘皮（去白，四味各四两）
川楝子肉（二两，微炒）　黑牵牛（四两，生用）　草乌头
（去皮尖，二两，炒）　黑豆（三合，生用）　五灵脂（一
两）　防风（去芦头，四两）　附子（八钱，炮，去皮脐）
乳香（八钱，别研）　木香（八钱）　上件为细末，酒煮面
糊为丸如梧桐子大。每服三十丸，渐加至五、七十丸，温酒
下，空心、食前。

　　（18）百倍丸　治男子、妇人腰膝疼痛，筋脉拘挛，行步
艰难。败龟　虎骨（二味各醋浸三宿，蘸醋炙令黄为度）
肉苁蓉（酒浸一宿）　牛膝（去苗，酒浸一宿）　木鳖子
（去壳）　乳香（别研）　没药（别研）　骨碎补（去毛）
自然铜（醋淬七次）　破故纸（焙，以上各等分）　上件为
末，以浸苁蓉、牛膝酒煮面糊为丸如梧桐子大。每服三十丸，
温酒下，食前。

　　（19）趁痛散　治寒湿相搏，攻注腰脚疼痛，行步少力，
筋脉拘急。没药（一两，细研）　杜仲（一两半，炒断丝）
延胡索（一两）　当归（一两，洗焙）　肉桂（去粗皮，一
两）　萆薢（一两）上件为细末，每服三钱，温酒调下，空心。

（20）顺气散　治男子、妇人气血衰弱，虚风攻注肌体、头面，肩背刺痛，手脚拳挛，口面㖞斜，半身不遂，头目旋晕，痰涎壅盛，语言謇涩，行步艰辛，心忪气短。客风所凑，四肢拘急，鼻塞头疼。或脾气不和，心腹刺痛，胸膈不快，少力多困，精神不爽，不思饮食，呕逆恶心，霍乱吐泻。及胎前产后，但是气虚百病，并宜服之。常服调荣卫，进饮食，去虚风，行滞气。乌药（一十两，锉细）　麻黄（去根节，三两）枳壳（三两，麸炒，去穣）　桔梗（去芦头）　香白芷　川芎　甘草（炙）　白术　陈橘皮（去白，以上六味各五两）人参（去芦头，一两）　干姜（炮，一两半）　上件为细末，每服三钱，水一盏，生姜二片，枣子一枚，煎至八分。空心、食前，温服。如伤风、鼻塞、头疼，入葱白三寸，薄荷五叶同煎；妇人血气，入当归少许同煎。

（21）灵砂丹　治痰涎留滞，结积成癖，上攻头目，昏痛眩运，目暗耳鸣，肢体烦倦，项背拘急，手足战掉，肌肉瞤动，麻痹不仁，应一切风痰积饮，悉皆治之。皂角（不蛀肥实者，去皮弦子，二斤。用河水三升、生姜自然汁半升，揉皂角，取浓汁，滤去滓，于银、石器内慢火熬成膏）　天南星（生用）　半夏（汤洗去滑）　白附子（生用）　白矾（枯，以上四味各四两）　猪牙皂角（肥实者，去皮弦，涂酥炙赤色，称二两）　朱砂（一两半，研如粉）上件同为细末，入朱砂同研匀，将前皂角膏子搜和丸如梧桐子大，别用朱砂为衣。每服三十丸，生姜汤下，食后。如积年经久痼冷痰疾，加附子四两，生去皮脐用。

（22）祛涎丸　治风痰壅盛，头目昏痛，旋晕欲倒，呕哕恶心，恍惚健忘，神思昏愦，肢体烦疼，颈项拘急，头面肿痒，手足不举，或时麻痹。天南星（四两）　半夏（九两半）

白附子（二两六钱）　川乌头（七钱半）　以上四味并生为细末，用生绢袋盛，以井花水揉洗、澄滤，有滓更研，再入袋摆洗尽，瓷盆中日晒夜露，每至晓澄去宿水，别换井花水，搅匀晒。春五日，夏三日，秋七日，冬十日。去水晒干如玉片，方入后诸药：白花蛇（酒浸去皮骨，焙干，称一两）　剑脊乌梢蛇（酒浸一宿，去皮骨，焙干，称一两）　白僵蚕（一两，炒去丝嘴）　全蝎（一两，去毒微炒）　川芎（二两）天麻（二两）　上件同为细末，生姜自然汁煮糊为丸如绿豆大。以飞研细朱砂一两、麝香末二钱为衣，风干，密器中盛之。每服三十丸，食后，生姜薄荷汤送下。

（23）枳实半夏汤　治痰饮停留，胸膈痞闷，或咳嗽气塞，头目昏重，呕哕恶心，项背拘急。半夏（一两，切作片子，汤洗七次，去滑）　陈橘皮（去白，一两）　枳实（汤浸去穰，薄切，麸炒黄，半两）　上件㕮咀，每服五钱，水一盏半，生姜十片，煎至一盏，去滓温服，不拘时候。

（24）仁寿丸　治真元气虚，脚膝缓弱。及素有风，手足拘挛，口眼㖞斜，气血衰少，饮食不进。牛膝（二两，酒浸一宿）　附子（炮，去皮脐）　肉桂（去粗皮）　续断　巴戟（去心）　白茯苓（去皮）　山茱萸　枸杞子　菟丝子（酒浸一宿，细研，焙干）　五味子　防风（去芦头）　杜仲（去粗皮，切，炒令断丝）　肉苁蓉（酒浸一宿，切焙）　熟干地黄（洗焙，以上一十三味各一两）　上件为细末，炼蜜为丸如梧桐子大。每服五十丸至七、八十丸，米饮或酒空心下。

（25）八仙丸　疗元脏气虚，头昏面肿，目暗耳鸣，四肢疲倦，步履艰难，肢节麻木，肌体羸瘦，肩背拘急，两胁胀满，水谷不消，吃食无味，恍惚多忘，精神不清。肉苁蓉　牛膝　天麻（去苗）　木瓜（去子，切，四味各四两，并用好酒浸三日，取出焙干） 当归（洗焙，二两） 附子（炮，去皮脐，（一）二两） 鹿茸（一两，火燎去毛，涂酥炙）麝香（一分，别研）上件为细末，炼蜜和丸如梧桐子大。每服五十丸，温酒送下，空心、食前。

（26）人参紫菀散 治虚劳咯血，痰涎上盛，咳嗽喘急，寒热往来，肩背拘急，劳倦少力，盗汗发渴，面目浮肿，并皆治之。人参（去芦头，一两） 紫菀（洗，去芦头，一两）陈橘皮（去白，一两） 贝母（去心，二两） 甘草（半两，炙） 紫苏叶（四两） 桑白皮（二两） 白茯苓（去皮，半两） 杏仁（去皮尖，半两，用麸炒令熟） 五味子（二两）上件为细末。每服三钱，水一盏，生姜五片，煎至七分温服，不拘时候。

（27）小灵丹 治真元虚损，精髓耗惫，本气不足，面黑耳焦，腰膝沉重，膀胱疝瘕，手足麻痹，筋骨拘挛，心腹疗痛，冷积泻利，肠风痔漏，八风五痹，头目昏眩，饮食不进，精神恍惚，疲倦多睡，渐成劳疾。妇人胎脏久冷，绝孕无子，赤白带下，月经不调，风冷血气，并皆治之。常服助养真气，补暖丹田，活血驻颜，健骨轻身。代赭石 赤石脂 紫石英禹余粮石 以上四味各四两，各火煅赤，入米醋中淬各七遍，同碾为细末，入一砂合子内合了，外用盐泥固济，日中晒干，用炭二十斤，顶火一煅，以炭火尽为度，取出药合，于辰地上掘坑，埋一伏时取出，研三日令极细，次入后药：乳香（别研） 没药（别研） 五灵脂（研细。以上三味各二两）上同前四味一处，研令极匀，水煮糯米饼子和得所，入铁臼中捣一千杵，丸如鸡头肉大，阴干。每用一粒，温酒或新汲水送下，空心。孕妇不可服。

12.《仁斋直指方论（附补遗）》宋·杨士瀛

（1）茯苓汤（《宣明方》） 寒气胜者为痛痹，大宜宣通。阴寒为痛，宜通气温经而愈，茯苓汤加减主之。治痛痹四肢疼痛，拘倦浮肿。赤茯苓（去皮） 桑白皮（各二两） 防风 官桂 川芎 芍药 麻黄（去节，各一两半）上为末，每服五钱，水一盏，枣一枚，煎至八分，温服。以姜粥投之，汗泄为度，效矣。

（2）茯苓川芎汤（《宣明方》） 湿气胜者为着痹，湿地水气甚重，着而不去，多汗而濡者，茯苓川芎汤主之。治着痹留注不去，四肢麻木，拘挛浮肿。赤茯苓 桑白皮 防风 官桂 川芎 麻黄 芍药 当归 甘草（炙，各五分） 上为末，每服四钱半，水二盏，枣三枚，同煎至一盏，去滓，空心温服。如欲出汗，以粥投之。

（3）蠲痹汤（《济生方》） 治手足冷痹，腰腿沉重及身体烦疼，背项拘急。当归（去芦，酒洗） 赤芍药 黄芪（去芦） 防风（去芦） 片子 姜黄 羌活（各一两半） 甘草（炙，半两）上㕮咀，每服四钱，水一盏半，姜五片，枣一枚，煎八分，去渣温服。

（4）六物附子汤（《三因方》） 治四气流注于足太阴经，骨节烦疼，四肢拘急，自汗短气，小便不利，手足或时浮肿。附子（炮，去皮脐） 桂心 防己（各四两） 甘草（炙，二两） 白术（三两） 茯苓（三两）上㕮咀，每服四钱，水一盏，姜七片，煎六分，食前温服。

（5）舒筋散 治风淫血刺，身体疼痛，四肢拘挛。延胡索（炒） 辣桂（去粗皮） 当归（等分） 上末，每二钱，酒调下。延胡索活血除风理气。

13.《严氏济生方》宋·严用和

（1）柏子仁汤　治肝气虚寒，两胁胀满，筋脉拘急，腰、膝、小腹痛，面青口噤。柏子仁（炒）　白芍药　防风（去芦）　茯神（去木）　当归（去芦，酒浸）　芎䓖　附子（炮，去皮，各一两）　细辛（洗去土叶）　桂心（不见火）　甘草（炙，各半两）　上㕮咀，每服四钱，水一盏半，姜五片，煎至七分，去滓，温服，不拘时候。

（2）玄参汤　治肾脏实热，心胸烦闷，耳听无声，四肢拘急，腰背俯仰强痛。生地黄（洗）　玄参　五茄皮（去木）　黄芩　赤茯苓（去皮）　通草　石菖蒲　甘草（炙）　羚羊角（镑）　麦门冬（去心，各等分）上㕮咀，每服四钱，水一盏半，姜五片，煎至八分，去滓，温服，不拘时候。

（3）豨莶丸　治中风偏风，口眼喎斜，时吐涎沫，语言謇涩，筋脉拘挛，手足缓弱，伏床不起之证，悉宜服之。久服耳目聪明，髭鬓乌黑，筋力壮健，多有效验。又曰：治中风口眼喎斜，四肢顽痹。豨莶草（一名火杴草）上五月五日、六月六日、七月七日、收采，洗去土，摘其叶，不拘多少，九蒸九曝。每一次蒸，用少酒蜜水洒之，蒸一饭久，曝干，如此九遍蒸曝，日干为末，炼蜜为丸，如梧桐子大，每服百丸，空心食前，温酒米饮任下。此草多生于沃壤间，带猪莶气者是。

（4）加减地仙丹　治风冷邪湿，留滞下焦，足膝拘挛，肿满疼痛，不能步履。地龙（炒，去土）　五灵脂（去石）　乌药　白胶香（别研）　椒红（炒，去汗）　威灵仙　木瓜（去瓤）　赤小豆（炒）黑豆（炒，去皮）　天仙藤　川乌（炮，去皮）　五加皮　苍术（泔水浸，去黑皮，炒）　木鳖子（去壳油）上等分，为细末，酒糊为丸，如梧桐子大，每服七十丸，空心，用盐酒盐汤任下。

（5）三黄丸　治三焦积热，头目昏痛，肩背拘急，肢节烦疼，热气上冲，口苦唇焦，咽喉肿痛，痰涎壅滞，眼赤睛疼，及大便秘涩，或下鲜血。大黄（酒蒸）　黄连（去须）　黄芩（各等分）上为细末，炼蜜为丸，如梧桐子大，每服五十丸，不拘时候，用温熟水送下。如脏腑壅实，可加丸数，以利为度。

（6）腽肭脐丸　治五劳七伤，真阳衰惫，脐腹冷痛，肢体酸疼，腰背拘急，脚膝缓弱，面色黧黑，肌肉消瘦，目眩耳鸣，口苦舌干，饮食无味，腹中虚鸣，胁下刺痛，心常惨戚，夜多异梦，昼少精神，小便滑数，大肠溏泄，时有遗沥，阳事不举，但是风虚痼冷，皆宜服之。腽肭脐（一对，酒蒸熟，打和后药）　天雄（炮，去皮）　附子（炮，去皮、脐）　川乌（炮，去皮、尖）　阳起石（煅）　钟乳粉（各二两）独体朱砂（研极细）　人参　沉香（不见火，别研）　鹿茸（酒蒸，一两）　上为细末，用腽肭脐膏，入少酒，臼内杵，和为丸，如桐子大，每服七十丸，空心，盐酒、盐汤任下。

（7）黄犬肉丸　治真精衰惫，脐腹冷痛，小便频数，头晕耳鸣，足胫酸冷，步履无力，腰背拘痛，水谷不消，饮食无味，肌肉瘦悴，遗泄失精。磁石（三两，煅，水飞）　川乌（炮，去皮、尖）　附子（炮，去皮、脐）　桑寄生　鹿茸（燎去毛，酒蒸）　麋茸（同上制）　仙茅（酒浸）　肉苁蓉（酒浸，切焙）　川巴戟（去心）　葫芦巴（炒，各二两）　沉香（别研）　青盐（别研）　阳起石（煅，研极细）　龙骨（生用）　虎胫骨（酥炙）　覆盆子（酒浸，各一两）　上为细末，用犬肉二斤，以酒、葱、茴香煮烂，杵和为丸，如梧桐子大，每服七十丸，空心，盐酒盐汤任下。

（8）蠲痹汤　治身体烦疼，项背拘急，或痛或重，举动艰难，及手足冷痹，腰腿沉重，筋脉无力。当归（去芦，酒浸）　赤茯苓　黄芪（去芦）　片子姜黄　羌活（各一两半）甘草（炙，半两）上㕮咀，每服四钱，水一盏半，生姜五片，枣子一枚，煎至八分，去滓，温服，不拘时候。

14.《黄帝素问宣明论方》金·刘完素

（1）首风证　（主新沐中风。出《素问·风论》）　新沐中风，为首风，头面多汗，恶风，当先一日甚，至其风日则少愈。大川芎丸　主之：治首风，旋晕眩急，外合阳气，风寒相搏，胃膈痰饮，偏正头疼，身拘倦。川芎（一斤）　天麻（四两，用郓州者）上为末，炼蜜为丸，每两作十丸，每服一丸，细嚼，茶酒下，食后。

（2）痛痹证（主痹。出《素问·痹论》）　寒胜者，为痛痹，大宜宣通。阴寒为痛，宜通气温经而愈。加减茯苓汤　治痛痹，四肢疼痛，拘倦浮肿。赤茯苓（去皮）　桑白皮（各二两）　防风　官桂　川芎　芍药　麻黄（去节，各一两半）上为末，每服五钱，水一盏，枣一枚，煎至八分，去滓，温服。以姜粥投之，汗泄为度，效矣。

（3）著痹证（主痹。出《素问·痹论》）　湿气胜者，为著痹，湿地水气甚，重著而不去，多汗而濡者。茯苓川芎汤，治著痹，留注不去，四肢麻，拘挛，浮肿。赤茯苓　桑白皮　防风　官桂　川芎　麻黄　芍药　当归　甘草（炙，各等分）上为末，每服二钱，水二盏，枣三枚，同煎至一盏，去滓，空心，温服。如欲出汗，以粥投之。

（4）比金散　治伤寒冒风，头目痛，四肢拘倦，鼻塞。麻黄　白芷　细辛　荆芥穗　菊花　防风　石膏　何首乌　川芎　薄荷　干蝎　草乌头（各等分）　上为末，每服一钱，水一盏煎，温服。酒茶亦得。

（5）桃仁丸　治一切风毒，遍身疼痛，四肢拘急。草乌头（生用）　五灵脂（各三两）　桃仁（取霜，一两）　上为末，酒煮面糊丸，如桐子大，以青黛为衣，嚼胡桃仁，以温酒下五丸，食后。加减。

（6）木香万安丸　治一切风热怫郁，气血壅滞，头目昏眩，鼻塞耳鸣，筋脉拘倦，肢体焦痿，咽嗌不利，胸膈痞塞，腹胁痛闷，肠胃燥涩，淋閟不通，腰脚重痛，疝瘕急结，痃癖坚积，肠滞胃满，久不了绝，走注疼痛，暗风痫病，湿病腹胀水肿。木香　楝桂　甘遂（各一分）　牵牛（二两）　大戟（半两）　大黄　红皮　槟榔（各一两）　皂角（二两，要得肥好者，洗净，水三盏，煮三二沸，取出，槌碎，揉取汁，再熬成稠膏，下蜜，熬二沸，便取出）半夏　蜜（各一两）上膏，丸小豆大，每服十丸至十五丸，生姜汤下。小儿丸如麻子大。水肿、痫病、诸积，快利为度。

（7）和中丸　治口燥舌干，咽嗌不利，胸胁痞满，心腹痛闷，小便赤涩，大便结滞，风气怫郁，头目昏眩，筋脉拘急，肢体疼倦，一切风壅。常服宽膈美食，消痰止逆。牵牛（一两）　官桂（一分）　大黄　红皮　黄芩　茴香（各半两）　木香（一分）　滑石（二两）　上为末，滴水丸如小豆大，每服二十九，煎生姜汤下，温水亦得，日三服。崔宣武和中丸，大黄一两、茴香炒，外七味同。

（8）当归龙胆丸　治肾水阴虚，风热蕴积，时发惊悸，筋惕搐搦，神志不宁，营卫壅滞，头目昏眩，肌肉瞤瘛，胸膈痞塞，咽嗌不利，肠胃燥涩，小便溺閟，筋脉拘奇，（奇犹急也，重也。）肢体痿弱，暗风痫病，小儿急慢惊风。常服宣通血气，调顺阴阳，病无再作。当归（焙）　龙胆草　大栀子　黄连　黄柏　黄芩（各一两）　大黄　芦荟　青黛（各半两）

木香（一分）　麝香（半钱，另研）上为末，炼蜜和丸，如大豆大，小儿如麻子大，生姜汤下，每服二十丸。忌发热诸物。兼服防风通圣散。

（9）开结妙功丸　治怫热内盛，痃癖坚积肠垢，癥瘕积聚，疼痛胀闷，发作有时，三焦壅滞，二肠闭结，胸闷烦心不得眠，咳喘哕逆不能食，或风湿气两腿为肿胀，黄瘦，眼涩昏暗，一切所伤，心腹暴痛，神思烦郁，偏正头疼，筋脉拘瘓，肢体麻痹，走注疼痛，头目昏眩，中风遍枯，邪气上逆，上实下虚，脚膝麻木冷痛。宣通气血。荆三棱（炮）　茴香（炒，各一两）　川乌头（四两）　神曲　麦芽　大黄（各一两，好醋半升，熬成稠膏，不破坚积，不须熬膏，水丸）　干姜（二钱）　巴豆（二个，破坚积，用四个）　半夏（半两）桂（二钱）　牵牛（三两）　上为末，膏丸小豆大，生姜汤下十丸、十五丸，温水、冷水亦得。或心胃间稍觉药力暖性，却加丸数，以加至快利三五行。以意消息，病去为度。

（10）大戟丸　治十种水气，肿胀喘满，热寒咳嗽，心胸痞闷，背项拘急，膀胱紧肿于小腹，小便不通，反转大便溏泄，不能坐卧。大戟　芫花（醋炒）　甘遂　海带　海藻郁李仁　续随子（各半两）　樟柳根（一两，以上八味为末，每料抄药末十五钱七分，便入后药）　硇砂　轻粉（各一钱）粉霜（一钱）　水银砂子（一皂子大）　龙脑（半钱）　巴豆（二十一个，生用，去皮）　上八味已下，同研匀，用枣肉为丸，如绿豆大，每服五丸至七丸，龙脑、腊茶送下，食后临卧，虚实加减。

（11）大人参半夏丸　化痰坠涎，止嗽定喘，治诸痰，不可尽述。呕吐痰逆，痰厥头痛，风气偏正头疼，风壅头目昏眩，耳鸣鼻塞，咽膈不利，心腹痞满，筋脉拘倦，肢体麻痹疼痛，中风偏枯，咳唾稠粘，肺痿劳嗽。虚人保养，宣通气血，调和脏腑，进饮食。人参　茯苓（去皮）　天南星　薄荷叶（各半两）　半夏　干生姜　白矾（生）　寒水石（各一两）蛤粉（一两）　藿香叶（一分）　上为末，面糊为丸，如小豆大，生姜汤下二三十丸，食后，温水亦得。一法，加黄连半两、黄柏二两，水丸，取效愈妙。治酒病，调和脏腑，尤宜服之。

15.《是斋百一选方》宋·王璆

三圣散　大治手足拘挛，口眼㖞斜，左瘫右痪，骨节酸疼，脚弱无力，行步不正，一切风疾，又名舒筋散（原版作"手足风痹"，今从写本）。当归（洗，焙）　肉桂（去皮）玄胡索（灰炒）　上等分，为细末，每服二钱，温酒调下，空心临卧日进三服。除孕妇外，老幼皆可服。

16.《类编朱氏集验医方》宋·朱佐

（1）双解散　解四时伤寒、疫疠、风温、湿温。不问阴阳二证、表里未辨，发热、恶寒、头疼、项强、腰背拘急、肢节疼重、呕吐、喘嗽、鼻塞声重、目睛眩疼、烦躁、引饮、往来寒热，已经汗下，病势愈甚，用药错误、坏证恶候及不服水土、山岚瘴疟、妇人血虚发热，凡室女、小儿、老人并宜服之。人参　白术　茯苓　升麻（各一两）　干葛　白芍药甘草（各一两半）　陈皮（不去白，二两）　香附子（炒去毛，三两）紫苏叶（二两半）上㕮咀，每服三钱，水一盏，生姜五片，枣二枚，煎七分，通口服。如要出汗，加葱白三寸，淡豉十四粒，连投二三服，略以被覆汗出，立效。不拘时。如春夏加藁本、白芷各一两。此药乃四君子汤、升麻汤、香苏散合而为一。四君子汤主气；升麻汤解肌发散，退热解表；香苏散助二药之表里。

（2）防风散　治头痛，壮热，恶风，百节酸痛，肩背拘急，面赤虚烦，声重咳嗽。厚朴（姜制）　陈皮　甘草（炙）藁本（各二两）　独活　防风　桔梗（炒，各三钱）　苍术（杵去皮，四两）　上细末，每服三钱，水一大盏，姜三片，枣二枚，煎七分，温服。沸汤点亦可。春夏宜用之。

（3）羌活散　治四时伤寒，头疼，鼻塞，或流清涕，项背拘急，恶风自汗。柴胡（四两）　白芷　川芎　藁本（各一两）　桔梗　甘草　独活　羌活（各半两）　上咬咀。每服三钱，水一盏半，葱姜煎七分，热服。

（4）冲和散　治寒温不节，将理失宜，乍暖脱衣，盛热饮冷，坐卧当风，居处暴露，风雨行路，冲冒霜冷，凌晨早行，呼吸冷气，久晴暴暖忽变阴寒。久雨积寒，致生阴湿。如此之候，皆为邪疠，侵伤肌肤，入于腠理，使人身体沉重，肢节酸疼，项背拘急，头目不清，鼻塞声重，伸欠泪出，气壅上盛，咽渴不利，胸膈凝滞，饮食不进。凡此之证，若不便行解利，伏留经络，传变不已。苍术（六两）　荆芥穗（三两）甘草（一两二钱半）上粗末，每服三钱，水一盏半，煎八分，热服。不拘时候，并滓再煎。才觉伤寒及觉劳倦，亦须服之。不问虚实，皆可服之。（姜侍郎方）

17.《三因极一病证方论》宋·陈言

舒筋保安散　治左瘫右痪，筋脉拘挛，身体不遂，脚腿少力，干湿脚气；及湿滞经络，久不能去。宣导诸气。干木瓜（五两）　萆薢　五灵脂　牛膝（酒浸）　天麻　续断　白僵蚕（炒去丝）　松节　白芍药　乌药（去木）　威灵仙　黄芪　川当归　防风（去叉）　虎骨（各一两）　上用无灰酒一斗，浸上件药二七日，紧封扎，日数足，取药焙干，捣为细末。每服二钱，用浸药酒半盏调下，吃酒尽，用米汤调下。又方，添金毛狗脊一两，却将乳香、白胶香各一两同研，入干药末内。

18.《御药院方》元·许国桢

（1）大辰砂丸　清头目，化痰涎，利咽膈，手足麻木，肢节疼痛，鼻塞声重，头昏目眩，项背拘急，皮肤瘙痒，卒生瘾疹，冒触风寒，并服之。天麻（去苗，一两）　防风（去芦头，二两）　细辛（去苗叶、土，半两）　薄荷叶（半两）川芎（一两）　甘草（炙一两）　吴白芷（一两）　朱砂（一两，为末）上件七味为细末，炼蜜丸如弹子大，朱砂为衣。每服一丸，细嚼，食后生姜汤下，茶清亦得。

（2）生朱丹　治诸风痰甚。头痛目眩，旋晕欲倒，肺气郁滞，胸膈不利，呕哕恶心，恍惚健忘，颈项强直，偏正头痛，面目浮肿，筋脉拘急，涕唾稠粘，咽喉不利，常服清神爽志。白附子（炮制，去皮脐，半斤）　石膏（烧通红放冷，半斤）　龙脑（一字）　朱砂（一两二钱半，为衣）　上件三味为细末，烧粟米饭为丸，如小豆大，朱砂为衣。每服三十丸，食后茶酒任下。

（3）独活续命汤　治卒暴中风不省人事，渐觉半身不遂，口眼㖞斜，手足战掉，语言謇涩，肢体麻痹，神情昏乱，头目眩重，痰涎并多，筋脉拘挛不能屈伸，骨节烦疼不得转侧，及治诸风，服之皆验。若治脚气缓弱，久服得差。久病风人，每遇天色阴晦，节候变更，宜先服之，以防喑哑。麻黄（去节根，一两）　人参（去芦头，一两）　黄芩（一两）　芍药（一两）　芎䓖（一两）　甘草（锉温，一两）　防己（半两）　杏仁（去皮，炒黄细切，一两）　桂（一两）　防风（去芦头，一两半）　附子（炮去皮脐，细切，三两）　白花蛇肉（三钱）　　独活（三钱）　　干蝎（三钱）上件为粗末，每服三钱匕，水一盏半，入生姜五片，煎取一盏，去滓，稍热食前服。

（4）**四物附子汤**　治风湿相搏骨节烦疼，四肢拘急不得屈伸，近之则痛，自汗而短气，恶风不欲去衣，或头面手足时时浮肿。附子（炮，去皮脐，一分）　　桂（八分）　　白术（六分）　　甘草（炙，四分）上四味㕮咀，每服称半两，水一大盏，生姜五片，煎至八分，去滓温服，不拘时。

（5）**乳香消风散**　治诸风眩，偏正头疼，项背拘急，肢体烦疼，肌肉蠕瘈，巨阳风虚，耳作蝉鸣，目涩多睡，鼻塞声重，清涕不止。乳香（研）　　细辛（去叶，各一分）　　川芎（半两）　　吴白芷（好者二两）　　熟白天南星（一两，捣为细末，以生姜一两去皮细切，与天南星一处捣为泥，焙干，如此制三次讫，焙干，杵碎，炒令微黄为度）　　上为细末，每服一钱，或加二钱，擦生姜，热茶点服。消风并服出汗。

（6）**防风通圣散**　治一切风热郁结，气血蕴滞，筋脉拘挛，倦手足麻痹，肢体焦痿，头痛昏眩，腰脊强痛，耳鸣鼻塞，口苦舌干，咽嗌不利，胸膈痞塞，咳嗽喘满，涕唾稠粘，肠胃燥涩，便溺淋闭，或肠胃蕴热郁结，水液不能浸润于周身而为小便出多者；或湿热内甚而有溏泄者，或表之正气与邪热并甚于里，阳极似阴而寒颤烦渴者，或热甚变为疟疾，久不已者；或风热走注，疼痛顽麻者。或肾水阴虚，心太阳甚热，暴甚而中风；或暴喑不语及暗风痫病，或破伤中风，时发时搐，并小儿热甚惊风；或斑疹未出不快者；或热剧黑陷将欲死者；或风热疮疥久不愈者，并解酒热毒及调理伤寒发汗不解、头项肢体疼痛宜服之。防风（二钱半）　　川芎（半两）　　石膏（一两）　　滑石（三两）　　当归（一两）　　赤芍药（半两）

甘草（炒，二钱半）　大黄（半两）　荆芥穗（二钱半）薄荷叶（一两）　麻黄（半两，去根不去节）　白术（半两）　山栀子（三钱）　连翘（半两）　黄芩（半两）　桔梗（半两）　牛膝（半两，酒浸）　人参（半两）　半夏（半两，生姜制）上件药同为粗末，每服四钱，水一盏，入生姜三片，煎至六分，去滓温服，不计时候，日进三服。病甚者五七钱至十余钱。极甚，须可下者，多服二三十钱，得利后却。常服三五钱，以意加减。病愈后，更宜常服三二钱，别无所损，使病不能再作。

（7）辟风汤　治诸风疾无问新久者。半身不遂，口眼㖞斜，语言謇涩，精神昏愦，痰涎并多，咽嗌不利，及风虚头痛目眩，旋运欲倒，或心松健忘，恍惚不宁，手足麻痹，颤掉无力，筋脉拘急，骨节烦疼，行步艰难，并宜服之。独活（洗去土，焙干）　防风（去芦头）　吴白芷　桂　藁本（去土）麻黄（去节，微炒）　白芍药（去皮）　天麻（以上各一两）　川乌头（炮制，去皮碪碎，炒黄，半两）　藿香叶（去土，半两）　川芎（七钱）　羌活（去苗，三钱）　甘草（锉炒，半两）　白花蛇（酒浸，去皮骨，半两）　白僵蚕（炒黄，三钱）　全蝎（去毒，炒黄色，半两）　朱砂（为衣，二两）　白附子（炮制，捣碎，炒微黄，四钱）　天南星（牛胆酿，炒黄，四钱）　远志（汤浸，去心，焙，三钱）　上件捣罗为细末，炼蜜和丸，每两作十丸，朱砂为衣。每服一丸，细嚼或化服，用生姜汤送下，麝香汤亦得。如破伤风，豆淋酒下。急风痫病，人参汤下。不拘时候。此药功效不可具述。

（8）摩挲丸　治中风㩗缓，半身不遂，口眼㖞斜，言语謇涩，精神昏塞，步履艰难；或肌肉偏枯，手足弹曳；或筋脉拘挛，不得屈伸及气痹之疾，诸风身体疼痛。天麻（一斤，洗，去苗）　天台乌药　自然铜（烧赤醋淬）　薰陆香（用滴乳者，另研）　辰砂（细研，水飞）　麝香（另研）　生龙脑（另研）　乌犀（镑屑，另为细末）　雄黄（飞研，各四两）　地榆（去苗）　黑参（拣润者洗，焙干）　丁香　川乌头（炮裂，去脐皮尖）　木香（各八两）　真珠末（研细，二两）上件一十五味为末，研匀，炼蜜和丸，如楮实大。每服一丸，温酒化下，不拘时候。服讫避风处衣被盖复令汗出。患重者服一月瘥安，轻者半月差，初患者五七服可安。

（9）芎䓖天麻丸　清利头目，消风化痰，宽胃利膈。心忪烦闷，旋运欲倒，颈项紧急，肩背拘倦，神昏多睡，肢体烦痛，皮肤瘙痒，偏正头痛，鼻塞声重，面目浮肿，并宜服之。芎䓖（二两）　天麻（半两）　上二味为细末，炼蜜为丸。每一两半作二十丸。每服一丸，食后细嚼，茶酒任下。

（10）太白丸　治诸风头旋，额角偏痛，肢体拘倦，痰盛气壅，鼻塞声重，咽膈不利，清爽神志，解利四时邪气。天麻芎䓖（各一两半）　附子（炮，去皮、脐）　细辛（去苗叶，各二两）　天南星（二两）　白附子（五两）　半夏（一十五两，洗煮焙干）　蝎梢（一两，炒）　寒水石（烧熟，五十两）　白僵蚕（炒，三两）　人参（半两）　阿胶（三分，炙令熟燥）上件一十二味同捣罗为末，水面糊为丸，如梧桐子大。每服三十丸，生姜汤下，不拘时候。

（11）太白丹　治诸风头目旋运，偏正头痛，肢体拘倦，痰盛气壅，鼻塞声重，咽膈不利，清爽神志，解利四时邪气。天南星（二十两，炮）　细辛（去土）　附子（炮，去皮、脐，各二两）　芎䓖　天麻（各二两半）　半夏（一十五两，汤浸，洗去滑，切作片子，焙干）　白附子（五两，炮）

蝎梢（一两，炒）　青皮（去白）　木香（各三两）　寒水石（烧一十两，一半为衣）　白僵蚕（去丝，炒，三两）上为细末，生姜汁、面糊和丸，如梧桐子大，用寒水石为衣。每服三十丸，生姜汤下，不拘时候。

（12）独活寄生汤　治肾气虚弱，冷卧湿地，腰背拘急，筋挛骨痛，或当风取凉过度，风邪流入脚膝为偏枯冷痹，缓弱疼痛，或腰痛牵引脚重，行步艰难。独活（三两）　寄生　杜仲　牛膝　细辛　秦芃　茯苓　桂心　防风　芎劳　人参　甘草　当归　芍药　地黄（干，以上各二两）上为粗末，每服五钱，水一大盏，入生姜五片，煎至七分，去滓稍热服，食前。

（13）通关散　治风热上攻头目，筋脉拘急，痰涎壅滞，肢节烦疼。羌活　独活　防风　天麻　山栀子　大黄　甘草（各一两）　滑石（二两）上件为粗末，每服三钱，水一盏、生姜五片，煎至七分，去滓温服，食后。

（14）羌活丸　治风气不调，头目昏眩，痰涎壅滞，遍身拘急及风邪寒壅，头痛项强，鼻塞声重，肢节烦疼，天阴风雨先觉不安。羌活（去芦头）　甘菊　麻黄（去根节）　川芎　防风（去芦头）　石膏（细研，为末）　前胡（去芦头）　黄芩　细辛（去苗）　甘草（锉，爁）　枳壳（去白）　白茯苓（去皮）　蔓荆子（去白皮，以上各一两）　朱砂（飞研，一两半，为衣）上为细末，水面糊为丸，如梧桐子大。每服四十丸，生姜汤下，不拘时。

（15）皂角丸　治风气攻注，头面肿痒，遍身拘急，痰涎壅塞，胸膈烦闷，头眼目眩，鼻塞口干，皮肤瘙痒，腰脚重痛，大便风秘，小便赤涩及咳嗽喘满，痰唾稠浊，语涩涎多，手足麻痹，暗风痫病，偏正头痛，夹脑风。妇人血风攻注，遍身疼痛，心忪烦躁，瘾疹瘙痒，并宜服之。半夏（汤洗七次）白矾（枯过）　威灵仙（洗）　　知母　贝母（去心，炒黄）青橘皮　甘菊花（各一两）　　牵牛子（爁，二两）　　槐角（爁）　薄荷叶　皂角（各五两，将皂角捶碎，以水一十八两六分擦汁，用蜜一斤同熬成膏为用）　　上为末，以皂角膏子搜和为丸，如梧桐子大。每服二十丸，食后生姜汤下。如治痰实咳嗽，用蛤粉斋汁汤下。手足麻痹，用生姜薄荷汤下。语涩涎盛，用荆芥汤下。偏正头疼、夹脑风，用薄荷汤下。

（16）芎辛汤　治膈痰风厥，头目昏痛，鼻塞声重，肩背拘急。芎劳（半两）　　细辛（去苗土，一钱）　　甘草（炙，一钱半）　　上三味为粗末，每服二钱，水一盏煎至七分，去滓，食后温服。

（17）木香保命丹　治男子妇人体虚，腠开中风，牙齿噤、口眼㖞斜，手足偏枯，四肢拘挛、屈伸不得、麻痹不仁、惊痫等病，遍身瘙痒疼痛，头目昏暗，风入腹内拘急切痛，体如虫行，心神恍惚，伤风瘴疫，偏正头疼，风病，诸般冷气，兼疗男子、妇人脾胃气虚，或伤冷物心腹大痛，脏腑不调。妇人产前产后中风病，壮热体重，头疼旋运欲倒，气闭血涩，月事不行。此药引血调养营卫，升降阴阳，补益五脏。好饮之人酒煎一服，即发风动气之物不能为患。或中酒痰，作昏倦力乏，饮食减少，一服见效。常服细嚼，温酒、茶清任下，不计时候。如中风加薄荷汤化下，如不能咽者灌之，药下立效。若早晨一服，除诸风，永不患伤寒时气壮热。壮元阳，理筋骨腿膝之患，化风痰快滞气，温脾胃进饮食。小儿急慢惊风，薄荷汤下一皂子大。如人才觉痰涎蓄滞，手足急麻，体脚缓弱，乃是中风之兆，急服此药，无不立愈之者。木香　白附子（生用）　官桂　杜仲（去粗皮，炒，去丝）　　厚朴（去皮，生

姜汁炒干） 藁本（去须土） 独活 羌活（生用，去芦头）
海桐皮（生） 白芷 甘菊花（去土） 牛膝（去苗，酒浸
一日，焙干） 白花蛇（酒浸三日，去皮骨，焙干秤） 全
蝎（炒） 威灵仙（水浸，去土） 天麻（另捣取末，去
土） 当归（去芦头，水浸去土，干秤） 蔓荆子（生，去
皮） 虎骨（酒浸焦黄，去油，或酥炙，或用粗心） 天南
星（浆水煮五七遍） 大防风（去芦头，干秤） 山药（生
用） 甘草（酥炙微黄） 赤箭（生用，以上二十四味各一
两） 麝香（三钱，真者，另研） 朱砂（上好者一两半）
上件为细末，其药分作十分，将麝香一分拌匀，炼蜜和丸，如
弹子大。每服一丸，细嚼酒下，不计时候。

（18）乌蛇丸 疗诸风疾，无问久新，半身不遂，手足麻
木，精神不爽，咽嗌不利，及风虚头痛，目眩欲倒，心忪健
忘，恍惚不宁，心气不得下通，脾气滞而不散，筋脉拘急，骨
节烦疼，并皆治之。独活（去芦头） 防风（去芦头） 吴
白芷 人参（去芦头） 桂心 藁本（去土） 麻黄（去根
节） 芍药 天麻（去芦头，各一两） 川乌头（去皮、脐，
捣碎，炒黄色） 藿香叶（去土） 乌蛇（酒浸，去皮骨）
全蝎（微炒，去毒） 甘草（炙黄） 生犀（镑。各半两）
川芎（七钱） 羌活（去芦头） 白僵蚕（微炒） 远志
（去心） 牛黄（研） 天南星（牛胆制，微炒，各三钱）
白附子（四钱，炮裂） 龙脑（研） 朱砂（为衣，各二
钱） 上件为细末，入研药令匀，炼蜜为丸，每一两作一十
丸，以朱砂为衣。每服一丸，煎荆芥汤化下，或加至二丸，茶
酒亦得化下。重身妇人不宜服之。

（19）神解丸 治内外所伤，骨节疼痛，壮热憎寒，头
疼，身体拘急。朱砂（研） 硇砂（研） 黄蜡（各等分）

上熔蜡和成剂，旋丸如绿豆大。每服一丸，冷水送下，如人行一二里地，以热葱、醋粥投，汗出解。

（20）大人参半夏散　化痰坠涎，止嗽定喘。或风痰、酒痰、茶痰、食痰，一切痰逆呕吐，痰厥头痛；或风气偏正头疼；或风壅头目昏眩；或耳鸣鼻塞，咽膈不利，心腹痞闷，筋脉拘倦，肢体麻痹疼痛。常服宣通气血，清利头目，调和脏腑，消进饮食。人参　茯苓　薄荷（罗净）　天南星（各半两）　寒水石（生用）　白矾（生用）　干生姜　半夏（各一两）　细蛤粉（二两）　藿香叶（罗净，二钱）　上为细末，面糊为丸，如小豆大。每服三十丸，食后生姜汤下，日进三服，温水、冷水下亦得。一方加黄连（半两）　黄柏（半两）　水丸取效。如治酒病，调和脾胃，尤宜服之。

（21）五加皮丸　治风寒湿气合而为痹，遍身疼痛难以转侧，筋脉拘挛，不能屈伸，及头目旋运，心腹胀闷，小便赤涩，大便秘满。五加皮　芍药　当归　大腹子（连皮）　芎䓖　牛膝　陈皮　石南叶　薏苡仁　赤小豆　麻黄（去节）　杏仁（各半两）　木瓜　独活　杜仲（炒）　萆薢（各一两）　牵牛头末（二两）　上件为细末，酒浸　饼为丸，豆大。每服三四十丸，木瓜汤下，不以时候。

（22）洗心散　治风壅壮热，头目昏痛，肩背拘急，肢节烦疼，热气上冲，口苦唇焦，咽喉肿痛，痰涎壅滞，涕唾稠粘，心神烦躁，眼涩睛疼。及寒壅不调，鼻塞声重，咽干多渴，五心烦热，小便赤涩，大便秘硬，并宜服之。大黄（面裹煨，去面，切，焙）　甘草（爁）　当归（洗）　芍药麻黄（不去节秤）　荆芥穗（各六十两）　白术（一十五两）上为细末。每服二钱，水一盏，入生姜、薄荷各少许，同煎至七分，去滓温服。如小儿麸豆疮疹欲发，先狂语多渴，及惊风积热，可服一钱，并临卧服。如大人五脏壅实，欲要溏转，加至四五钱，乘热服之。

（23）神芎丸　治肾水真阴本虚，心火狂，阳损甚，以致风热壅滞，头目昏眩，肢体麻痹，皮肤瘙痒，筋脉拘倦，胸膈痞闷；或鼻窒衄衊，口舌生疮，咽嗌不利，牙齿痔蚀；或遍身多生疮疥；或睡语咬牙，惊惕虚汗；或健忘心忪，烦躁多渴；或大小便涩滞；或烦热腹满；或酒过积毒；或劳役过度，中外一切劳损，神狂气食羸，心志不宁，口苦咽干，饮减少，变生风热诸疾，虚羸困倦；或酒病瘦瘁及老弱虚人，尤宜服之；或脾肾阴虚，风热燥郁，色黑齿槁，身瘦耳焦；或热中烦满，饥不欲食；或瘅成消中，善食而瘦；或消渴多饮而数小便。及常服保养，除痰饮，消酒食，清头目，利咽膈，能令遍身结滞宣通，气和而愈，神强体健，耐伤省病，并妇人经病及产后血滞，腰脚重痛及小儿积热惊风潮搐，并皆治之。大黄（生）黄芩（各二两）　生牵牛　滑石（各四两）　黄连　薄荷叶　川芎（各半两）　上为细末，滴水为丸，如梧桐子大。每服四十丸至五十丸，温水下，食后。

（24）潒肿汤　治诸肿痛不消，或筋脉拘挛，不能屈伸。蒲翁盈（黄花地丁）　枸杞苗　鹭鸶藤　升麻　葛根（各等分）上为粗末，每用半两，水一升煎十沸，去滓热潒，冷则再暖。

19.《瑞竹堂经验方》元·沙图穆苏

髑马丹　治男子妇人中风，口眼㖞斜，痰涎壅盛，语言謇涩，手足不仁，筋脉拘挛，肢体不举，或寒湿相搏，肌肉顽麻，传入经络，筋骨疼痛，腰脚浮肿，难以屈伸，或寒湿脚气，或打扑损伤，筋骨体骱蹉跌，皮肤瘙痒，风毒疮疡，并宜服之。（成提举经验方）　真川乌（二两，炮）　川芎（七钱） 真苏木 地龙（各半两，去土） 草乌头（炮） 续断（酒浸） 白芷 牛膝（去芦，酒浸） 肉苁蓉（酒浸）滴乳（灯芯碾） 明松香（研） 木鳖子（去壳，不去油）虎胫骨（酒浸，炙） 骨碎补（酒浸） 自然铜（醋淬七次，水飞） 败龟板（各一两，新瓦煅红，用好醋制净令黄色）全蝎（三钱，去毒，炒） 上件碾为细末，用煮酒打陈米粉为丸，如桐子大，每服五十丸，食后，温酒送下。

20.《世医得效方》元·危亦林

（1）三痹汤 治血气凝滞，手足拘挛，风痹、气痹等疾皆治之。川续断 杜仲（去皮，切，姜汁炒） 防风 桂心华阴细辛（去叶） 人参 白茯苓 当归 白芍药 甘草（各一两）秦艽 生地黄 川芎 川独活（各半两） 黄芪川牛膝（各一两） 上锉散，每服五钱，水二盏，生姜三片，枣二枚，煎至一盏。去滓热服，不拘时，但腹稍空服。

（2）八宝回春汤 治一切诸虚不足风疾，血气交攻，凝滞脉络，拘急挛拳，气不升降，膻中疼痛，痰涎壅盛，脾胃不和，饮食不进。此药去风，和气，活血，大有神效。凡治风不可专用风药，攻之愈急则愈甚。服此，轻者一月，重者二三月，自然愈矣，且无再作。夫血气和平，荣卫调顺，则风症不攻而自去。附子（炮）人参 麻黄（去节）黄芩 防己 香附子（去毛）杏仁（去皮） 川芎 当归（各一两）茯神（两半） 陈皮 防风（各一两） 白芍药（五两） 沉香川乌（炮，各半两）半夏（两半） 桂（一两） 白术（二两）天台乌药（半两） 干姜（一两） 黄芪（三两） 甘草 熟地黄（各一两） 生干地黄（一两）上二十四味，八味去风，八味和气，八味活血。同锉散，每三钱，水一盏半，姜三片，枣一枚煎，空心通口服。常服效。

319

（3）金沸草散　治卒中风，痰上壅，头项强急，肢体烦疼，筋脉拘急，遍体发热，先以解之。（方见大方科伤寒阳证类）

（4）人参羌活散　治风壅痰实，头目昏晕，遍体拘挛，头项强急，肢节烦疼，壮热烦渴。前胡　羌活　人参　防风　天麻　赤茯苓（去皮）　薄荷叶　蔓荆子　川芎　粉草　黄芩　枳壳（去穰）　桔梗　川独活（各一两）上锉散。每服四钱，姜三片，桑白皮七寸煎，不拘时服。

（5）消风散　治诸风上攻，头目昏痛，项背拘急，肢体烦痛，肌肉蠕动，目眩晕，耳鸣，眼涩好睡，鼻塞多嚏，皮肤顽麻，瘙痒瘾疹。又治妇人血风，头皮肿痒，眉棱骨痛，旋晕欲倒，痰逆恶心。荆芥穗　甘草　川芎　羌活　人参　茯苓　白僵蚕（炒，去丝嘴）　蝉蜕（去足翼，各二两）　厚朴（去粗皮，芦汁炒）　陈皮（去白，各半两）上为末，每服二钱，茶清调下。如久病偏风，每日三服，便觉轻减。如脱者沐浴，暴感风寒，头痛声重，寒热倦疼，用荆芥、茶清调下，温酒亦可，可并服之。小儿虚风，目涩，及急慢惊风，用乳香、荆芥汤调下半钱，并不拘时候。一方，治口眼㖞斜，半身不遂，多因下元虚弱，为风所乘，先服顺气药，次服补剂，却用茶清调此，吞青州白丸子。

（6）大秦艽散　治风壅痰盛，四体重着，或软瘫疼痛，或拘挛，麻痹颤掉，口干目赤，烦热，睡卧不宁。条参（去芦）　川羌活（去芦）　枳壳（去穰）　秦艽（去芦）　赤芍药　苦梗（去芦）　前胡（去芦）　川芎　白芷　黄芩　薄荷　桑白皮（去赤）　天麻　防己　防风　粉草　荆芥穗　赤茯苓　木瓜　川牛膝（去苗，各等分）上锉散。每服四钱，水一盏半，姜三片煎，温服，不以时候。

（7）四神丸　治手足顽麻，痰涎壅盛，头目昏眩，肩背拘急。大天麻　大南星（各汤洗净）　防风（去芦，各一两）薄荷叶（半两）上为末，酒煮薄面糊丸，绿豆大。每服二十丸，荆芥、生姜煎汤送下。

（8）乳香寻痛丸　治中风瘫痪不遂，手足弹曳，口眼㖞斜，或旋连僵卧，涎潮搐搦，卒中急风，不省人事。每服二十丸，黑豆淋酒下。风虚眩冒，项筋拘急，太阳穴疼痛，亦用生地黄汁调酒下。腰脚疼重，行步艰辛，筋脉挛促，俯仰不利，贼风所中，痛如锥刺，皮肤顽厚，麻痹不仁，或血脉不行，肌拘干瘦，生葱酒下，或生葱、茶亦可。风湿脚气，腿膝无力，或肿或疼，不能举步，两脚生疮，脓血浸渍，痒痛无时，愈而又发，温盐酒下。打扑闪肭，筋骨内损，已经多年，每遇天寒，时发疼痛，没药酒下。乳香　川乌　没药　五灵脂　白胶香　地龙　白姜　半夏　五加皮　赤小豆（各等分）上为末，糊丸，随证汤引如前，并空心服。

（9）乌荆丸　治诸风缓纵，手足不随，口眼㖞斜，言语蹇涩，眉目瞤动，头昏脑闷，筋脉拘急，不得屈伸，遍身麻痹，百节疼痛，皮肤瘙痒，抓成疮疡。又治妇人血风，浑身痒痛，头疼眼晕，及肠风脏毒下血，血下不止，服之尤效。久服，令人颜色和悦，力强轻健，须发不白。川乌（去皮脐，炮，一两）　荆芥穗（二两）上为末，醋面糊丸，梧桐子大。每服二十丸，酒或熟水任下。有痰，食空时，日三四服，无痰，早一服。

（10）黑龙丸　治诸风疾。夫风之为病，半身不遂，口眼㖞斜，手足拘挛，或生弹曳，语言蹇涩，心多惊悸，其状多端，各随所中。由气血俱虚，腠理疏弱，风邪外中，真气失守，邪正相干而生焉。自然铜（一斤，好者，用生铁銚子内以炭火一称，渐渐二三焰起，闻腥气或似硫黄气其药乃成，放冷取出。如药有五色者，甚妙。然后安向净黄湿土上，着纸先视其药，用盆子合之不得通风，一宿出火毒。乳钵内研细，以水净淘黑汁浓者收取。次更洗淘，叉取浓者三五度。淘澄，定去清水，用新瓦盆内，将纸视著令自干如黑粉，一同称六两用之。候炮制后药了，当却入）川乌（四两，略炮）　麻黄（三两，去节）　黑附子（炮裂）　乌蛇（酒浸一夕，去皮骨，炙）　厚朴（去粗皮，姜汁炒）　防风　苍术（麸炒）川芎　陈皮　白芷　白术（炒黄，各二两）　芍药　吴茱萸（各两半）　南星（半两）　上为末，与自然铜粉相和匀，捣细，炼蜜丸，梧桐子大。腊月合甚妙。男女中风瘫痪，半身不遂，起止不能者，空心服。临卧豆淋酒下一粒，六十日内必差。男女患筋骨腰膝疼痛，走注不定，坐则刺腰，卧则刺背，行即入脚跟，亦用豆淋酒下，须臾以葱粥一盏投之，衣被盖覆出汗，然后更吃一粒，必差。……

（11）摄风酒　治白虎历节风，及诸般风湿，流注四肢，大风鹤膝，一切风疾，四肢拘挛，不能坐立，凡是骨节去处，皆尽浮肿，夜痛号哭，诸药不效，重者服至两料愈矣。寻风藤（一两）　五加皮（一两半）　虎胫骨　乌药　石南叶　苍术（各五钱）　三角尖（一两，石上生者佳）　骨碎补（七钱半）　青木香　威灵仙　川续断　当归　乳香　川羌活　北细辛（各二钱半）　青藤根（一两）　川牛膝（四钱）　防风（五钱）　南木香（二钱半）　石薜荔（一两，石上生者佳）　苏木　甘草节（五钱）　生姜（一两半）　大川乌（一双，分作四分，只生用一分）上二十四味锉碎，用无灰酒一坛，将药盛于布袋内放酒坛中，油纸封缚，仍以锅盛水，将坛于锅内用慢火自辰时煮至午时，连坛取出。每时不拘时候，随意温服药酒。如夏月恐停久作酸，只半料，用小坛酒依上煮服。

21.《医垒元戎》元·王好古

（1）大效牡丹皮散　治五脏虚风及头目不利，不思饮食，手足烦热，肢节拘急疼痛，胸膈不利，大肠不调，阴阳相干，心惊怔悸，或时旋运，肢节劳倦。牡丹皮　当归　枳壳（麸炒各一两）　陈皮（炙）　玄胡　甘草　羌活　半夏（汤洗）三棱（制）　干姜（炮）　肉桂（各半两）　木香　白术（炒，各三分）　诃子肉　芍药（各二钱）　川芎（二两）上为细末，每服二钱，水半盏，煎五七沸，食前温服，益血海，退血风劳攻注，消寒痰，实脾胃，理血气攻刺及气虚、恶寒、潮热证，至妙。

（2）拯济换骨丹　海藏云：自汗不愈，不宜服，亦汗家忌重发汗也。歌曰：槐皮芎术芷，仙人防首蔓。十味各停匀，苦味香减半。龙麝即少许，朱砂作衣缠。麻黄膏煎丸，大小如指弹。治半身不遂，口眼㖞斜，手足不仁，言语謇涩，或痛入骨髓，或痹袭皮肤，或中急风，涎潮不语，精神昏塞，行止艰难，筋脉拘急，左瘫右痪，一切风疾，并皆治之。槐荚子（生）人参　桑白皮　苍术　何首乌　蔓荆子　葳灵仙　防风（各二两）　五味子　香附子　苦参（各一两）　香白芷（二两）川芎（一两）　麝香（二钱，另研）　上一十四味为细末，入麝香令匀，又用麻黄十斤，去节根，用天河水三石，熬至六斗，滤过去滓，再熬至二升半，入银石器内熬成膏，入前药末和匀，杵三五千下，每一两作十丸，朱砂为衣，每服一丸，先捣碎，酒一盏，自晨浸至晚，食后临卧搅匀服之，神清无睡是药之验，再服须臾，五日服之。如中风无汗宜服，若体虚自汗服之，是重亡津液也。风盛之人，当于密室温卧取汗。

323

22.《医方集宜》明·丁毅

大醒风汤 治风痰壅盛，肢节酸疼，筋脉拘急。南星 防风 全蝎 附子 独活 甘草 水二钟，姜七片，煎一钟，食远服。

23.《松厓医径》明·程玠

秘传捉虎丹 治风寒暑湿脚气，无问远年近日，一切走注痛风，及中风左瘫右痪，筋脉拘急，麻痹不仁，手足不能屈伸，日夜作痛，叫呼不已。麝香（二钱五分） 京墨（烧烟尽，一钱五分） 乳香 没药（各七钱五分） 草乌（去皮脐） 五灵脂 地龙（去泥净） 木鳖子（去壳油） 白胶香（各一两五钱） 当归（酒洗，七钱五分） 上各为细末，再罗过，和匀用糯米糊为丸，如芡实大。临发时空心用前药酒送下一丸，或三丸，赶到脚面上，赤肿不散，再服一丸，赶至脚心，出黑汗乃除根。凡服察病患上下饥饱服，俱用前药酒送下，自然汗出定痛为验。若中风不省人事，牙关紧闭，偏枯等证，研二丸，酒调下，一省为验。

24.《玉机微义》明·徐用诚

《三因》大乌头桂枝汤 治风寒疝气，腹中刺痛，手足不仁，身体拘急，不得转侧，或致阴缩。大乌头（五个，去皮尖蜜煎过洗切） 桂心 白芍（各三钱） 甘草（一钱）上咬咀，每四钱，入姜枣煎。

25.《济阳纲目》明·武之望

（1）万宝回春汤 治一切虚风胃弱，气血凝滞，脉络拘挛，瘫痪疼痛，痰涎壅盛，不可专用风药。黄芪（三分）白术（二分） 白芍药（炒，五分） 半夏 茯神（各一分半） 甘草 人参 陈皮 当归 川芎 生地黄 熟地黄

麻黄　防风　防己　黄芩　杏仁　肉桂　干姜　黑附子　香附子（各一分）　川乌　乌药　沉香（各半分）　上锉，加生姜，煎服。

（2）镇风丹　治男妇远年近日风湿，筋骨痛，半身不遂，左瘫右痪，四肢麻痹，风邪入骨，手足顽麻拘挛，屈伸无力，言语失音，不能行动，及暴中风邪，不省人事。川乌（去皮脐，生用）　川芎　赤小豆　甘草　麻黄　羌活　白芷　香附子（炒，去毛）　草乌　南星　芍药　细辛（去叶，各二两）　地龙（去土）　白茯苓　甘松　官桂　防风（去芦）　天麻（酒浸）　没药（另研）　白胶香（另研）　白附子（炮，各一两）　乳香（另研）　麝香（另研）　朱砂（另研，为衣）　全蝎（各五钱）　白术　当归（去芦，各二钱半）　上为细末，炼蜜丸，每两作十丸，朱砂为衣，每服一丸，细嚼酒下，不饮酒茶下。暴中风邪，并破伤风，小儿急慢惊风，生姜汁同酒下。

（3）神效活络丹　治风湿诸痹，肩臂腰膝筋骨疼痛，口眼㖞斜，半身不遂，行步艰辛，筋脉拘挛。此药能清心，明目，宽膈，宣通气血，年逾四十，预服十数丸，至老不生风病。白花蛇（二两，酒浸焙干）　乌梢蛇（半两，酒浸焙干）　麻黄（二两，去节）　细辛（一两）　全蝎（一两半，去毒）　两头尖（二两，酒浸）　赤芍药（一两）　贯芎（二两）　防风（二两半）　菖根（二两半）　没药（一两，另研）　血竭（七钱半，另研）　朱砂（一两，另研）　乌羊屑（半两）　地龙（半两，去土）　甘草（二两，去皮炙）　丁香（一两）　白僵蚕（一两，炒）　乳香（一两，研）　麝香（半两，研）　片脑（一钱半，另研）　官桂（一两，去粗皮）　草豆蔻（二两）　羌活（二两）　虎胫骨（一

325

两，酥炙） 元参（一两） 牛黄（二钱半，另研） 天麻
（二两） 威灵仙（一两半，酒浸） 藿香（二两） 天竺
黄（一两） 败龟板（一两，酥炙） 人参（一两） 何首
乌（二两） 白芷（二两） 乌药（一两） 安息香（一
两） 青皮（一两） 黑附子（一两，去皮炮） 香附（一
两） 白豆蔻（一两） 骨碎补（一两） 黄连（二两）
茯苓（一两） 黄芩（二两） 白术（一两） 熟地黄（二
两） 松香脂（半两） 大黄（二两） 当归（一两半）
木香（二两） 沉香（二两） 金箔（为衣） 上为细末，
炼蜜为丸如弹子大，每服一丸，细嚼，温酒、酒清漱下，随证
上下，食前后服。头风擂茶下。

（4）骨碎补丸 治肝肾风虚，上攻下注，筋脉拘挛，骨
节疼痛，头面浮肿，手臂少力，腰背强痛，脚膝缓弱，屈伸不
利，行履艰难。荆芥穗 白附子（炮） 牛膝（酒浸，焙干）
肉苁蓉（酒浸一宿切片，焙） 骨碎补（去毛，炒） 威灵
仙 缩砂仁（各半两） 地龙（去土，微炒） 没药（各二
钱半） 自然铜（醋淬九遍） 草乌头（炮，去皮脐） 半
夏（汤浸七次，各半两） 上为细末，酒煮面糊为丸如桐子
大，每服五丸至七丸，温酒下。妇人醋汤或当归酒下。妊娠不
宜服。

（5）大三五七散 治八风五痹，瘫痪弹曳，口眼㖞斜，
眉角牵引，项背拘强，牙关紧急，心中愦闷，神色如醉，遍身
发热，骨节烦疼，肌肉麻木，腰膝不仁，皮肤瞤动，或如虫
行，又治阳虚头痛，风寒入脑，目旋运转，如舟船之上，耳内
蝉鸣，或如风雨之声应，风寒湿痹，脚气缓弱等疾。山茱萸
干姜（炮） 茯苓（去皮，各三斤） 细辛（一斤半） 防
风（四斤） 附子（炮，去皮脐，三十五枚）上为细末，温

酒调下二钱，食前服。

（6）仙酒方　世传南京留守窦文炳。患足拘挛，半身不遂，奉化县尉李能传此方，依合浸酒一斗，饮及二升，能运手足，三升能伸腰背，至四升脱如释负。枸杞（二斤）　牛蒡子（半升）　牛蒡根（一斤）　天麻子（一升）　苍术（米泔浸，瓦器蒸熟）　牛膝　秦艽　羌活　防风　桔梗　晚蚕砂　枳壳（各二两）　天麻（半斤）　当归（三两）　上为粗末，无灰酒二三斗，瓷坛浸七日，勿令面近酒，恐气触伤目。每日空心午、夜各温进一杯。忌鱼、面三个月。

26.《普济方》明·朱橚、滕硕、刘醇等

（1）沉香煮散（一名沉香白豆蔻散）　治肝气上攻头目昏，肩背拘急，兼治脾气不和。（出《王氏博济方》）沉香（锉，三分）　桂（去粗皮，一两）　白豆蔻　石斛（去根，各半两）　木香（一两）　巴戟天（去心，一两）　附子（炮裂，去脐皮，半两）　赤茯苓（去黑皮，一两半）　人参（三分）　芎䓖（一两）五味子（三分）　荜澄茄（三两）青橘皮（汤浸去白，焙）　白术（各一两）　厚朴（去粗皮，姜汁炙）黄芪（细锉，各半两）　藿香叶（三分）　肉豆蔻（去皮，三两）　上捣，罗为细散，每服三钱。水一盏，入姜枣，煎七分，食前温服，日二。

黄芪煎（出《十便良方》）　治肝肾虚风，头脑昏重，面目多浮，项背拘急，四肢倦怠，脚膝少力。黄芪（一两半，去芦头，细锉焙干为细末，入白蜜一匙，好酒一升，煮如糊）牛膝　菟丝子　苁蓉　白蒺藜　茴香　草薢（各一两）　防风（半两）　上为细末，用黄芪膏和丸，如梧桐子大，每服三十丸，空心盐汤下。

酸枣仁散（出《圣惠方》）　治肝气不足则伤胆，胆伤则

恐惧，面色青白，筋脉拘急，目视不明。酸枣仁（一两，微炒）　枳实（一两，麸炒微黄）　五味子（一两）　白术（一两）　白茯苓（一两）　泽泻（一两）　芎䓖（一两）　麦门冬（一两，去心）　黄芪（一两，锉）　甘草（炙微赤，半两）　上为散，每服三钱，水一中盏，煎至六分，去滓，不计时，温服。

（2）肾实热者，左手尺中神门以后脉阴实者，足少阴经也。肾藏精，实则阳气盛，阳气盛则生热，病苦痹，身热舌燥咽肿，心烦痛，嗌干，胸胁时痛，喘咳汗出，小腹胀满，腰背强急，体重骨热，小便赤黄，好怒好忘，足下热，足胫满痛，四肢黑，耳聋。诊其脉浮紧者，肾实热也。（《脉经》云：肾实热者，病苦膀胱胀闭，小腹与腰脊相引痛也。）肾膀胱俱实者，左手尺中神门以后脉阴阳俱实也。病苦脊强反折，戴眼，气上抢心，脊痛不能自反侧，癫疾，头重与目相引，痛厥欲走，反眼，大风多汗，名曰肾膀胱俱实也。

泻肾赤茯苓散（出《圣惠方》）　治肾脏实热，腹胁不利，心膈烦满，腰背拘急，足下热痛。赤茯苓（二两）　丹参　牡丹皮　生干地黄　猪苓（去黑皮）　子芩　泽泻　五加皮　牛膝（去苗，各三分）　甘草（半两，炙微赤，锉）　槟榔　羚羊角屑　枳壳（麸炒微黄，去白瓤，各一两）　上为散，每服四钱，水一钟，煎至六分，去滓，食前温服。

泻肾泽泻散　治肾脏气实，肩背拘急，小腹胀满，烦热，胸胁时痛，腰脊强直，小便赤黄。泽泻（一两）　黄芩　赤茯苓　木通（锉）　黄芪（锉）　槟榔　玄参（各三分）　赤芍药　羚羊角屑（各半两）　上为散，每服四钱，水一中盏，煎至六分，去滓，食前温服。

泻肾槟榔散　治肾脏实热，小腹壅滞，腰脊疼痛，肩背拘

急。槟榔（一两）　甘草（半两，炙微赤，锉）　赤茯苓
羚羊角屑　泽泻　柴胡（去苗）　赤芍药　木通（锉）　桃
仁（汤浸去皮尖，双仁麸炒微黄，各三分）　上为散，每服
四钱，水一中盏，入生地黄半两，煎至六分，去滓，食前
温服。

（3）换腿丸　治肾经虚弱，下注腰膝，或当风取凉，冷气
所乘，沉重少力，移步迟缓，筋脉拘挛痛，不能屈伸，脚心隐
痛，有妨履地，大治风湿脚气，赤肿痛楚，发作无时，呻吟难
忍，气满喘促，举动艰难，面色黧黑，传送秘涩，并皆疗之。
薏苡仁　石楠叶　天南星（洗，姜制，炒）　川牛膝（酒浸，
焙）　肉桂（去粗皮）　当归（去芦）　天麻（去苗）　附子
（炮，去皮脐）　羌活　防风（去叉）　石斛（去根）　草薢
（微炙）　黄芪（蜜炙）　续断（各一两）　苍术（米泔浸，
一两半）　槟榔（半两）　干木瓜（四两）上为细末，面糊为
丸，如梧桐子大，每服三十丸至五十丸，空心温酒或木瓜汤吞
下，日进二三服。常服舒筋轻足，永无脚气之患。

当归龙胆丸（出《卫生宝鉴》）　治肾水阴虚，风热蕴
积，时发惊悸，筋脉搐搦，神志不宁，荣卫壅滞，目头昏眩，
肉膶肌瘚，胸膈痞塞，咽嗌不利，肠胃燥涩，小便淋闭，筋脉
拘急，肢体痿弱，暗风痫病，小儿急慢惊风。常服宣通血气，
调顺阴阳，病无再作。当归（焙）　草龙胆　大栀子　黄连
芦荟　青黛（各半两）　黄柏　黄芩（各一两）　大黄　木
香（各半两）　麝香（一钱，别研入）　上为末，炼蜜和丸
如小豆大，小儿如麻子大，每服二十丸，生姜汤下，忌发热诸
物。兼服防风通圣散。

玉锁丹（出《仁存方》）　治肾经虚损，心气不足，思虑
太过，真阳不固，旋有遗沥，小便白浊如膏，梦寐频泄，甚则

身体拘倦，骨节酸痛，饮食不进，面色黧黑，容枯肌瘦，唇口干燥，虚烦盗汗，举动力乏。茯苓（去皮四两）　龙骨（二两）　五倍子（十六两）　上为末，水糊为丸，每服四十粒，空心用盐汤吞下，日进三服。此药性温不热，极有神效。

（4）玉锁固真丹（出《危氏方》）　治心气不足，思虑太过，肾经虚损，真阳不固，旋有遗泄，小便经岁白浊，或淡赤，或如膏，梦寐精泄，甚则身体拘倦，骨节酸疼，饮食不进，面色黧黑，容枯肌瘦，唇干舌燥，虚烦盗汗，举动力乏，多服效。白龙骨（半斤）　磁石（醋淬七次）　朱砂（各一两）　牡蛎（煅，一两）　紫稍花（一两半）　家韭子 菟丝子（各二两）　鹿茸（酒浸，炙）　白茯苓（一两）　川巴戟（一两）　官桂（一两）　肉苁蓉（酒浸）　桑螵蛸（酒浸）　当归（各二两）　木香（不见火）　远志（甘草水煮取肉）　苍术（各一两）　茴香（炒）　吴茱萸（炒）川楝子（炒）　桑寄生（各半两）　沉香（半两）　绵黄芪（一两）　附子（炮，去皮脐，一两）　上为末，炼蜜和丸如梧桐子大，每服五十丸。温酒盐汤下。

（5）大黄汤　治骨极色黑疼痛，隐曲膀胱不通，小便壅塞，四肢拘急。大黄　大戟（炒）　赤茯苓　甘草　黄芩（各一两）　芫花（醋拌）　荛花（炒，各半两）　上粗捣筛，每服三钱，水一盏半，入枣二枚擘破，煎至一盏，去滓，温分二服，空心，日午各一。

（6）至圣太乙散（出《圣济总录》）　治中风身瘫痪，半身不遂，口眼㖞斜，语言謇涩，形神如醉，惊悸狂言，夜卧不安，或周身麻痹，皮肤不知痛痒，四肢不举，身重如石，腰膝强硬，或筋脉拘挛，瘫痪不能行步，百关壅塞，痰涎痞滞，或卒急中恶，客忤尸注，鬼气邪魔，尸厥暴亡，不省人事等疾。

犀角（镑）　仙灵脾　真珠末　滑石（研）　胡黄连　恶实（炒）　人参　地丁草（去根）　白茯苓（研，去皮）　蚕砂（炒）　甜硝（研）　板蓝根　郁金（各一两）　大黄（锉）　牛黄（研）　血竭（研）　木通（锉）　栀子仁　马牙硝（研）　苍术（削，去黑皮）　荆芥穗　芍药　延胡索　玳瑁（镑）　琥珀（研，各半两）　甘草（炙，二两半）　上为末，如中风不语，用新水调下一钱匕。如口噤即灌下，若能咳嗽，夜半当省人事。灌药四服后，不咳嗽者，必不可救。卒中恶风涎不止，用白矾末半钱匕，太乙散一钱匕，和匀，以新汲水调下，慢慢灌之即活。

（7）赤茯苓散（出《圣惠方》）　治肝脏中风，气壅语涩，四肢拘急。赤茯苓（一两）　黄芪（一两，锉）　黄芩（三分）　酸枣仁（半两，微炒）　防风（半两，去芦头）　羚羊角屑（一两）　葳蕤（三分）　麻黄（一两，去根节）　芎劳（三分）　独活（半两）　枳壳（三分，麸炒微黄，去瓤）　甘草（半两，炙微赤，锉）　上为散，每服三钱，水一中盏，入淡竹叶三七片，煎至五分，去滓，入荆沥半合，更煎一二沸，不计时候温服。忌鸡猪肉炙煿等。

（8）姜附汤（出《圣惠方》）　治中风失音不语，气厥无脉，手足拘挛。干姜（炮）　附子（炮裂，去皮、脐）　甘草（炙）　桂心（去粗皮）　当归（酒浸，焙）　白术　细辛（去苗叶，各一两）　麦门冬（去心焙，二两）　杏仁（去皮尖，双仁炒研，一两）　上锉如麻豆，每服三钱匕，水一盏，煎至七分，去滓温服。一方有独活无杏仁，名附子散。

治中风，筋脉拘急，腰背强直，失音不语。（出《圣惠方》）　黑铅（半两）　水银（半两，与铅同结为砂子，细研）　天南星（半两，炮裂）　白附子（半两，炮裂）　犀

角屑（半两）　朱砂（半两，细研）　牛黄（一分，研）
上为末，入研了药，更研令匀，用软饭和丸，如绿豆大，每服
不拘时候，以消梨汁下五丸。

四逆汤　治卒中风不能言，厥逆无脉，手足拘急者。山茱
萸　细辛　干姜（炮，各一两）甘草（炙，三分）麦门冬
（一升，去心）　上㕮咀，以水七升，煮取二升，分为四服。
忌海藻、菘菜、生葱、韭菜。

（9）猪络丸（出《杨氏家藏方》）　治风痹气滞，血脉凝
涩，筋脉拘挛，肢节腰膝强痛，行履艰难。没药（别研）
乳香（别研）　虎骨（酥炙）　败龟（酥炙）　五灵脂　当
归（各二两）　白附子（炮　）　天麻（去苗，酒焙）　全
蝎（炒）　天南星（炮）　附子（炮）　川乌头（炮，去皮
脐尖）　杜仲（去皮脐，炒）　地龙（去土，炒）　威灵仙
（去苗）　乌蛇（去皮骨，酒浸）　牛膝（酒浸一宿）　肉
苁蓉（酒浸，炙）　朱砂（别研）　续断（十四味，各一
两）　上为细末，酒煮面糊为丸，如梧桐子大，每服三十丸，
食前温酒下。

（10）加减地仙丹（出《济生方》）　治风冷邪湿，留滞
下焦，足膝拘挛，肿满疼痛，不能步履，宜服之。地龙（焙，
去土）　五灵脂（去石）　乌药　白胶香（别研）　椒红
（炒，去汗）　威灵仙　木瓜（去瓤）　赤小豆（炒）　黑
豆（炒，去皮）　天仙藤　川乌（炮，去皮）　五加皮　苍
术（泔水浸，去黑皮，炒）　木鳖子（去壳油）　上等分，
为细末，酒糊丸，如桐子大，每服七十丸，空心，用盐酒、盐
汤下。

（11）木香金铃子丸　补虚益气，壮下元，坚筋骨。治腰
脚痛，筋脉拘挛。木香　茴香　甘草（各一两）　金铃子肉

知母　白茯苓（各二两）　　川芎　当归　麝香（五分）　　上为细末，酒和丸，如桐子大，每服五十丸，空心盐汤或温酒任意下，以干物压之。若人虚弱者，更加鹿茸一两，海马一对，补肾，和前药丸服。

（12）木香和中丸　和脾气，益肾水，消肠胃中积滞，调三焦气脉，开胸膈痞满，上攻心腹闷痛，筋脉拘急，肢体困倦，润大便，清小便，进饮食。木香（去腐）　　沉香　白豆蔻　枳实（去瓤）　　槟榔　蓬术（去皮）　　青皮（去瓤）　陈皮（去白）　　当归（酒浸）　　黄芩（去腐）　　木通（去皮）　　黄连（去须）　　砂仁　三棱（去皮，各一两）　　黄柏（去腐皮）　　香附子（去皮毛，各三两）　　大黄（蒸熟，四两）　　牵牛（头末，二两）　　猪牙皂角（去皮弦并子，蜜炙干用，一两）　　上为细末，水和丸，如桐子大，每服二钱半，食后温茶清下，或姜汤亦可，渐至三钱重。如肾水阴虚，火热内余，五脏客热，遂用黄连、黄芩、黄柏治之。如肠胃积热，生湿于内，燥甚于肠胃之外，则燥湿不相和济，用大黄、黄连以流湿润燥。如三焦脏腑气血结滞作痛，不能消化饮食，香附子、木香、槟榔、青皮、白豆蔻、砂仁、沉香、蓬术、三棱通流结滞之气。如大肠气滞胀闷作痛，大便燥涩艰难，用枳壳、郁李仁、牵牛末以通利湿润之。如胸膈胁肋胀满痞闷作痛，枳实、木香开通之。如大肠中风燥下血生痔，用皂角并子、枳实、郁李仁、当归以治之。如胸心膀胱气血郁结不通，脐腹腰胯脊背痛，加牵牛头末取快利之。如禀受气血壮实之人常服，不减去牵牛。年老之人气虚血衰，肠胃湿甚，大便泻软，减去牵牛。

（13）苍耳叶根方（出《圣惠方》）　　治中风头痛，湿痹，四肢拘挛痛。苍耳嫩苗叶（一斤）　　酥（一两）　　上先煮苍耳三五沸，漉出，用豉取汁一合，水二大盏半，煎取汁一盏半，入苍耳，及五味作羹，入酥食之。

（14）青膏　治百种风，头眩鼻塞，清涕泪出，霍乱吐逆，伤寒咽喉痛，脊背头项强，偏枯拘挛，或缓或急，心腹久寒，积聚疼痛，咳逆上气，往来寒热，鼠漏瘰疬，骨节疼肿，关节尽痛，男子七伤，胸胀腹满，羸瘦不能饮食，妇人生产余疾，诸病㿗疥，恶疮痈疽，肿阴蚀，黄疸，发背，马鞍牛领疮肿。（一名卫侯青膏）　当归　栝蒌根　干地黄　甘草　蜀椒（各六两）　半夏　桂心　川芎　细辛　附子（各四两）黄芩　桔梗　天雄　藜芦　皂荚（各一两半）厚朴　乌头　莽草　干姜　人参　黄连　寄生　石楠　戎盐（各三两）　黄野葛（二合）生竹茹（六升）　巴豆　续断　杏仁（各一两）猪脂（三斗）　苦酒（一斗六升）　上㕮咀，诸药以苦酒渍一宿，将猪脂微火上煎之，三上三下，膏成，病在内以酒服如半枣，在外摩之，日三，丸作膏，当以破除日，无令丧孝污秽产妇下贱人鸡犬禽兽见之。

胜金膏　专治男子妇人，筋寒骨痛，坠堕闪肭，打损血结聚，伤筋骨碎，中风入脑，头痛湿痹，骨节酸痛，四肢邪气不仁，百节筋挛，不能屈伸，腰脚软弱，冷嗽气促，咳逆牙疼，腹痛冷气，腰脊痛疼，寒湿脚气，游风走气，膝腿脚酸疼，并皆治之。艾（四两）　当归须　白芷　牛膝　黄芪　木鳖子　皂荚刺　蓖麻　防风　桑白皮　白僵蚕　川续断　延胡索　官桂（去皮）　黄连　降真　独活　赤芍药　川芎　细辛　南星　巴豆（去壳，三十枚）　桔梗　蓬莪术　牡丹皮　白藓皮　狗脊　天麻　蔓荆子　接骨木　蛇床　木香　威灵仙　白芨　白蔹　杜仲　骨碎补　羌活　草薢　破故纸　漏芦　海桐皮　五加皮　薏苡仁　荆芥（各五钱）　槐柳条（向南者）

桃枝（向东北枝）以上各味并锉碎，用香油浸，春五、夏三、秋七、冬十日，然后用慢火将前药于铫内温火热，不可用骤火，如此三日三夜。次用文武火煎沸，掇下使沸静，掇上用柳槐枝搅，看白芷黄色为度。黄蜡（四两）　松香（五斤）芸香（二斤半）　姜汁　连根葱汁　陈米醋（各一大盏）香油（三斤，四时用）　以上先用松香、芸香，于锅内熬化，滤去滓后，将葱姜汁并陈米醋各一盏，并五十味药油，四时用，春、秋、冬用多。夏用少，自宜斟酌。降真香　五灵脂自然铜（醋净七次白色为度）　无名异　雄黄（明净五钱）乳香（一两）　没药　黄丹（火飞）　全蝎　血竭　琥珀麝香（三钱半）　露蜂房（烧灰）　虎骨（醋炙黄）　穿山甲（火煅焦黄，五斤）　败龟板（醋炙黄，五钱）　上十六味，碾细末，同前药在锅内慢火化，不住手搅，待松、芸香匀后，下六味末药，除麝香黄丹，又下乳香、没药，急搅匀，滴水中试老嫩，然后倾入水中，手扯百余遍，盛在瓷器内，出火气，三日方用。

木鳖子膏　治经络受风寒邪，入脉牵连皮肤，疼痛结聚成核或拘挛麻痹者。木鳖子（一两，去皮，锉如小豆大）　乳香（一钱，另研）　上清油二两，浸木鳖子一两宿，然后慢火熬至减半，去木鳖，下黄蜡一钱，搅匀，绢滤去滓，待欲凝结，投乳末在内，不住手搅匀，收磁器内，每用少许，搽肌肉皮肤疼痛聚硬处，不住手，以热为度。

27.《奇效良方》明·董宿

（1）清风散　治诸风上攻，头目昏眩，项背拘急，鼻涕声重，耳作蝉鸣，皮肤顽麻，瘙痒瘾疹，妇人血风，头皮肿痒，并治之。荆芥穗　甘草（炙，各一钱半）　陈皮　人参茯苓（去皮）　白僵蚕（炒，去丝）　防风　川芎　藿香叶

蝉蜕　厚朴　羌活（各一钱）上作一服，水二盅，煎至一盅，不拘时服。

（2）大活络丹　治风湿诸痹，筋骨疼痛，清心明目，宽胸溢血，养气暖膝，腰臂疼痛，口眼歪斜，行步艰辛，筋脉拘挛，年四十以上，每服一丸，至老不生风疾，大有神效。白花蛇（二两，酒浸，焙干）　乌梢蛇（半两，酒浸，焙干）　麻黄（二两，去节）　细辛（一两，去土）　全蝎（一两半，去毒，炒）　两头尖（二两，酒浸）　赤芍药（一两）　川芎（二两）　防风（二两半）　葛根（一两半）　没药（一两，另研）　血竭（七钱半，另研）　朱砂（一两，另研）　乌犀屑（半两）　地龙（半两，去土）　甘草（二两，去皮，炙）　丁香（一两，去枝）　白僵蚕（一两，炒）　乳香（一两，另研）　麝香（半两，另研）　片脑（一钱半，另研）　官桂（二两，去粗皮）　草豆蔻（二两）　川羌活（二两）　虎胫骨（一两，酥炙）　玄参（一两）　牛黄（二钱半，另研）　威灵仙（一两半，酒浸）　天麻（二两）　藿香（二两，去土）　天竺黄（一两）　败龟板（一两，炙）　人参（一两）　何首乌（二两）　白芷（二两）　乌药（一两）　安息香（一两）　青皮（一两）　黑附子（一两，炮，去皮脐）　香附（一两）　白豆蔻（一两）　骨碎补（一两）　黄连（二两）　茯苓（一两）　黄芩（二两）　白术（一两）　熟地黄（二两）　松香脂（半两）　大黄（二两）　当归（一两半）　木香（二两）　沉香（一两）　金箔（为衣）　上为细末，炼蜜为丸，如弹子大，每服一丸，细嚼温酒茶清漱下，随证上下服之，头风擂茶下。

（3）黄芪酒　治风湿痹，身体吊麻，皮肤瘙痒，筋脉拘挛，言语謇涩，手足不遂，时觉不仁。黄芪　防风　桂心　天

麻　草薢　石斛　虎骨（酥炙）　白芍药　当归　云母粉　白术　茵芋叶　木香　仙灵脾　甘草　川续断（各一两）上锉生绢袋盛，好酒一斗浸之，春五日，夏三日，秋七日，冬十日，每次一盏，温服，不拘时候，常令酒气相续为佳。

（4）蝉蜕丸　治急风卒中，半身不随，腰脚软弱，历节疼痛，手足拘挛，口面㖞斜，言语謇涩，白癜顽麻，心惊恍惚，肢体战掉，腰腿瘫缓，及脚气风肿疼痛等疾。蝉蜕（一两）　干蝎（炒，一两）　乌蛇（酒浸，去皮骨，炙，一两）五味子（一两，四味用酒浸，焙干）　附子（生，去皮脐，一两）　南星（炮）　天麻（各二两）　白附子（炮）　川芎　僵蚕（炒）　防风（去叉）　干姜（炮）　麻黄（去根节）　蔓荆子（去白皮）　狗脊（去毛）　雄雀粪（炒，各一两）　当归（切，焙，三分）　雄黄（研，一分）　丹砂　麝香（研，各三分）　上为细末，炼蜜为丸，如弹子大，每服半丸，薄荷酒嚼下。急风瘫缓，及攻注、筋骨疼痛，薄荷汁化开一丸，以热酒投下，向患处卧，衣被盖汗出，睡觉疼痛即定。

（5）除湿丹　治诸湿客搏，腰膝重痛，足胫浮肿，筋脉拘急，津液凝涩，便溺不利，目赤瘾疹，疥癣走注，脚气，尽皆治之。槟榔　甘遂　威灵仙　泽泻　赤芍药　葶苈　乳香　没药（各一两）　牵牛（五钱）　大戟（炒，三两）　陈皮（去白，四两）　上为末，面糊为丸，如梧桐子大，每服五六十丸，渐加八九十丸，食前温白汤送下，服药后忌酒湿面二三日。一方有泽泻、陈皮各一两，无葶苈。

（6）补肾茯苓丸　疗男子肾气虚冷，五脏内伤，风冷所苦，身体羸尪，足胫困乏，难以行藏，食饮无味，目视无光，遍身拘急，腰脊痛僵，遗精白浊，日渐萎黄，心胸懊闷，逆气上撞，转侧须人，不能起床，针灸服药，疗治徬徨，乘马触风，醉以入房，不自持护，饮食不量，用力过度，口干舌强，流涎出口，夜梦飞扬，尿血淋沥，阴下湿痒，心中动悸，痛掣膀胱，四肢酸困，气息不长，身体浮肿，人何能当？为医不识，妄处他方，秋三月宜服之。茯苓　防风　桂心　山茱萸　白术　细辛　薯蓣　干地黄　附子（炮）　泽泻　紫菀　牛膝　芍药　丹参　黄芪　沙参　苁蓉　干姜　玄参　苦参　人参　独活（以上各二两）　上为细末，炼蜜和丸，如梧桐子大，每服五丸，食前用温酒送下。忌生葱、生菜、酢物、桃李、雀肉、猪肉、芜荑等。

（7）垂命茯苓丸　疗男子五劳七伤，两目眽眽，迎风泪出，头项急僵，不能回顾，心腹满胀，上干胸胁，下引膀胱，表里疼痛，不得平康，饮食渐减，面目萎黄，小便淋沥，阴痿不强，五心烦热，盗汗如浆，四肢拘急，梦寐惊惶，状如消渴，忽忽喜忘，悲忧不乐，此药最良。令人肥壮，气力倍常，饮食加进，百病潜藏，冬三月宜服之。茯苓（三两）　白术　泽泻　牡荆子　牡蒙　桂心　牡蛎（煅）　石长生　薯蓣　杜仲　天雄（炮）　菟丝子　附子（炮）　人参　甘草（炙）　山茱萸　干姜　巴戟　天门冬（去心）　肉苁蓉（以上各二两）　上为细末，炼蜜和丸，如梧桐子大，先食服五丸，温酒送下，忌海藻、菘菜、鲤鱼、生葱、猪肉、鸡鱼等。

（8）蠲痹汤　治冷痹，手足腰痛沉重，及身体烦疼，背项拘急。当归（去芦，酒浸）　赤芍药　黄芪（去芦）　片姜黄　羌活（以上各二钱）　甘草（炙，一钱）　上作一服，用水二盏，生姜五片，红枣一枚，煎至一盏，去滓，不拘时服。一方加防风二钱。

（9）乳香宣经丸　治风寒湿痹，四肢拘挛，筋骨疼痛，行步艰难，脚气诸疾，并皆治之。乳香（别研）　附子（炮，去皮脐）　木香（以上各八钱）　五灵脂（一两）　黑豆（三合，生用）　草乌（去皮尖，炒）　川楝子（取肉，微炒）　茴香（炒，以上各二两）　防风（去叉）　陈皮（去白）　黑牵牛（生用）　威灵仙（洗，去土）　乌药　萆薢（以上各四两）　上为细末，酒煮面糊和丸，如梧桐子大，每服三十丸，渐加至五七十丸，空心用温酒送下。

（10）透骨通气骗马丹　治风寒湿痹，四肢拘挛，筋骨疼痛，行步艰难，并宜服之。广木香（二钱）　草乌（三钱）　川乌　两头尖　穿山甲　虎骨（酥炙）　细辛　五灵脂　乳香　没药（以上各半两）　当归　赤芍药（以上各一两）　附子（一个）　上为细末，酒煮面糊为丸，如梧桐子大，每服三五丸，加至十五丸，空心用温酒一盏送下。

28.《太医院秘藏膏丹丸散方剂》清·太医院

（1）嵝峒丸　牛黄　冰片　麝香（各二钱五分）　雄黄　阿魏（各一两）　大黄　乳香　没药　儿茶　血竭　天竺黄　三七　藤黄（各二两）　熬膏用，隔汤煮十次，去浮沫，以山羊血五钱拌晒。如无广西山羊血，即用子羊血亦可。以上十二味另研为末，用藤黄化开为丸。如干少加蜜为丸。共重一斤一两二钱五分。碾筛每斤伤折四两，共应折四两二钱五分，得末十三两。入藤黄膏二两，共重十五两，每丸重二分五厘，共得丸六百丸。此方乃异人传授，攻效非常，药性捷速，内可以服，外可以敷。专治逐瘀生新，续筋接骨，疏风活络，化痰蠲痛，宣通气血，消肿解毒。凡男妇小儿一切疑难危急之症，百发百中，真有起死回生之力，功难尽述。每服一丸，病重者服二丸，小儿每服半丸，或二三分，俱用无灰黄酒化服。外敷用细茶卤磨化。一治跌打损伤，坠车落马，伤筋动骨，瘀血不乱，凝结疼痛，一切刀箭中伤；一治刑杖中伤；一治中风中痰，卒然晕倒，牙关紧闭，不省人事；一治半身不遂，口眼歪斜，筋脉拘挛，手足麻木；一治打破伤风抽掣，昏闷不省；一治痈疽发背，对口恶疮，无名肿毒；一治肺痈肠痈；一治疯犬咬伤，毒气内攻；一治瘰疬，年久不愈，癥腹积聚，腹大虫胀，并山岚瘴气；一治产后恶血上攻，昏闷不省；一治横生逆产，胎衣不下，妇人经闭不通；一治妇人吹乳，肿硬结核成疮；一治小儿急慢惊风；一治蝎螫蜈蚣蛇咬等毒。内服一丸，外敷一丸。如外敷疮口周围，不可敷疮口。药三日内切忌生冷瓜果，烧酒发物。

（2）活络丹　白花蛇（一条，净肉二两）　蕲蛇（一条，净肉二两）　乌梢蛇（一条，净肉五钱）　赤芍　防风　羌活　当归　天麻　牛膝　草蔻　丁香　枳壳　香附　熟地　大黄　没药　麻黄　黄芩　黄连　白术　白芷　赤首乌　猴姜　姜蚕　藿香　白附子　川芎　桂枝　乌药　茯苓　木香　乳香　威灵仙　细辛（各二两）　麝香　白豆蔻　沉香　朱砂　薄荷　甘草　附子（制）　玄参　天竺黄　龟板　虎骨　杜仲　青皮　干葛　血竭　松香　牛黄　地龙（各一两五钱）　共为细末，炼蜜为丸。每料重五斤十三两五钱，碾筛每斤伤折四两，共应折一斤七两二钱五分，净得末四斤六两二钱五分。入净蜜二斤三两一钱二分五厘，共重六斤九两三钱七分五厘，每丸重二钱，共得丸五百二十六丸，去一钱七分五厘算。此药专治中风，口眼㖞斜，半身不遂，及诸风痹，手足拘挛，筋脉不舒，风邪湿痰流滞经络，四肢麻木，言语蹇塞，牙关紧闭，不省人事，左瘫右痪，步履艰难，并皆治之。每服一丸，老酒送下。

（3）金不换膏　白芷　栀子　大黄　柴胡　川芎　苍术

生地　熟地　当归　白术　半夏　陈皮　香附　枳壳　乌药
川贝母　青皮　白蔹　细辛　知母　薄荷　杏仁　桑皮　黄连
黄芩　猪苓　赤芍　木通　桃仁　黑参　前胡　泽泻　麻黄
桔梗　升麻　黄柏　牛膝　杜仲　远志　山药　续断　高良姜
桑皮　甘草　连翘　藁本　茵陈　首乌　荆芥　羌活　独活
金银花　地榆　苦参　僵蚕　天麻　南星　白蒺藜　草乌　威
灵仙　芫花　穿山甲　川乌　蜈蚣　白藓皮　五加皮　青风藤
巴豆　防风　苍耳头　五倍子　大风子　益母草　柳枝　榆枝
槐枝　桃枝（以上七十七味，各五钱）　以上七十七味，用
芝麻油十二斤炮炸，药味去渣，用炒净黄丹六斤，以丹入后细
药。潮脑　龙骨　乳香　没药　血竭　轻粉　海螵蛸　赤石脂
冰片　麝香（各五钱）　每料用香油十二斤，入药味二斤四
两，每斤应折六两四钱，共折四斤三两八钱，入净得油七斤三
两二钱，入炒过黄丹三斤九两六钱，入细药十两五钱，净得膏
十一斤七两三钱，每张重一钱，共计一千八百三十三张。此膏
专贴肩臂腰胯腿膝麻木不仁，筋脉拘挛，手足不遂，或受风
湿，血脉不舒，或中寒邪，筋骨疼痛，左瘫右痪，步履艰难，
将此膏药贴之，立见功效。

（4）头风饼　荆芥　防风　麻黄　细辛　白芷　藁本
（各一两五钱）　共为细末，用小米汤做，每饼重五钱。此饼
专治年沉日久，偏正头疼，目眩脑昏，鼻塞声重，项背拘急，
两太阳及额颅煽痛如劈者。用生姜（三钱）煎汤，煮饼一二
枚，将鼻嗅之，使热气上达，候微汗出即愈。

（5）状元露　红花（一钱七分）　薄荷　川芎　陈皮
当归　桂花（各五钱）　豆蔻　良姜（各三钱）　细辛（一
钱）　白芷（二钱）　冰糖（三斤）　玫瑰花（一斤）　泡
酒三十斤。此酒治肺气，清心经积热，头痛鼻塞，项背拘急，

喷嚏声重，耳鸣头疼，口舌生疮。每日饮之，能清三焦之火，通利大小便，和气血，化痰涎。常饮有效。

（6）回生再造丸　蕲蛇（去皮骨，并头尾各三寸，酒浸炙，取净末四两。眼光如生者真）　两头尖（系草药，出在乌鲁木齐，非鼠粪也。如不得真者，以白附子代之，其性相仿。制过用，二两）　真山羊血（五钱，心包内血真）　北细辛（一两）　龟板（一两，醋炒）　乌药（一两）　黄芪（一两，蜜炙）　母丁香（一两，去油）　乳香（一两，瓦焙去油）　麻黄（二两）　甘草（二两）　青皮（一两）　熟地（二两）　犀角（八钱）　没药（一两，炒去油）　赤芍（一两）　羌活（一两）　白芷（二两）　虎胫骨（一对，醋炙）　血竭（八钱，另研）　全蝎（二两五钱，去毒）　防风（二两）　天麻（二两）　熟附子（一两）　当归（二两）　骨碎补（一两，去皮）　香附（一两，去净皮毛）　元参（二两，酒炒）　首乌（二两，制）　川大黄（二两）　威灵仙（二两五钱）　葛根（二两五钱）　沉香（一两，不见火）　白蔻仁（二两）　藿香（二两）　冬白术（一两，土炒）　红曲（八钱）　川草薢（二两）　西牛黄（二两五钱）　草蔻（二两）　川连（二两）　茯苓（二两）　姜黄（二两，片子）　僵蚕（一两）　松香（五钱，煮过）　川芎（二两）　广三七（一两）　桑寄生（二两五钱）　冰片（二两五钱）　当门麝（五钱）　辰砂（一两，飞净）　桂心（二）　天竺黄（一两）　地龙（五钱，去土）　山甲（二两，前后四足各用五钱，麻油浸）　以上各药材必须地道，炮制必须如法。共研细末，择天月二德日，于净室内炼蜜为和，合捣五千杵为丸，每丸重一钱，金箔为衣，外用蜡壳包裹。

此药专治风湿诸痹，口眼歪斜，半身不遂，行步艰难，筋脉拘挛，手足疼痛。宣畅血气，通利经络。大者一丸，小者酌用。病在左部用四物汤为引，即当归、白芍、生地、川芎各一钱。病在右部用四君子汤为引，即白术二钱，茯苓一钱，人参一钱，甘草五分，如无人参用黄芪代之。其余用姜汤、黄酒酌用。孕妇忌服。

29.《张氏医通》清·张璐

西州续命汤（《千金》）　治中风痱，身体不能自收，口不能言，冒昧不识人，拘急不能转侧。大续命汤去荆沥。

八风续命汤（《千金》）　治卒中，半身不遂，手足拘急。续命汤去麻黄、川芎，加独活、黄芩。水煎温服，覆汗。不得汗，倍麻黄。

30.《古今名医方论》清·罗美

（1）秦艽升麻汤　治风寒客胃，口眼㖞斜，恶见风寒，四肢拘急，脉浮而紧。升麻　葛根　秦艽（上）　白芷（上）　防风（上）　甘草　芍药　人参　桂枝　葱白　上十味，水煎服。李士材曰：至哉坤元，为五脏之主。木胜风淫，则仓廪之官承制，脾主四肢，故痿痹也。口为土之外候，眼为木之外候，故俱病也。升麻、白芷皆阳明本药，故用为直入之兵，人参、桂枝固其卫气，芍药、秦艽和其营血，防风卑贱之卒，随令而行，葱根发汗之需，无微不达，又藉甘草以和之，而邪有不散者乎？

（2）活人败毒散　羌活　独活　前胡　柴胡　川芎　枳壳　白茯苓　桔梗　人参（各一两）　甘草（五钱）　上为细末，每服二钱，水一盏，入生姜三片，煎七分，温服，或沸汤点服。治伤寒，温疫，风湿，风眩，拘蜷，风痰，头疼，目眩，四肢痛，憎寒壮热，项强，睛疼。老人小儿皆可服。烦热口干加黄芩。

31.《医方集解》清·汪昂

（1）如圣散　治刚柔二痉，面赤项强，头摇口噤。角弓反张，与瘛疭（音炽纵）同法。（痉者，太阳中风，重感寒湿而为病也。风则燥而动，寒则引而紧，湿则著而拘，故头摇口噤，项强而反张也。风挟寒则血涩无汗，为刚痉；风挟湿则夜出有汗，为柔痉。筋急而缩为瘛，筋弛而缓为疭，伸缩不已为瘛疭，俗谓之搐是也。）羌活　防风　白芷　柴胡　甘草　黄芩　半夏　川芎　芍药　当归　乌药。加姜煎。入姜汁、竹沥服。柔痉加白术、桂枝；刚痉加苍术、麻黄；口噤、咬牙、大便实，加大黄。此足太阳、厥阴药也。羌、防、芎、芷、柴胡、甘草辛甘以发散风邪；用乌药者，治风须顺气也；用归芍者，治风先活血也；用半夏、竹沥、姜汁者，风必挟痰也；用黄芩者，风必生热也。柔痉加白术、桂枝，有汗欲其无汗；刚痉加苍术、麻黄，无汗欲其有汗。口齿属阳明，阳明实则口噤咬牙而便秘，故加大黄以泄胃热也。

（2）史国公药酒方　治中风语言謇涩，手足拘挛，半身不遂，痿痹不仁（语言謇涩，风中舌本也；半身不遂，邪并于虚也；手足拘挛，风燥其筋而血不濡也；痿痹不仁，风而兼湿，顽麻痿躄也）。羌活　防风　白术（土炒）　当归（酒洗）　川牛膝（酒浸）　川萆薢　杜仲（姜汁炒断丝）　松节（杵）　虎胫骨（酥炙）　鳖甲（醋炙）　晚蚕砂（炒，二两）　秦艽　苍耳子（炒、槌碎，四两）　枸杞（五两）茄根（八两，蒸热）为粗末，绢袋盛，浸无灰酒三十斤，煮熟退火毒服，每日数次，常令醺醺不断。

32.《经方例释》清·莫枚士

芍药甘草汤方（《伤寒论》《玉函经》）　治两胫拘急。芍药（四两，《成本》有白字）　甘草（四两，炙）　上二味，㕮咀，以水三升，煮取一升五合，去滓，分温再服。案：此为血痹之主方。许叔微《伤寒九十论》云：仲景桂枝加减法，十有九证，但云芍药。《圣惠》皆称赤芍药，尚药皆云白芍药，然赤者利，白者补。《本经》称：芍药，主邪气腹痛，利小便，通顺血脉，利膀胱、大、小肠、时行寒热，则全是赤芍药也。又桂枝第九证云，微恶寒者，去芍药，盖惧赤芍药之寒也。惟芍药甘草汤一证云：白芍药，谓其两胫拘急，血寒也，（血当为恶字之误。）故用白芍药以补之，据此似此方芍药是白者也。芍药甘草附子汤祖此，亦似当是白者，然以他方本此方者推之，恐未必尽然。何以言之？本方加柴胡、枳实，为四逆散；加黄芩，为黄芩汤；四逆自利，未必皆为血寒之属虚者，非与柴、芩大戾乎？窃谓：拘急本血痹所致，赤芍正治血痹主药，何必以养阴为说，而指为白芍乎？此后尚可用承气，何独畏赤芍乎？白字断当为浅人加也。且拘急者，以营气内收也。四逆散症所以致四逆者，以营气被寒所抑，不得外达而内收；故黄芩汤症所以致自利者，以少阳半表之邪，将从半里而内收；故即芍药甘草附子汤症所以致恶寒者，亦以汗后营气已虚，不得外畅，复以不解，而寒留于表，遂致内收，故皆与两胫拘急，用赤芍同义，以其为血痹则一也。由是乌头汤、甘遂半夏汤等方皆通矣。

33.《惠直堂经验方》清·陶承熹、王承勋

龙虎小还丹　治一切手足拘挛，血气凝滞，阳事不举，齿豁目昏，心神散乱，种子延年，功难尽述。鹿角胶　虎掌

（酒炙虎胫尤妙）　川草薢（酒洗）　肉苁蓉（各四两）
熟地（八两，牛膝三两拌蒸）　金钗石斛（一斤）　川续断
破故纸（研碎，拌胡桃肉蒸炒）　龟板（酥炙）　茯苓（人
乳拌蒸）　山萸肉　山药（各四两）　天冬（去心，三两）
巴戟肉（三两）　沉香（五钱）　枸杞（六两）　上为末，
将石斛酒水煎膏，入鹿胶调化，神曲六两，为糊和丸，梧子
大，早晚淡盐汤或酒下百丸。如精薄，加龟胶四两。如男妇同
服，加当归四两。

34.《外治寿世方》清·邹存淦

神仙外应膏　治筋骨疼痛，手足拘挛。川乌（一斤）为
细末，隔年陈醋入砂锅内，慢火熬如酱色，敷患处。如病有一
年者，敷后一日发痒，痒时令人将手拍之，以不痒为度。先用
升麻皮硝生姜煎汤洗之，然后上药，不可见风。一切手足风
痛，及酒脚风，漏肩风，湿气作痛，神效方。用葱　蒜　生姜
（各取自然汁一碗）　醋（一小碗）共熬浓，入飞面（二两）
牛胶（四两）熬成膏，用青布摊贴患处，或加凤仙花汁一盏。
诸风痛痒，癥瘕疮痍，折伤效方。前胡　白芷　细辛　官桂
白术　川芎（各三两）　附子（泡）吴茱萸（泡）　当归
川椒　（各一两）茶酒拌匀，以炼猪油熬膏摩。

35.《鸡鸣录》清·王孟英

风痹痛　由风寒湿踞于经络，以致手足麻木，屈伸不利，
筋骨疼痛，畏风怕冷也。

川乌　故纸　干姜　淡附子（各一两）　草乌　官桂
川椒　樟脑　香附　杜仲　木香　乳香　大茴　南星　防风
川芎　安息香　半夏　大黄　桃仁　当归（各五钱）　丁香
芸香（各四钱）　沉香　檀香　硫黄　冰片　甘松　山柰

雄黄 没药 艾叶 羌活 白芥子（各三钱） 麝香（二钱）
三十五味研细，用苏合油或丁香油，或麻油拌匀，打热收藏。
用时先将手搓热，以药摩患处，俟皮肤香透，将药放开，但以
手按皮肤，徐徐摩擦，此药一两，可用十余次。专治风寒湿
邪，踞于经络，凡筋骨疼痛，四肢拘挛、麻木，腰膝畏寒等
证，皆病在躯壳，服药不能速效，宜以此药摩之最妙；兼治男
妇寒疝攻痛，寒湿腹痛，肠鸣，阴寒霍乱转筋，及寒湿凝滞，
而结成肿毒者皆效。

36.《叶氏录验方》宋·叶大廉

（1）万金丹　治一切风：左瘫右痪，筋脉拘急，手足顽
麻，头旋目眩，皮肤瘙痒，遍身生疮，及风毒走注，肢体浮
肿，或暴中贼风，口眼㖞斜，并暗风交脑，偏正头痛及妇人血
风等疾，并皆治之。藿香叶　踯躅花　天南星（洗）　麻黄
（不去节）　蔓荆子　甘草（炙）　香白芷　甘松（去土，以
上各一两）　草乌头（七两，生用）　川芎（二两）　何首
乌（二两）　五灵脂（一两，酒浸一宿，去沙石）　白胶香
（一两，令研）　没药（三钱，令研）　麝香（二钱）　蛤
粉（一两，为衣）　上件除蛤粉用为衣外，十五味捣罗为末。
糯米粉一盏，无灰好酒一升，煮糊为剂，每两作二十丸。）
不得焙，不得见日，窨干。每服一丸或二丸，茶酒嚼下。忌热
食，少时，不拘时候。若牙关紧急者，用酒磨灌下。

（2）香芎饼子　治诸风。头痛，憎寒，拘急，脑昏掉眩，
旋运欲倒，肢体疼痛，鼻塞声重，呵欠多嚏。又治目昏冷泪，
赤脉弩肉，及面黑䵟疵，头痒多白屑。（赵良实传）　天麻
（一两，去须）　芎䓖（五两，净刷去尖）　吴白芷（二两）
上捣罗为细末，炼蜜为丸，每一两分作三十饼子。每服一饼，
茶汤任下，不拘时候。

（3）治风青丸　治风冷痹，腰脚疼痛，四肢无力，及筋骨拘急，不能行步。青丸方。（石先生传）　附子（三两，劈破作三段，炮裂）　川乌头（二两，依上炮）　麻黄（去节，四两）　上同为末，炼蜜丸，如梧桐子大，每服三二十丸，加至三四十丸，酒或米饮下，不拘时候。

（4）神仙活络丹　治中风瘫痪，手足难举，筋脉拘挛，不能舒仰，口眼㖞斜，语涩神昏，经络凝滞，肌肉偏枯，四肢麻痹，时时抽掣。（林巢先生）草乌（十两，黑豆一升，同醋煮熟，去豆不用，日干）　白芷（八两，焙干）　木鳖（四两，去壳，细锉）　黑牵牛（八两，炒）　白胶香（六两，研）　吴茱萸（四两，汤洗拣，炒）　五灵脂（四两，槌破，酒淘去砂石，慢火熬成膏子）　上为末，酒煮稀糊，同五灵脂膏子搜和为丸，如梧桐子大。每服十丸至十五丸，空心，食前，温酒或盐汤下。

（5）锡蔺脂丸　治风寒湿痹，腿膝骨节沉痛无力，筋脉拘挛，手足缓弱，及治诸风瘫痪并宜服之。（刘郎中传）　天雄（一对，炮，去皮脐）　大附子（一对，炮，去皮脐）　糯米灰（一两）　乳香（一两，研）　锡蔺脂（火煅七次，醋淬，一两）　自然铜（火煅七次，醋淬，一两）　没药（一两，研）　草薢（一两，酒浸）　防风（一两）　胡芦巴（一两，炒）　破故纸（一两，炒）　白僵蚕（一两，炒）　草乌（一两，炮，去皮脐）　五灵脂（一两）　骨碎补（三两，炮，去毛）　白胶香（一两，研）　白附子（一两，炮）　天麻（一两）　天南星（一两，炮）　上为细末，酒面糊为丸，如梧桐子大。每服二十丸，用温酒下。如疾在腰以上，即食后服。如疾在腰以下，空心，食前服。

（6）渗湿汤　除风冷，渗湿气，补脾肾，治四肢逆冷，手足麻痹，头项拘急，腹胁满闷，不思饮食。苍术（水浸，去黑皮）　陈皮（去白）　华阴细辛（去苗）　厚朴（生姜制）　缩砂仁　肉桂（不见火）　附子（炮，去皮脐）　干姜（炮裂）　肉豆蔻（面裹，煨熟，去面不用）　上件等分为粗末。每服三钱。水一盏半，生姜五片，枣二枚，煎至一盏。去滓，空心，通口服。如走注疼痛，先嚼核桃，次服药，大有神效。

37.《串雅补》清·鲁照

小凤门顶　治一切风病。如风痹瘫痪、拘挛不仁等症。麻黄（一两）　官桂（五钱）　木鳖子（二两，水浸胀，去皮毛，切片）　共炒至木鳖黑色为度。去前二味，将木鳖为细末。每服三厘，陈酒送下，避风出汗。如冒风呕吐、发战，黄泥水煎姜汤解之。

38.《潜斋简效方》清·王士雄

手足拘挛　用草本水杨柳，酒煎服。

39.《医学见能》清·唐容川

（1）手腕疼痛，或兼身痛拘急者，风、寒、湿合痹也。宜五物逐瘀汤。桂枝（二钱）　当归（三钱）　黄芪（二钱）　苡仁（三钱）　甘草（一钱）　生姜（三片）　歌曰：手及身疼风湿痹，逐瘀汤内用芪归。苡能除湿甘能缓，再入生姜与桂枝。（伯未按：可加姜黄、秦艽各二钱。）

（2）四肢拘急，以及疼痛难忍者，寒甚筋收引也。宜桂枝附子汤。桂枝（二钱）　白芍（二钱）　甘草（一钱）生姜（三片）　大枣（二枚）　附子（一钱五分）　歌曰：四肢拘急系寒收，桂附温经病即瘳。佐以生姜和大枣，再加芍草力方优。

40.《顾松园医镜》清·顾靖远

六味加知柏方 治远行劳倦，逢大热而渴，阳气内伐，热舍于肾，水干火旺，骨枯髓虚，发为骨痿。〔腰脊不举，足不任身。〕又治入房太甚，宗筋弛纵，〔精伤之故。〕发为筋痿。〔精血枯燥，则筋急拘挛。〕原方〔六味壮肾水，知、柏泻龙火，又黄柏为诸痿必用之药。〕加二冬〔清肺热。〕龟甲〔补肾阴。〕猪脊筋〔填精髓。〕牛膝 石斛 杜仲〔均治脚软。〕虎骨〔强悍皆在于胫，借其气有余以补不足。〕此补水治火，以救肺热之剂。骨痿。筋痿同用此方者，以肾、肝同一治也。

41.《运气证治歌诀》清·王旭高

备化汤 治丑未之岁，太阴司天，太阳在泉，气化运行先天。初之气，厥阴风木加临厥阴风木，民病血溢，经络拘强，关节不利，身重脚弱。二之气，少阴君火加临少阴君火，民病温疠盛行，远近咸若。三之气，太阴湿土加临少阳相火，民病身重跗肿，胸腹满。四之气，少阳相火加临太阴湿土，民病腠理热，血暴溢，心腹胀满，寒疟，甚则跗肿。五之气，阳明燥金加临阳明燥金，民病皮肤寒气及体。终之气，太阳寒水加临太阳寒水，民病关节禁固，腰脽痛。治法宜酸苦以平其上，甘温以治其下，以苦燥之温之，甚则发之泄之，赞其阳火，令御其寒。木瓜（酸温） 茯神（甘淡） 牛膝（苦酸） 附子（苦辛热） 地黄（甘寒） 覆盆子（甘温） 甘草（甘平） 生姜（辛温） 自大寒至春分，依原文。自春分至小满，去附子，加天麻、防风。自小满至大暑，加泽泻。自大暑至秋分、小雪、大寒，并依原方。歌诀 备化汤年临丑未，司天湿土太阴居，覆盆茯膝瓜甘地，赞火御寒姜附胥。方解《内经》："太阴司天，湿淫所胜，太阳在泉，寒淫所胜。"为病与此大不同。其治司天之湿淫，主以苦温，佐以酸辛。湿上甚而为热，则佐以甘辛，以汗为故而止也。其治在泉之寒淫，主以甘热，佐以苦辛。而此云，酸苦以平其上，甘温以治其下，正与经文相合处。

42.《医灯续焰》清·潘楫

（1）败毒散（《活人》） 羌活 独活 前胡 柴胡 芎䓖 枳壳 白茯苓 桔梗 人参（以上各一两） 甘草（半两）上为细末，每服二钱。水一盏，入生姜二片，煎七分，温服。或沸汤点亦得。治伤寒温疫，风湿风眩，拘蜷，风痰头疼目眩，四肢痛，憎寒壮热，项强睛疼，及老人、小儿皆可服。或瘴烟之地，或瘟疫时行，或胸多风痰，或处卑湿脚弱，此药不可缺也。日二、三服，以知为度。烦热口干，加黄芩。

（2）和剂五积散 治感冒寒邪，头疼身痛，项背拘急，恶寒呕吐，或腹痛。又治伤寒发热，头疼恶风，无问内伤生冷，外感风寒，及寒湿客于经络，腰脚疼疼，及妇人经血不调，或难产并治。白芷 茯苓 半夏（汤洗七次） 当归 芎䓖 甘草（炙） 肉桂 芍药（各三两） 枳壳（去瓤，麸炒） 麻黄（去节根） 陈皮（去白，各六两） 桔梗（去芦，十二两） 厚朴（去粗皮，姜制） 干姜（各四两）苍术（泔浸，去皮，二十四两） 上㕮咀，每服四钱。水一盏，姜三片，葱白三根，煎七分热服。冒寒用煨姜，挟气加茱萸。妇人调经催产，加艾醋。

（3）木瓜散 治筋虚极，脚手拘挛，十指甲痛，数转筋。甚则舌卷卵缩，唇青面黑。木瓜（去子） 虎胫骨（酥炙）五加皮（洗） 当归（酒浸） 桑寄生 酸枣仁（炒） 人参 柏子仁

（4）大料神秘左经汤 治风、寒、暑、湿流注足三阳经。

手足拘挛，疼痛，行履艰难，憎寒发热，自汗恶风。或无汗恶寒，头眩，腰重，关节挛痛。或卒中昏塞，大小便秘涩。或腹痛，呕吐，下利，恶闻食臭，髀腿顽痹，缓纵不随，热闷惊悸，心烦气上，脐下冷痹，喘满气粗。麻黄（去节）　干葛　细辛（去苗）　厚朴（姜制）　茯苓（去皮）　防己（去皮）　枳壳（去瓤，麸炒）　桂心　羌活（去芦）　防风（去芦）　柴胡（去芦）　黄芩　半夏（酒洗七次）　干姜（炮）　麦门冬（去心）　甘草（炙，各等分）　上㕮咀。每服七钱。水一盏半，生姜五片，枣一枚，煎一盏，去滓，空心服。自汗加牡蛎、白术，去麻黄。肿满加泽泻、木通。热甚无汗减桂，加橘皮、前胡、升麻。腹痛吐利去黄芩，加芍药、附子炮。大便秘加大黄、竹沥。喘满加杏仁、桑白皮、紫苏等分。凡有此病，备细详证，逐一加减，无不愈者。

（5）六味附子汤　治四肢流注于足太阴。骨节烦疼，四肢拘急，自汗短气，小便不利，恶风怯寒，头面手足肿痛。附子（炮，去皮脐）　桂心　防己（去皮，各四两）　白术（去芦）　茯苓（去皮，各三两）　炙甘草（二两）　上㕮咀。每服五钱。水二盏，生姜七片，煎一盏，去滓，空心温服。

（6）追毒汤　治肝、肾、脾三经为风、湿、寒、热毒上攻。阴阳不和，四肢拘挛，上气喘满，小便秘涩，心热烦闷，遍身浮肿，脚弱缓纵，不能行步。半夏（汤洗七次）　黄芪（去芦）　甘草（炙）　当归（去芦）　人参（去芦）　厚朴（姜制）　独活（去芦）　橘皮（去白，各一两）　熟地黄　芍药　枳实（去瓤、麸炒）　麻黄（去节，各二两）　桂心（三两）　上㕮咀，每服八钱。水一大盏半，姜七片，枣三枚，煎一大盏，去滓，空心温服。日三夜一。

43.《校注医醇剩义》清·费伯雄

（1）赤芍连翘散（自制）　刚痉者，头痛项强，手足搐逆；甚则角弓反张，发热无汗，此风热盛也。热伤营血，筋脉暴缩，风入经络，肢节拘挛，风热合而为病，赤芍连翘散主之。赤芍（一钱五分）　连翘（二钱）　葛根（二钱）　花粉（三钱）　豆豉（三钱）　防风（一钱）　薄荷（一钱）　独活（一钱）　甘草（四分）　经霜桑叶（二十张）

（2）白术苡仁汤（自制）　柔痉者，身体重着，肢节拘挛，有汗面热。暑热为天之气，其来甚速，其去亦甚速。体重筋挛，乃热邪为湿所留，故有汗而热不退也，白术苡仁汤主之。白术（一钱）　茅术（一钱）　苡仁（八钱）　茯苓（三钱）　当归（一钱五分）　赤芍（一钱）　薄荷（一钱）　连翘（一钱五分）　花粉（三钱）　甘草（四分）　鲜荷叶（一角）

44.《兰台轨范》清·徐大椿

录验续命汤　治中风痱，身体不能自收，口不能言，冒昧不知痛处，或拘急不得转侧。麻黄　桂枝　当归　人参　石膏　干姜　甘草（各三两）　川芎　杏仁（四十枚）上九味，以水一斗，煮取四升，温服一升，当小汗，薄覆脊，凭几坐，汗出则愈。不汗更服，无所禁，勿当风。并治但伏不得卧，咳逆上气，面目浮肿。（虚而感风则成痱，此治痱症之主方。）

治风懿方　竹沥一升　治半身不遂，手足拘急，身冷，强直，不语。或狂言，角弓反张。或食或不食，或大小便不利。（治风懿之法与治风痱之法不相远。）

（五）痉

1.《备急千金要方》唐·孙思邈

甘草汤　治在蓐中风，背强不得转动，名曰风痉方。甘草　干地黄　麦门冬　麻黄（各二两）　栝蒌根　芎劳　黄芩（各三两）　杏仁（五十枚）　葛根（半斤）　上九味，㕮咀，以水一斗五升，酒五升合煮葛根，取八升，去滓，纳诸药，煮取三升，去滓，分再服，一剂不瘥，更合良。（《千金翼》《崔氏》有前胡三两）

2.《医方考》明·吴昆

叙曰：痉，风胜之病也，而寒湿每兼之。然疏风之物不可独用，独用则筋益燥而痉益坚，此养血之品所必加也。方药三考，惟同志者广之。

（1）小续命汤　麻黄（去节）　人参　黄芩（酒炒）芍药（酒炒）　川芎（酒洗）　防己　杏仁（去皮尖，炒）桂枝（净洗）　甘草（各一钱）　防风　附子（炒，去皮脐，各五分）　病强痉者，此方主之。痉，痓字之误也。强痉者，坚强而劲直，颈项牵急而背反张也。此以风寒湿三者客于太阳，伤其大筋，筋牵而急，故令痉也。然得之风湿者，令人有汗不恶寒名曰柔痉，昔人以桂枝加葛根汤主之是也。得之寒者，令人无汗恶寒，名曰刚痉，昔人以葛根汤主之是也。是方也，有麻黄、杏仁，则可以发表散寒。有桂枝、芍药，则可以解肌驱风。有防风、防己，则可以驱邪胜湿。有人参、甘草，则可以益气柔筋。有川芎、黄芩，则可以和阴去热。乃附子之热，可以温经，而亦可以去湿者也。正考见中风门。

（2）十全大补汤　人参　黄芪（蜜炙）　茯苓　白芍药

（酒炒）　白术（炒）　当归（酒洗）　甘草（炙）　熟地黄　川芎（等分）　桂枝（少许）　发汗过多，因而致痉者，此方主之。疮家虽身疼，不可发汗，发汗则痉者，亦此方主之。上件皆是过亡津液，无以养筋，筋牵而急，故令百节强痉耳。经曰：阳气者，精则养神，柔则养筋。故用人参、白术、茯苓、黄芪、甘草之甘温者以益阳气。又曰：手得血而能握，足得血而能步。故用当归、川芎、芍药、地黄、桂枝之味厚者以养阴血。

3.《证治准绳·类方》明·王肯堂

（1）麻黄加独活防风汤（仲景）　治刚痉。麻黄（去节）桂枝（各一两）　芍药（三两）　甘草（半两）　独活　防风（各一两）上锉细，每服一两，用水二盅，煎至一盅半，温服。

（2）栝蒌桂枝汤（仲景）　治柔痉。栝蒌根（二两）桂枝（三两）　芍药（三两）　甘草（二两）　生姜（三两）　大枣（十二枚）　上六味，以水九升，煮取三升，分温三服，取微汗。汗不出，食顷啜粥发之。

（3）葛根汤（《金匮》）葛根（四两）　麻黄（三两，去节）　桂（二两，去皮）　芍药　炙甘草（各二两）　生姜（三两）　大枣（十二枚）上七味，哎咀，以水一斗，先煮麻黄、葛根减二升，去沫，纳诸药，煮取三升，去滓，温服一升，覆取微汗，不须啜粥，余如桂枝汤法将息及禁忌。

（4）桂枝葛根汤　治伤风项背强，及有汗不恶风柔痉。（制服法。一与前葛根汤同，止无麻黄三两。）

（5）桂枝加川芎防风汤　治发热自汗，而不恶寒者，名曰柔痉。桂枝　芍药　生姜（各一两半）　甘草　防风　川芎（各一两）　大枣（六枚）　每服一两，水三盏，煎至一盏半，去渣温服。

（6）柴胡加防风汤　治汗后不解，乍静乍躁，目直视，口噤，往来寒热，脉弦，此少阳风痉。柴胡　防风（各一两）半夏（制，六钱）　人参　黄芩（各五钱）　生姜　甘草（各六钱半）　大枣（三枚）上煎服法一与前同。

（7）八物白术散　治伤寒阴痉一二日，面肿，手足厥冷，筋脉拘急，汗不出，恐阴气内伤。白术　茯苓　五味子（各半两）　桂心（三分）　麻黄（半两）　良姜（一分）　羌活（半两）　附子（三分）每服四钱，水一大盏，姜五片，同煎至五分，去渣温服，无时。

（8）附子散　治伤寒阴痉，手足厥冷，筋脉拘急，汗出不止，头项强直，头摇口噤。桂心（三钱）　附子（一两，炮）　白术（一两）　川芎（三钱）　独活（半两）　每服三钱，水一盏，枣一枚，煎至五分，去滓温服。

（9）桂心白术汤　治伤寒阴痉，手足厥冷，筋脉拘急，汗出不止。白术　防风　甘草　桂心　川芎　附子（各等分）每服五钱，水二盅，生姜五片，枣二枚，同煎至七分，去渣温服。

（10）附子防风散　治伤寒阴痉，闭目合面，手足厥逆，筋脉拘急，汗出不止。白术（一两）　防风　甘草　茯苓　附子　干姜（各七钱五分）　柴胡（一两半）　五味子（一两）　桂心（半两）　每服三钱，水二盏，生姜四片，同煎，去渣温服。

4.《时方歌括》清·陈修园

一味白术酒　治伤湿身尽痛。即白术一两，酒煎服，不能饮者以水代之。按：《神农本草经》云，白术气味甘温无毒，主风寒湿痹，死肌痉疸。止汗除热消食。作煎饵，久服轻身延年不饥。原文只此三十四字。陈修园曰：白术主治风寒湿三者合而成痹，而除湿之功则更大焉。死肌者，湿邪侵肌肉而麻木不仁也。痉者，湿流关节而筋劲急也。疸者，湿乘脾土肌肉发黄也。湿久郁而为热，湿热交蒸，故自汗而热发也。脾受湿则失其健运之常，故食不能消也。白术性能燥湿，所以主之。"作煎饵"三字，先圣另提，大费苦心，以白术之功在燥，而所以妙处，在于多脂，多脂则燥中有润。张隐庵解云：土有湿气，始能灌溉四旁，如地得雨露，始能发生万物，今以生术削去皮，急火炙令熟，名为煎饵。遵法修治，则味甘而质润，土气和平，故久服有轻身延年不饥之效。后人用土炒燥，大失经旨。叶天士《临症指南》，竟用水漂炒黑，是徒用白术之名也，不得不附辩于此。

5.《诊验医方歌括》清·坐啸山人

赤芍连翘散　风热刚痉。赤芍连翘葛豉防，蒌根独活草荷桑，风邪无汗成刚痉，热盛项强弓反张。刚痉，头痛项强，手足搐逆，甚则角弓反张，发热无汗，此风热盛也。热伤荣血，筋脉暴缩，风入经络，肢节拘挛，风热合而为病。赤芍（一钱五分）　连翘（二钱）　葛根（二钱）　花粉（三钱）豆豉（三钱）　防风（一钱）　薄荷（一钱）　独活（一钱）　甘草（四分）　经霜桑叶（二十张）

白术苡仁汤　湿热柔痉。白术苡仁汤有汗，苍归薄芍苓翘辨，蒌根荷叶草同煎，柔痉能医湿热散。身体重着，肢节拘挛，有汗而热是为柔痉。暑热为天之气，其来甚速，其去亦甚速，体熏筋挛乃热邪为湿所留，故有汗而热不退也。白术（一钱）　茅术（一钱）　苡仁（八钱）　茯苓（三钱）当归（一钱五分）　赤芍（一钱）　薄荷（一钱）　连翘（一钱五分）　花粉（三钱）　甘草（四分）　鲜荷叶（一

角）

6.《神仙济世良方》清·柏鹤亭

吕祖择论，痿病乃寒湿之气集双足之间，骨中寒痛不可止，亦终岁经年不能身离床褥，伛偻之状可掬，其故何也？盖诸痿尽皆水湿也。水气久不出，则一身关节无非水气之弥空，土无权矣，又何以分消水势，而利道哉。然则只治其水，而湿气可以尽去，乃治水，亦终岁经年仍然不验者，为何？徒治水而不治土也。方用：白术五钱　苡仁二两　芡实三钱　茯苓一两　肉桂一钱　牛膝一钱　萆薢一两　杜仲三钱。水煎服。此方之妙，利其水湿之气又不耗其真阴。日日吞服不必改方，服之三月必然步履如初矣。果老大仙曰：是。吾亦择一方：白术四两　苡仁八两　山药八两　车前子三两　牛膝三两　生黄芪十两　肉桂一两　杜仲四两。蜜为丸，每日饭前送下。又治痿症方：元参一两　甘菊花五钱　麦冬一两　熟地二两　牛膝五钱　天门冬三钱。水煎服。昴日星君曰：此方与吕仙择同，意俱妙。

（六）瘛

1.《仁斋直指方论》南宋·杨士瀛

独活汤（《大全良方》）　治虚风昏愦，不自知觉，手足瘛疭，坐卧不宁，或发寒热。若血虚，不能服发汗药，及中风自汗，尤宜服。川独活　羌活　人参（去芦）　防风　当归　细辛　茯神（去木）　半夏　桂心　白薇　远志　菖蒲（去毛）　川芎　甘草（各无钱）　上㕮咀，每服一两，水一盏，生姜五片，煎至八分，去滓，食后温服。

2.《御药院方》元·许国祯

乳香消风散　治诸风眩，偏正头疼，项背拘急，肢体烦疼，肌肉蠕瘈，巨阳风虚，耳作蝉鸣，目涩多睡，鼻塞声重，清涕不止。乳香（研）　细辛（去叶，各一分）　川芎（半两）　吴白芷（好者二两）　熟白天南星（一两，捣为细末，以生姜一两去皮细切，与天南星一处捣为泥，焙干，如此制三次讫，焙干，杵碎，炒令微黄为度）　上为细末，每服一钱，或加二钱，擦生姜，热茶点服。消风并服出汗。

3.《运气易览》明·汪机

五味子汤　治肾气虚，坐卧湿地，腰重著疼痛，腹胀满，濡泄无度，行步难，足痿清厥，甚则浮肿，面色不常，或筋骨并臂眴瘈，目视眈眈，膈中及咽痛。五味子　附子（炮去皮脐）　巴戟（去心）　鹿茸（燎去毛，酥炙）　山茱萸（去子）　熟地黄　杜仲（姜汁浸炒去丝，各等分）　上㕮咀，每服四钱，水一大盏，姜三片，盐少许，煎七分，去滓，食前服，以效为度。

4.《圣济总录》宋·赵佶

（1）至圣太一散　治中风瘫缓，半身不遂，口眼㖞斜，语言謇涩，形神如醉，惊悸狂言，夜卧不安，或周身麻痹，皮肤不知痛痒，四肢不举，身重如石，腰膝强硬，或筋脉拘挛瘛疭，不能行步，百关壅阂，痰涎痞滞，或卒急中恶、客忤、尸注、鬼气、邪魔、尸厥、暴亡不省人事等疾。至圣太一散方犀角（镑）　仙灵脾　真珠末　滑石（研）　胡黄连　恶实（炒）　人参　地丁草（去根）　白茯苓（去皮）　蚕砂（炒）　甜硝（研）　板蓝根　郁金（各一两）　大黄（锉）牛黄（研）　血竭（研）木通（锉）　栀子仁　马牙硝（研）　苍术（削去黑皮）　荆芥穗　芍药　延胡索　玳瑁（镑）　琥珀（研，各半两）　甘草（炙，二两半）　上二十六味，并捣研为末，如中风不语，用新水调下一钱匕，如口噤即灌下。若能咳嗽，夜半当省人事。灌药四服后不咳嗽者，必不可救。卒中恶风涎不止，用白矾末半钱匕，太一散一钱匕和匀，以新水调下，慢慢灌之即活。

（2）茯神丸　治风癫瘛疭，神魂不定。茯神丸方　茯神（去木）　龙骨　龙齿　龙角（三味去土一处研）　龙胆（去苗土）　铁精（捣，研入前三味，同研）　蔓荆实（揉去白皮，各一两）　干姜（炮）　人参　远志（去心）　黄连（去须炒，各三分）　大黄（锉，醋，炒，一两半）　芎䓖　白芷　当归（切，焙）　黄芩（去黑心）　桂（去粗皮，各半两）　上一十七味，先将一十三味，捣罗为末，入别研者四味，和令匀，炼蜜丸如梧桐子大，每日空心及日午食前，用蜜汤下十五丸，渐加至二十丸。

治风癫瘛疭。飞鸱头丸方　飞鸱头（三枚，去毛喙炙焦捣罗为末）　铅丹（八两，研）上二味，和研匀，炼蜜丸如绿豆大，每服三丸至五丸，酒下，日三夜一。

（3）天麻乌蛇丸　治风痫心惊，身热瘛疭，摇头口噤，多吐涎沫，不自觉知。天麻乌蛇丸方　天麻（酒浸一宿，切，焙）　乌蛇（酒浸一宿，去皮骨炙，各一两）　天南星（浆水浸一宿，切，焙，二两）　半夏（浆水煮过，切，焙，半两）　藿香叶　乌头（去皮脐生，各一两）　白附子（生用）　腻粉（研，各一分）　仙灵脾（用叶，半两）　雄黄（研）　铅白霜（研）　丁香（各一分）　犀角（镑，屑）　人参（各半两）　麝香（研）　龙脑（研，各一钱）　干蝎（全者去土炒，一分）　丹砂（研，半两）　槐胶（一分）　桑螵蛸（二十枚，炙）　蛇黄（烧醋淬七遍研，一分）　上二十一味，捣罗十五味为细末，入研药六味，拌匀，炼蜜和丸如梧桐子大。每服十丸，温酒下，食后临卧服。

半夏丸 治风痫痰盛瘛疭，口吐涎沫，半夏丸方 半夏（汤洗，去滑，生为末，五两） 白矾（生为末，二两） 丹砂（研） 铅丹（研，各一两） 上四味同研匀，以粟米饭为丸，如梧桐子大。每服食后，生姜汤下二十丸。

五枝煎 治风痫多惊，手足颤掉，身热瘛疭，五枝煎方 桃枝 柳枝 桑枝 夜合枝 槐枝（并锉如豆大，各一斗）大豆（一斗，淘过） 上六味，用水一石，慢火煎，候豆烂，及嚼诸枝无味，即滤汁于银石器内，煎令得所，不可熬过，以瓷器盛。每服一匙头许，入芦荟末少许，温酒化破，空心徐徐服。

瘛疭不省方 治风痫，瘛疭不省方 虎粪（曝干） 野猪骨并蹄（炙，各不拘多少）上二味。捣研为散。每日空心。以酒调下二钱匕。忌一切有足之物。

（4）论曰：《内经》谓病蛊弗治，肾传之心病，筋脉相引而急，病名曰瘛。夫精属肾，筋属肝，脉属心，精盛则滋育诸筋，荣灌诸脉，故筋脉和柔。今风客于肾，病蛊出白，则精已亏矣，经所谓风客淫气，精乃亡，邪伤肝者如此，其证筋脉燥急相引而瘛是也。

治瘛病筋脉相引而急。建中汤方

治瘛病筋脉相引，强筋力，滋血脉。石菖蒲丸方

治瘛病筋脉相引，及五劳七伤，小便数腰疼，久立不得，坐即脚痹，腹肚不安。肉苁蓉丸方

治瘛病及虚羸等疾。牛羊髓丸方

治瘛病筋脉相引，通百节，利九窍，补下焦伤竭不足。茯苓钟乳丸方

治瘛，筋脉相引。补虚损，去元脏久冷，上焦客热，健忘

心忪。五味子丸方

5.《普济方》明·朱橚、滕硕、刘醇等

沉香天麻汤　治痫瘲筋挛。沉香（一钱）　天麻（三钱）羌活（五钱）　防风（三钱）　益智仁（一钱）　当归（一钱半）　独活（四钱）　半夏（三钱，汤洗）　川乌头（二钱，炮）　炙甘草（一钱半）　姜屑（一钱半）　黑附子（三钱，炮，去皮、脐）　上㕮咀，每服五钱，生姜三片，水煎。魏敬甫云：予四岁，一长老摩顶授记，众僧念咒，因而大惊。痰涎壅塞，目白，项背强，喉中有声，一时方省，后每见衣皂之人辄发。多服朱犀龙麝镇坠之药，四年余。前证仍在，又添行步动作，神思如痴。手诊其脉，沉弦而急。《黄帝针经》云：心脉满大，痫瘲筋挛。又肝脉小急，痫瘲筋挛。盖小儿血气未定，神气尚弱，因而惊恐，神无所依，又动于肝，肝主筋，故痫瘲筋挛。病久，气小儿易为虚实，多服镇坠寒凉之剂，复损其气，故动作如痴。《内经》云：暴挛痫眩，足不任身，取天柱穴是也。天柱穴足太阳脉气所发，阳跷附而行也。又，癫痫瘲疭，不知所苦。两跷男阳女阴。又云，昼发治阳跷申脉穴，在外踝下陷中，容爪甲白肉际是也。夜发治阴跷照海二穴，在于足内踝下陷中是也。先灸两跷各二七壮，然后服前药。

6.《证治准绳·类方》明·王肯堂

交加散　治瘛疭，或颤振，或产后不省人事，口吐痰涎。当归　荆芥穗（等分）上为细末，每服二钱，水一盏，酒少许，煎七分，灌下，神效。

7.《成方切用》清·吴仪洛

凉膈散　治心火上盛，膈热有余。目赤，头眩，口疮，唇裂，吐衄，涎嗽稠粘，二便淋闭。胃热发斑，疮疹黑陷，诸风

瘛疭，手足瘛瘲，筋挛疼痛。连翘 栀子仁 薄荷 大黄 芒硝 黄芩 甘草 加枣二枚，葱一根。

8. 《重订通俗伤寒论》清·俞根初

阿胶鸡子黄汤 滋阴熄风法 俞氏经验方 陈阿胶（二钱，烊，冲） 生白芍（三钱） 石决明（五钱，杵） 双钩藤（二钱） 大生地（四钱） 清炙草（六分） 生牡蛎（四钱，杵） 络石藤（三钱） 茯神木（四钱） 鸡子黄（二枚） 先煎代水【秀按】血虚生风者，非真有风也。实因血不养筋，筋脉拘挛，伸缩不能自如，故手足瘛疭，类似风动，故名曰内虚暗风，通称肝风。温热病末路多见此症者，以热伤血液故也，方以阿胶、鸡子黄为君，取其血肉有情，液多质重，以滋血液而熄肝风。臣以芍、草、茯神木，一则酸甘化阴以柔肝，一则以木制木而熄风。然心血虚者，肝阳必亢，故佐以决明、牡蛎介类潜阳。筋挛者络亦不舒，故使以钩藤、络石通络舒筋也。此为养血滋阴，柔肝熄风之良方。

9. 《松峰说疫》清·刘奎

筋急而缩为瘛，筋缓而伸为疭，或缩或伸而不止者，为瘛疭，与小儿之发搐相似，亦有嘴眼歪邪，角弓反张，有类于发痉与中风者，皆瘛疭之类。此症多属于风，风主动摇也。而致此之由不一。有瘟病热极而生风者；有其人本虚，因汗下后血虚而然者；有因汗后，冒风而然者；有汗下后，因惊恼而然者；有风温被火而然者（此症绝少）。大抵此症，热极生风只一条，而虚者有数端。虚者投以寒剂，立见危殆。若未经汗下，只因风火相扇者，当平肝木，降心火，佐以和血之药。盖心属火主脉，肝属木主筋，火为热，木生风故耳。药则用羌活、防风、全蝎、僵蚕、柴胡、天麻、生地、麦冬、白芍、丹皮、当归、川芎之类。如热甚，黄连、栀子、胆草、黄芩，俱可酌用。有痰者，加蒌仁、胆星、竹沥。若汗下后，稍涉虚弱，或冒风，或因惊因气恼而瘛疭者，断不可用寒剂，养血祛风汤主之。至于汗下后多日，传变而为瘛疭，以及出汗露风，汗出不透与被火劫等瘛疭，俱载伤寒门中，兹不赘。养血祛风汤（自定新方）　熟地　当归（酒洗）　白芍（酒炒）　川芎（酒洗）　半夏（制）　僵蚕（泡去涎，焙）　天麻（酒蒸）　生姜、大枣为引。若虚甚者，加人参；有风者，酌加羌活、白芷、柴胡、防风。

（七）颤

1.《扁鹊心书》宋·窦材

远志丸　治心气不足，多悲，健忘，精神皆默，手颤脚搐，多睡。远志　人参　石菖蒲　茯苓　为末，蜜丸梧子大。每服三十丸，酒枣汤任下。

2.《太平圣惠方》宋·王怀隐

（1）草豆蔻散　治脾胃气久虚，四肢无力，腑脏虚损，不欲饮食，日加羸瘦，体虚颤掉，宜服草豆蔻散方。草豆蔻（半两，去皮）　青橘皮（半两，汤浸，去白，瓤焙）　人参（一两，去芦头）　桂心（半两）　附子（三分，炮裂去皮、脐）　白茯苓（三分）　白术（半两）　当归（半两，锉，微炒）　枳实（半两，麸炒微黄）　厚朴（一两半，去粗皮，涂生姜汁，炙令香熟）　芎䓖（半两）　柴胡（半两，去苗）　桔梗（一两，去芦头）　白芍药（半两）　黄芪（半两，锉）上件药，捣筛为散，每服二钱，以水一中盏，入生姜半分，枣三枚，煎至六分，去滓，不计时候，稍热服。忌生冷油腻湿面猪犬肉。

（2）夫肺为华盖，覆于诸脏，若肺虚则生寒，寒则阴气盛，阴气盛则声嘶，语言用力，颤掉缓弱，少气不足，咽中干，无津液，虚寒之气，恐怖不乐，咳嗽及喘，鼻有清涕，皮毛焦枯。其脉沉缓者，此是肺虚之候也。

补肺黄芪散　治肺脏气虚无力，手脚颤掉，吃食减少，宜服补肺黄芪散方。黄芪（一两，锉）　人参（一两，去芦头）　茯神（一两）　麦门冬（一两，去心）　白术（三分）　五味子（一两）　桂心（一两）　熟干地黄（一两）　陈橘皮（一两，汤浸去白瓤，焙）　当归（三分，锉，微炒）　甘草（半两，炙微赤，锉）　白芍药（三分）　牛膝（三分，去苗）上件药，捣筛为散，每服三钱。以水一中盏，入生姜半分，枣三枚，煎至六分，去滓，不计时候温服。

（3）夫肺中风者，由腠理开疏，气血虚弱，风邪所侵，攻于脏腑也。肺主于气，气为卫，卫为阳，阳气行于表，荣华于皮肤，若卫气虚少，风邪相搏，则胸满短气，冒闷汗出，嘘吸颤掉，语声嘶塞，身体沉重，四肢萎弱。其脉浮数者，是肺脏中风之候也。

芎𦭜散　治肺脏中风，项强头旋，胸满短气，嗌干，嘘吸颤掉，语声嘶塞，四肢缓弱，宜服芎𦭜散方。芎𦭜（一两）防风（三分，去芦头）　独活（三分）　桂心（三分）　前胡（三分，去芦头）　甘菊花（半两）　附子（三分，炮裂去皮脐）　麻黄（一两，去根节）　细辛（半两）　五味子（三分）　黄芪（半两，锉）　杏仁（三分，汤浸去皮尖双仁，麸炒微黄）　人参（三分，去芦头）　茯神（三分）山茱萸（半两）　甘草（半两，炙微赤，锉）上件药，捣筛为散，每服四钱。以水一中盏，入生姜半分，煎至六分，去滓，不计时候稍热服。忌生冷毒滑油腻。

牛黄丸　治肺脏中风，项强背痛，四肢缓弱，言语不出，胸（冒）闷咽干，手足颤掉，心胸短气，目眩头旋，皮肤顽痹，牛黄丸方。牛黄（半两，细研）　赤箭（半两）　羌活（半两）　细辛（半两）　桂心（半两）　当归（半两，锉，微炒）　甘菊花（半两）　防风（半两，去芦头）　天雄（半两，炮裂去皮脐）　麻黄（半两，去根节）　蔓荆子（半两）　白术（半两）　杏仁（半两，汤浸去皮尖双仁，麸炒微黄）　萆薢（半两，锉）　茯神（半两）　山茱萸（半两）　羚羊角屑（半两）　芎䓖（半两）　犀角屑（半两）　五加皮（半两）　五味子（半两）　阿胶（半两，捣碎炒令黄燥）　人参（半两，去芦头）　枫香（半两）　天南星（半两，炮裂）　白附子（半两，炮裂）　龙脑（一分，细研）　麝香（一分，细研）　上件药，捣罗为末，入研了药，更研令匀，炼蜜和捣三二百杵，丸如梧桐子大。每服，不计时候，以荆芥汤下十五丸。

（4）天雄丸　治伤寒夹劳，羸瘦，或时憎寒，卧则汗出，手足时颤，颊赤面黄，宜服天雄丸方。天雄（一两，炮裂去皮脐）　人参（一两，去芦头）　防风（一两，去芦头）　鹿茸（一两，去毛，涂酥，炙微黄）　远志（一两，去心）　牡蛎（二两，烧为粉）　薯蓣（一两）　泽泻（一两）　牛膝（一两，去苗）　黄芩（一两，锉）　五味子（三分）　山茱萸（三分）　肉苁蓉（一两，酒浸一宿，锉去皱皮，炙干）　桃仁（一两，汤浸去皮尖双仁，麸炒微黄）　熟干地黄（一两）上件药捣罗为末，炼蜜和捣三二百杵，丸如梧桐子大。每服食前，以姜橘汤下三十丸。

（5）金箔散　治风惊，手足颤掉，精神错乱，宜服金箔散方。金箔（五十片，细研）　银箔（五十片，细研）　铁粉（二两，细研）　人参（一两，去芦头）　龙齿（一两半）　琥珀（一两，细研）　犀角屑（一两）　茯神（一两半）　酸枣仁（一两，微炒）　防风（三分，去芦头）　葳蕤（三分）　麦门冬（一两半，去心，焙）　玄参（三分）露蜂房（三分，炙微黄）　牛黄（半两，细研）　上件药，捣细罗为散，入牛黄金箔银箔，更研令匀。每服，不计时候，以薄荷酒调下一钱。

（6）蜀漆丸　治肝热，或为肝疟，颜色苍苍，颤掉气喘，变成劳疟，积年不差，宜服蜀漆丸方。蜀漆（半两）　乌梅肉（半两，微炒）　石膏（一两，细研）　鳖甲（一两，涂醋炙令黄，去裙襕）　恒山（半两，锉）　香豉（一合，炒干）　甘草（半两，炙微赤，锉）　知母（半两）　苦参（半两，锉）　麝香（半两，细研）　桃仁（半两，汤浸去皮尖双仁，麸炒微黄）上件药，捣罗为末，入研了药，都研令匀，炼蜜和捣三二百杵，丸如梧桐子大。每服空心，以温酒下二十丸，晚食前再服，粥饮下亦得。

3.《太平惠民和剂局方》宋·太平惠民和剂局

（1）龙脑天麻煎　治一切风及瘫缓风，半身不遂，口眼㖞斜，语涩涎盛，精神昏愦。或筋脉拘挛，遍身麻痹，百节疼痛，手足颤掉，及肾脏风毒上攻，头面虚肿，耳鸣重听，鼻塞口干，痰涎不利，下注腰腿，脚膝缓弱，肿痛生疮。又治妇人血风攻注，身体疼痛，面浮肌瘦，口苦舌干，头旋目眩，昏困多睡。或皮肤瘙痒，瘾疹生疮，暗风夹脑风，偏正头痛，并皆治之。甜瓜子（汤洗，令净）　浮萍草（拣，洗净）　川乌（炮，去皮、脐）　地榆（去苗，刮削令净）　黑参（洗净，焙，各五十两）　天麻（去苗，一百两）以上六味，为细末，

367

用雪水、白沙蜜各一十五斤零一十两同化开，用绢袋子滤过，银、石器内慢火熬成稠膏。生龙脑（研，八两）　麝香（研，四两）上为细末，除龙、麝外，用天麻乌头膏和搜令匀，放冷，入龙、麝再搜令匀。入臼内捣千百杵，搓为挺子。每服一皂荚子大，与薄荷同嚼，茶酒任下。不计时候。治瘫缓风，并服见效。如破伤风，黑豆淋酒下。要发汗，用煨葱、热酒并服三服，常服亦得。

（2）麝香天麻丸　治风痹手足不随，或少力颤掉，血脉凝涩，肌肉顽痹，遍身疼痛，转侧不利，筋脉拘挛，不得屈伸。紫背干浮萍草（去土，四两）　麻黄（去根、节，二两）防风（去芦、叉）　天麻（去芦，郓州者佳，各一两）　以上四味，依法事持了，碾为细末。没药（别研极细）　朱砂（研飞，各二两）　安息香（别研细）　乳香（研）　麝香（研，各一两）　血竭（别研极细，三两）　槐胶（别研细，一两半）上件药，除研药外，将碾出药同研拌匀，炼滤白沙蜜与安息香同熬过，搜成剂，入臼捣杵熟，为丸如弹子大。每服一丸，以温酒或荆芥汤化下，安心服，患处微汗为效。如不欲化服，即丸如梧桐子大，每服三十丸，依前汤使下。

（3）大圣保命丹　治丈夫、女人一切风疾，气血俱虚，阴阳偏发，卒暴中风，僵卧昏塞，涎潮搐搦，脚手颤掉，不省人事，舌强失音，手足弹曳，口眼喎斜，或瘫痪偏枯，半身不遂，语言謇涩，举止错乱，四肢麻木；又治癫痫倒卧，目瞑不开，涎盛作声，或角弓反张，目睛直视，口禁闷绝，牙关紧急。又治风搏于阳经，目眩头痛，耳作蝉声，皮肤瞤搐，频欠好睡，项强拘急，不能回顾，及肾脏风虚，脚膝疼痛，步履艰辛，偏风流注一边，屈伸不得，无问久新，并皆治之。方与前大圣一粒金丹同。上为细末拌匀，用上件墨汁和药，每一两分作六丸，窨干，用金箔为衣。每服一丸，用生姜半两和皮擦取自然汁，将药丸于姜汁内化尽为度，用无灰酒半盏暖热，同浸化，温服，量病人酒性多少，更吃温酒一、一升，投之以助药力。次用衣被盖覆便卧，汗出为度。势轻者，每服半丸，不拘时。如有风疾，常服尤佳，补五脏，固真元，通流关节，祛逐风邪，壮筋骨，活血驻颜。

（4）*左经丸* 治左瘫右痪，手足颤掉，言语謇涩，浑身疼痛，筋脉拘挛，不得屈伸，项背强直，下注脚膝，行履艰难，骨节烦痛，不能转侧；跌扑闪肭，外伤内损，并皆治之。常服通经络，活血脉，疏风顺气，壮骨轻身。生黑豆（一斤，以斑蝥二十一个，去头、足同煮，候豆胀为度，去斑蝥不用，取豆焙干） 川乌（炮，去皮、脐，二两） 乳香（研，二两） 没药（一两半） 草乌（炮，四两）上为末，醋糊为丸，如梧桐子大。每服三十丸，温酒下，不拘时。

（5）*黑神丸* 治一切风疾，及瘫痪风，手足颤掉，浑身麻痹，肩背拘急，骨节疼痛。兼治妇人血风，头旋眼晕，精神困倦。牡丹皮 白芍药 川芎 麻黄（去根、节，各四两） 赤芍药 甘草（各十两） 荆芥 草乌（炮，各六两） 乌豆（八两） 何首乌（米泔浸，切，焙，十二两）上为细末，水糊为丸，如鸡头大。每服一丸，细嚼，茶酒任下，不计时候。妇人血风流注，用黑豆淋酒下。小儿惊风，煎金银汤下。伤风咳嗽，酒煎麻黄下。头痛，葱茶下。

4.《圣济总录》宋·赵佶

（1）*羚羊角丸* 治中风手颤亸曳语涩。羚羊角丸方 羚羊角（镑，一两） 犀角（镑，三分） 羌活（去芦头） 防风（去叉，各一两半） 薏苡仁（炒） 秦艽（洗，各二两）上六味，为细末，炼蜜丸如梧桐子大。每服二十丸，煎竹叶汤下，渐加至三十丸。

败龟丸　治中风手脚颤掉弹曳。败龟丸方　败龟（涂酥炙，五两）　上一味，为细末，研饭为丸，如梧桐子大。每服二十丸，温酒下不拘时。

神验乌头丸　治中风手足弹曳，口眼喎斜，语言謇涩，步履不正。神验乌头丸方　乌头（生，去皮脐）　五灵脂（各五两）　麝香（研，一分）　上三味，先以二味为细末，入麝香同研令细匀，滴水为丸，如杏核大。每服一丸，先用生姜自然汁研化，次以暖酒调下，早晚食后服五七丸，便能行步，十丸可以举手。

（2）白藓皮汤　治风腰脚不遂，四肢痹痹，口噤不语，手臂脚膝痿弱颤掉。白藓皮汤方　白藓皮　女葳　防风（去叉）　细辛（去苗叶）　升麻　苍耳（炒）　桂（去粗皮）附子（炮裂，去皮脐）　五味子　菖蒲（九节者去须节，米泔浸，切焙）　蒺藜子（炒，去角，各一两半）　黄芪（炙，锉，三两）　上一十二味，锉如麻豆，每服五钱匕，水一盏半，煎至八分，去滓食前温服，日再。

（3）虎骨丸　治风虚肌肉瞤动，手足颤掉。虎骨丸方虎胫骨（酥炙）　松节（锉，酒炒）　天麻　牛膝（酒浸，切，焙）　赤箭　海桐皮（炒）　独活（去芦头）　石斛（去根）　防风（去叉）　乌蛇（酒浸，去皮骨，炙）　酸枣仁　当归（切，焙）　仙灵脾　甜瓜子（洗，焙）　乳香（研）　五加皮（各一两）　上一十六味，先以十五味，捣罗为细末，入研者乳香，再同研匀，酒煮面糊，丸如梧桐子大。每服十五丸至二十丸，荆芥汤或茶酒任下，不拘时。

（4）灵乌散　治风痫多惊，手足颤掉，口吐涎沫。灵乌散方　乌鸦（一只，腊月取于藏瓶内，盛以盐泥固济令干，

用炭火煅存性，候冷取出，去肚肠，研）　丹砂（研，一分）
细辛（去苗叶，二两）　　干蝎（全者十四枚，炒）　　上四味，
将二味捣末，与别研二味同罗，每服半钱匕，午前温酒调下。

安息香丸　治男子妇人暗风痫病。安息香丸方　安息香
（通明无砂石者）　铅丹（各一两）　　上二味，为细末，入白
羊心中血研匀，丸如梧桐子大。每服十丸，空心温水下。

（5）防风汤　治肺中风寒湿，项强头昏，胸满短气，嘘吸
颤掉，言语声嘶，四肢缓弱，皮肤瘙痹。防风汤方。防风（去
叉）　芎䓖　麻黄（去根节，各一两）　　独活（去芦头）　桂
（去粗皮）　前胡（去芦头）　　五味子　附子（炮裂，去皮脐）
杏仁（汤浸去皮尖、双仁，麸炒）　人参　茯神（去木，炙三
分）　细辛（去苗叶）　甘菊花　黄芪　山茱萸　甘草（炙，
锉，各半两）　　上一十六味，锉如麻豆。每服四钱匕，水一盏
半，生姜五片，煎至八分，去滓，稍热服，不拘时。

（6）鳖甲丸　治肝疟颜色苍苍，颤掉气喘，积年不差。
鳖甲丸方　鳖甲（去裙襕，醋浸炙）　　蜀漆叶　乌梅（取肉
炒）　常山（锉）　知母（焙，各一分）　　甘草（微炙）
细辛（去苗叶）　苦参　葳蕤（各半分）　香豉（一合，微
炒）　石膏（半两，研）上一十一味，捣罗为末，炼蜜丸如
梧桐子大。每服十丸，未发前米饮下，临发再服。

蜀漆丸　治肝疟颜色苍苍，颤掉气喘。蜀漆丸方　蜀漆
乌梅（取肉微炒）　常山（锉，各半两）　　石膏（研）　鳖
甲（去裙襕醋炙，各一两）　　豉（一合，炒）　甘草（微炙，
锉）　知母　苦参（锉）　麝香（细研）　桃仁（汤浸去皮
尖双仁，麸炒过，各半两）上一十一味，捣研为末，同研令
匀，炼蜜和捣三二百杵，丸如梧桐子大，空心温酒下二十丸，
晚食前再服。

（7）五味子散　治咳嗽鼻塞清涕，颤掉缓弱，少气不足，时时欲呕，五味子散方　五味子　黄芪（细锉，各三分）甘草（炙，锉，一分）　人参　桂（去粗皮）　羌活（去芦头）　干姜（炮）　细辛（去苗叶）　附子（炮裂，去皮脐）　白术（各半两）上一十味，捣罗为散，每服二钱匕，生姜乌梅汤调下。

（8）补气黄芪汤　治肺劳饮食减少，气虚无力，手足颤掉，面浮喘嗽，补气黄芪汤方　黄芪（锉）　人参　茯神（去木）　麦门冬（去心，焙）　白术　五味子　桂（去粗皮）　熟干地黄（焙）　陈橘皮（去白，焙）　阿胶（炙燥，各一两）　当归（切，焙）　白芍药　牛膝（酒浸，切焙，各三分）　甘草（炙，锉，半两）　上一十四味，粗捣筛，每服三钱匕，水一盏，入生姜三片，枣二枚劈破，同煎至六分，去滓温服食后。

5.《仁斋直指方论》南宋·杨士瀛

定风饼子（《简易方》）治风客阳经，邪伤腠理，背脊强直，言语謇涩，体热恶寒，痰厥头痛，肉瞤筋惕，手颤，鼻渊，及饮酒过多，呕吐涎沫，头目晕眩。常服消风去邪。川乌南星　川芎　干姜　甘草　半夏　天麻　白茯苓（各等分，生用）　加白附子。上为末，姜汁丸，如龙眼大，作饼子，生朱砂为衣。每服一饼，细嚼，热生姜汤下，不拘时服。

6.《儒门事亲》金·张子和

初之气为病，多发咳嗽、风痰、风厥、涎潮、痹塞、口喝、半身不遂、失音、风癫、风中妇人，胸中留饮，两胁腹微痛，呕逆，恶心，旋运惊悸，狂惕，心风，搐搦，颤掉。初之气病，宜以瓜蒂散吐之，在下泄之。

7.《瑞竹堂经验方》元·沙图穆苏

搜风顺气丸　治三十六种风，七十二气，去上热下冷，腰脚疼痛，四肢无力，多睡少食，渐渐羸瘦，颜色不完黄赤，恶疮下疰，口苦无味，憎寒毛耸，积年癥癖气块。丈夫阳事断绝，女久无子嗣，久患寒疟吐逆泻痢，变成劳疾；百节酸疼，初生小儿及百岁老人皆可服，补精驻颜，疏风顺气。车前子（二两半）　白槟榔　火麻子仁（微炒赤色，退壳，另研入药）　郁李仁（汤泡去皮，另研）　菟丝子（酒浸焙干，研作饼晒干入药）　牛膝（酒浸二宿）　干山药（以上各三两）枳壳（去穰，麸炒）　防风　独活（各一两）　锦纹大黄（五钱，半生半熟）　上为细末，炼蜜为丸，如梧桐子大，每服二十丸，酒茶米饮汤送下，百无所忌，早晨、临睡各一服。服经一月消食，二月去肠内宿滞，三月无倦少睡，四月精神强盛，五月耳目聪明，六月腰脚轻健，一年百病皆除，老者返少，孕妇勿服，如服药觉脏腑微动，以羊肚、肺羹补之。久患肠风便血，用药治之除根，如颤语謇涩及瘫痪，授以此方，随至平复。若酒后老小能饵一服，宿醒消尽，百病不生，无病不治。此方系辛仲和总管的，本方镇江路五条桥大药铺徐可庵见，今修合出卖。

8.《御药院方》元·许国祯

（1）生犀丸　主心虚喜忘，烦悸，风涎不利，聪明耳目。治诸风颤掉及治三十六种风。益精神，壮心气，或多健忘，寝寐之惊心，常似忧，或松，或动，往往欲倒状，类暗风，四肢颤掉，多生怯怕，每起烦躁，悲涕愁煎，并皆属心脏气亏，宜服此以镇心神。生犀（镑，一两）　天麻（炙黄，半两）败龟（酥炙，半两）　牛黄（研，一分）　茯神（去皮，一

分） 远志（去心，一分） 人参（去芦头，一分） 肉桂
（去粗皮，一分） 龙齿（酥炙黄，一分） 朱砂（另研，一
分） 麝香（另研，半两） 龙脑（研，一分） 石菖蒲
（锉，半两） 金箔（五十片） 银箔（五十片） 羚羊角
屑（半两） 上件捣研极细，炼蜜为丸，如梧桐子大。食后
临卧，温水化下二丸，或加四丸至七丸。

（2）透空丸 治男子妇人一切诸风，顽麻疼痛，上攻头
目，下注腰脚，手背颤动。香附子 藁本 藿香叶 地龙
（去土） 川芎 白僵蚕（炒） 干姜（炮） 甘草（炙）
干蝎 天麻（去苗） 天南星（生姜制，各一两） 白芷
（七分） 神曲（碎炒） 茴香（炒） 麦糵（净炒，各二
两半） 胡椒（一两） 川乌头（炮裂，一两二分） 上一
十七味杵为细末，每药末三两，白面六两，水和就，丸小弹子
大，相连排放自空，夏月新瓦上发。每服一丸，细嚼，茶酒任
下，食前。

（3）碎风汤 治诸风疾无问新久者。半身不遂，口眼㖞
斜，语言謇涩，精神昏愦，痰涎并多，咽嗌不利，及风虚头痛
目眩，旋运欲倒，或心忪健忘，恍惚不宁，手足麻痹，颤掉无
力，筋脉拘急，骨节烦疼，行步艰难，并宜服之。独活（洗
去土，焙干） 防风（去芦头） 吴白芷 桂 藁本（去土）
麻黄（去节，微炒） 白芍药（去皮） 天麻（以上各一
两） 川乌头（炮制，去皮捶碎，炒黄，半两） 藿香叶
（去土，半两） 川芎（七钱） 羌活（去苗，三钱） 甘
草（锉炒，半两） 白花蛇（酒浸，去皮骨，半两） 白僵
蚕（炒黄，三钱） 全蝎（去毒，炒黄色，半两） 朱砂
（为衣，二两） 白附子（炮制，捣碎，炒微黄，四钱） 天
南星（牛胆酿，炒黄，四钱） 远志（汤浸，去心，焙，三

钱）　上件捣罗为细末，炼蜜和丸，每两作十丸，朱砂为衣。每服一丸，细嚼或化服，用生姜汤送下，麝香汤亦得。如破伤风，豆淋酒下。急风痫病，人参汤下。不拘时候。此药功效不可具述。

9.《世医得效方》元·危亦林

（1）通气驱风汤　治男子妇人血气虚弱，虚风攻注，肌体颤掉，肩背刺痛，手足拳挛，口眼㖞斜，半身不遂，头目旋晕，痰涎壅盛，语言謇涩，行步艰难，心松气短。客风所凑，四肢拘急，鼻塞声重，头疼。脾胃不和，心腹刺痛，胸膈不快，少力多困，精神不爽，不思饮食，呕吐恶心，霍乱吐泻。胎前产后，但是气虚百病，皆可服之。天台乌药（五两）桔梗（去芦）　川白芷　川芎　甘草（炙）　陈皮（去白）白术（各三两半）　麻黄（去根）　枳壳（麸炒去穰，各两半）　人参（去芦，半两）上为末。每服三钱，紫苏、木瓜煎汤调下。

（2）加减续命汤　治中风不省人事，渐觉半身不遂，口眼㖞斜，手足颤掉，语言謇涩，肢体痿痹，神情昏乱，头目眩重，筋脉拘挛，不能伸屈，骨节烦疼，不得转侧。亦治脚气缓弱，久服之差。有病风人常服不可缺，以防喑哑。麻黄（去根）　人参　黄芩　白芍药　川芎　甘草　杏仁（去皮，麸炒）　防己　桂（各二两）　防风（一两半）　附子（炮，去皮脐有热者用白附子，以上系正方）　上锉散。每服四钱，水一盏半，生姜三片，枣二枚煎，不拘时候。温服取汗，随人虚实与所中轻重也。筋急拘挛，语迟，脉弦，加薏苡仁。治筋急，加人参、黄芩、芍药，以避中寒，服后稍轻，再加当归全愈。脚气痹弱，不能转侧，心神恍惚，加茯神、远志。骨节烦疼，有热者，去附子，倍加芍药。烦躁，大便涩，去附子，倍

芍药，加竹沥。脏寒，大便自利，去黄芩，加白术、附子。骨
肉冷痛者，加肉桂、附子。烦躁多惊者，加犀角。呕逆腹胀，
人参、半夏。自汗，去麻黄。语言謇涩，手足颤掉，石菖蒲、
竹沥。

（3）大秦艽散　治风壅痰盛，四体重着，或软瘫疼痛，
或拘挛，麻痹颤掉，口干目赤，烦热，睡卧不宁。条参（去
芦）　川羌活（去芦）　枳壳（去穰）　秦艽（去芦）　赤
芍药　苦梗（去芦）　前胡（去芦）　川芎　白芷　黄芩
薄荷　桑白皮（去赤）　天麻　防己　防风　粉草　荆芥穗
赤茯苓　木瓜　川牛膝（去苗，各等分）　上锉散。每服四
钱，水一盏半，姜三片煎，温服，不以时候。

（4）追风独活散　治气虚感风，或惊恐相乘，肝胆受邪，
使上气不守正位，致头招摇，手足颤掉，渐成目昏。独活　正
地骨皮　北细辛　大川芎　菊花　防风（去叉）　甘草（各
等分）上锉散。每服三钱，水一盏半，煎取六分清汁，入少
竹沥再煎，食后服。

（5）左经丸　治左瘫右痪，手足颤掉，言语謇涩，浑身
疼痛，筋骨拘挛，不得屈伸，项背强直，下痓脚膝，行履艰
难，骨节烦疼，不能转侧，跌扑闪肭，外伤内损，并皆治之。
草乌（炮，四两）　川乌（炮，去皮脐，二两）　乳香
（研）　没药（各一两）　生黑豆（一升，以斑蝥二十一个，
去头足，同煮，候豆胀为度，去斑蝥，取豆焙干入）上为末，
醋糊丸，梧桐子大。每服三十丸，温酒下，不拘时。常服，通
经络，活血脉，疏风顺气，壮骨轻身。

10.《普济方》明·朱橚、滕硕、刘醇等

（1）人参顺气散（一名通气驱风汤，出《直指方》）　治
男子妇人血气虚弱，虚风攻疰，肌体颤掉，肩背刺痛，手足拳

挛，口眼㖞斜，半身不遂，头目旋晕，痰涎壅盛，语言謇涩，行步艰难，心忪气短，客风所凑，四肢拘急，鼻塞头痛，脾胃不和，心腹刺痛，胸膈不快，少力多困，精神不爽，不思饮食，呕吐恶心，霍乱吐泻，胎前产后。但是气虚百病，皆可治之服之，常服调营卫进食。去风通滞气。天台乌药（五两）桔梗（去芦）　川白芷　川芎　甘草（炙）　陈皮（去白）白术（各二两半）　麻黄（去根节）　枳壳（去瓤麸炒，各一两半）　干姜（炮，七钱半）　人参（去芦，半两）　上细末，每三钱，水一盏，姜三片，枣一个，煎八分，食前服。

（2）牛犀丸（出《御药院方》）　主心虚善忘，烦悸，风涎不利，聪明耳目，治诸风颤掉，及治三十六种风，益精神，壮心气，或多健忘，寝寐足惊，心常似忧，或忪或动，往往欲倒，状类暗风，四肢颤掉，多生怯惧，每起烦躁，悲涕愁煎，并皆属心脏气亏，宜服此药，以镇心神。生犀（镑，一两）天麻（炙黄，半两）　牛黄（研）　败龟（酥炙，半两）　茯苓（去皮）　远志（去心）　人参（去芦头）　肉桂（去粗皮）龙脑（研）　龙齿（酥炙黄）　朱砂（研，各一分）　麝香（别研，半两）　石菖蒲（锉，半两）　金箔　银箔（各五十片）　羚羊角屑（半两）　上捣极细，炼蜜为丸，如梧桐子大。食后临卧，温水化下二丸，或加四丸至七丸。

（3）牛黄丸（出《圣惠方》）　治肺脏中风，项强背痛，四肢缓弱，言语不出，冒闷咽干，手足颤掉，心胸短气，目眩头旋，皮肤顽痹。牛黄（研细，半两）　赤箭（半两）　羌活（半两）　细辛（半两）　桂心（半两）　当归（锉，微炒，半两）　甘菊花（半两）　防风（去芦头，半两）　天雄（半两，炮裂去皮脐）　麻黄（去根节，半两）　蔓荆子（半两）白术（半两）　草薢（锉，半两）　茯神（半两）　杏仁（浸

去皮尖双仁，麸炒微赤，半两） 犀角屑（半两） 山茱萸
（半两） 白附子（半两，炮裂） 羚羊角屑（半两） 五加
皮（半两） 五味子（半两） 阿胶（捣炒黄焦，半两） 龙
脑（细研，一分） 人参（去芦头，半两） 木香（半两） 天
南星（炮裂，半两） 麝香（研细，一分） 芎䓖（半两）
上为末，入研了药，更研令匀，炼蜜和捣二三百杵，丸如梧桐
子大。每服不计时候，以荆芥汤下十五丸。

八风防风散（出《千金方》） 治肺寒虚伤，语音嘶下拖
气，用力颤掉，缓弱羸瘠，厉风入肺。防风 芎䓖 独活 秦
椒 干姜 黄芪（各四十二铢） 附子（四十二铢） 天雄
麻黄 五味子 石膏 山茱萸（各三十六铢） 秦艽 桂心
细辛 当归 防己 薯蓣 人参 杜仲（各三十铢） 甘草
（十二铢） 贯众（二枚） 紫菀（二十铢） 甘菊（二十
铢） 上治下筛，每服方寸匕，酒调进，至两匕，日再。

（4）卒中风（附论） 夫内经谓邪风之至，疾如风雨。
言邪之迅速如此。卒中风之人，由阴阳不调，脏腑久虚，气血
衰弱，荣卫乏竭，故风之毒邪，尤易乘间，致仆倒闷乱，语言
謇涩，痰涎壅塞，肢体瘫痪，不识人事者，此其证也。

金永灵丹（出《危氏方》） 治卒暴中风奄忽，手足弹
曳，口面㖞斜，舌强痰盛，搐搦颤掉，或角弓反张，目睛上
视，口噤闭绝，每日三服。中风数年，不能步履，服至十丸复
旧。新中风三服可无事，常服半丸，滋养五脏，补益真元，通
流关节，驱逐风邪，强筋健骨，壮者不老。金箔（二钱半，
以火煨过，用法酒淬五十次为度，细剪如丝） 水银（一两）
辰砂（半两） 好硫黄（一两） 生犀角（半两，别镑）
羚羊角（三分，别镑） 自然铜（四两，捣细末，用沙锅子
一个盛之，不封于地炉内，以炭火一斤煅之，火尽候冷取出，

研细水飞候干，却同金箔、水银、辰砂、硫黄四味入钵内研细如面，不见水银星子为度）　干蝎（炒，去毒）　白僵蚕（炒，去毒）　南星（炮，去皮）　藿香叶（各半两）　官桂（一两）　乌蛇（三两，酒浸软去皮骨）　白花蛇（同上制，焙干秤）　白术（炒）　白芷　破故纸（炒）　川芎　荜澄茄（去蒂）　羌活（去芦头，各一两）　牛膝（酒浸一宿焙干用，三钱）　附子（炮，去皮脐）　川乌（炮，去皮尖，各一两三钱）　鹿茸（火燎去毛酥炙，三钱）　沉香（半两，镑）　天麻（一两五钱）　木香（三钱三分）　安息香（半两，研）　白附子（炒）　当归（清酒浸，一两）　防风（去芦，三钱）　上先将二十六味为末，却连前五味拌和，入安息香膏搜和，再入臼中杵五百下，每一两作十丸，每服一丸。空心细嚼，温酒送下，一方有葫芦巴。

（5）五枝煎（出《圣济总录》）　治风痫多惊，手足颤掉，身热瘛疭。桃枝　柳枝　桑枝　夜合枝　槐枝（并锉如豆大各一斗）　大豆（一斗淘过）　上用水一石，慢火煎，候豆烂，及嚼诸枝无味，即滤汁，于银石器内，煎令得所，不可熬过，以瓷器盛。每服一匙头许，入芦荟末少许，温酒化破，空心徐徐服。

（6）金箔散（出《圣惠方》）　治风惊手足颤掉，精神错乱。金箔（细研）　银箔（各五十片，细研）　铁粉（研细，二两）　龙齿　麦门冬（各一两半，去心，焙）　人参（去芦头）　琥珀（细研）　犀角屑　酸枣仁（各一两，微炒）　茯神（一两半）　防风（去芦头）　葳蕤　玄参　露蜂房（各三分，炙微黄）　牛黄（半两，细研）　上捣细散，入牛黄、金箔、银箔更研令细，每服不拘时候，以薄荷酒调下一钱。

（7）龙骨汤　治宿惊失忘，忽忽善忘，悲伤不乐，阳气

不起。龙骨　茯苓　桂心　远志（去心，各一两）　牡蛎
（熬）　甘草（炙，各三两）　生姜（四两）　麦门冬（去
心，二两）　上㕮咀，以水七升，煮取二升，为分三服。忌海
藻、菘菜、酢物、生葱。

11.《济阳纲目》明·武之望

（1）独活细辛散　治肺脏中风，胸满短气，冒闷汗出，
嘘吸颤掉，声嘶体重。四肢痿弱，或头痛项强，背痛鼻干，心
闷语謇。独活　细辛　附子（炮，去皮脐）　甘菊花　麻黄
（去芦）　白芷　五味子（炒）　紫菀茸　赤茯苓　肉桂　白
术　川芎　桑白皮　防风　杏仁（麸炒，去皮尖，各一钱）
甘草（炙，五分）　上锉，水煎服。

（2）加味补中益气汤　治胃气虚弱颤振。黄芪　人参
白术　甘草（炙）　当归　陈皮　柴胡　升麻　钩藤钩　上
锉，水煎服。

（3）本事青盐丸　治肝肾虚损，腰膝无力，颤振躃曳。
茴香（三两）　菟丝子（四两，酒浸煮）　干山药（二两）
青盐（一两）　上为末，酒糊丸如桐子大，每服五七十丸，
温酒或盐汤下。常服壮筋力，进饮食。一妇人素患足躃曳，久
服此药，履地如故。

（4）独活散　消风化痰，治瘛疭颤振。独活　防风　川
芎　旋覆花　藁本　蔓荆子（各一两）　细辛　石膏（研）
甘草（炙，各半两）　上为细末，每服三钱，加生姜三片，
水煎食后服。

12.《仁术便览》明·张洁

小续命汤　治卒暴中风，不省人事，半身不遂，口眼歪
斜，手足颤掉，语言謇涩，肢体麻痒，精神昏乱，头目眩晕，

痰涎壅盛，筋脉拘挛，及脚气缓弱不能动履屈伸。防己　桂心　黄芩　杏仁（去皮尖，炒）　芍药　甘草（炙）　川芎　麻黄（去节）　人参（各一钱四分）　防风（二钱）　附子（炮七分，此药通行诸经，引用药也）上锉，分作二服。水二盏，生姜五片，枣二枚，煎八分，食远热服。精神恍惚加茯神、远志。骨节烦痛有热者加芍药去附子。心烦多惊加犀角。骨节重痛有寒湿，倍加官桂、附子。呕逆腹胀加半夏、倍人参。躁闷大便涩，去附子，倍加芍药，入竹沥。脏寒下痢去防己、黄芩，加白术。自汗去麻黄、杏仁，加白术。脚膝弱加牛膝、石斛。身疼加秦艽。腹痛加桃仁、姜炒杜仲。凡治中风，不审六经之形证加减，虽治无益。加减法具于后。

13.《证治准绳·类方》明·王肯堂

（1）葛花解醒汤（东垣）　治饮酒太过，呕吐痰逆，心神烦乱，胸膈痞塞，手足颤摇，饮食减少，小便不利。青皮（去瓤，三钱）　木香（五分）　橘红　人参　猪苓（去皮）　白茯苓（各一钱半）　神曲（炒）　泽泻　干姜　白术（各二钱）　白豆蔻　葛花　砂仁（各五钱）　上为极细末，每服三钱，白汤调服，但得微汗，则酒病去矣。此盖不得已而用之，岂可恃此酗饮成病，自损元气，惟病酒者宜之。

（2）摧肝丸　镇火平肝，消痰定颤。牛胆南星　钩钩藤　黄连（酒炒）　滑石（水飞）　铁华粉（各一两）　青黛（三钱）　僵蚕（炒，五钱）　天麻（酒洗，二两）　辰砂（飞，五钱）　大甘草（二钱）　上末，以竹沥一碗，姜汁少许，打糊丸，绿豆大。食后及夜茶下一钱五分。忌鸡、羊肉。

（3）参术汤　治气虚颤掉。人参　白术　黄芪（各二钱）　白茯苓　炙甘草　陈皮（各一钱）　甚者加附子（童便制，一钱）　水二盅，煎八分，食前服。

14.《古今医统大全》明·徐春甫

（1）治颤振以参、术补虚，茯苓、半夏行痰饮。肾虚者，青盐丸；如实热积滞而颤振者，子和之法治之，及仲景藜芦甘草之类。仲景云：病人常以手指臂动身体瞤瞤者，藜芦甘草汤主之。《纲目》：人常抽掣而战掉，至于盏物不举，以治痰茯苓丸服之立愈。又治臂痛如神。

（2）（《三因》）独活散　治气虚感风，或惊恐相乘，肝胆受邪，使上气不受正位，致手招摇，手足颤掉，渐成目昏。独活　地骨皮　细辛　芎䓖　菊花　防风　炙甘草（各等分）上为粗末，每服三钱，水盏半，煎八分，取青汁入少竹沥，温服。

（3）愈风汤　治颤振。（方见中风门）　治手战用浮萍捣自然汁，和酒空心服，立效。

15.《医学入门》明·李梴

（1）中暑、中寒、中湿、痰厥、气厥、食厥、热厥、虚晕等证，皆卒倒不语，但风必有歪斜搐搦之证为异，虽内伤兼中亦然。但四证见一便作风治，惟有轻重缓急之分。轻者发过如故，或口舌无恙、手足颤拽者，大省风汤加人参、没药等分，水煎热服，得汗即愈。或四肢无恙，口㖞语涩者，古防风汤，入麝一厘调服；或自醒能言能食，惟身体不遂者，地仙丹。

（2）朱砂指甲散　人手指甲烧存性六钱，朱砂、南星、独活各二钱，为末，分作三服，热酒调下。治破伤风手足颤掉不已。

16.《张氏医通》清·张璐

祛风导痰汤　治类中风，筋脉颤掉。导痰汤加羌活、防风、白术、姜汁、竹沥。

17.《诊验医方歌括》清·坐啸山人

（1）滋生青阳汤　肝风。（费氏）　滋生青阳斛决明，丹麻地芍麦冬青，柴荷桑菊灵磁石，摇颤肝风眩晕平。头目眩晕，肢节摇颤，如登云雾，如坐舟中。生地（四钱）　白芍（一钱）　丹皮（一钱五分）　麦冬（一钱五分，青黛拌）　石斛（二钱）　天麻（八分）　甘菊（二钱）　石决明（八钱）　柴胡（八分，醋炒）　桑叶（一钱）　薄荷（一钱）　灵磁石（五钱，整块同煎）

（2）驯龙汤　心烦身颤，坐卧不安。驯龙齿决羚羊菊，地断薄荷归芍独，钩沉红枣治心烦，坐卧不安身颤服。五心烦扰，自头至腰，时时作颤，坐卧不安。龙齿（二钱）　真珠母（八钱）　羚羊角（一钱五分）　杭菊（二钱）　生地（六钱）　当归（二钱）　白芍（一钱）　薄荷（一钱）　沉香（五分）　续断（二钱）　独活（一钱）　红枣（十枚）　钩藤钩（四钱，后入）

18.《叶氏录验方》宋·叶大廉

应效远志丸　治心气虚弱，神志不足，事多健忘，怔忪颤掉，气短耳鸣，梦遗泄精，盗汗无力，心脾不调，口苦舌干。（常承务传）远志肉（姜）　石菖蒲（去毛）　白茯苓　熟干地黄（洗焙，各三两）　人参　柏子仁（炒）　杜仲（炙，去丝）　麦门冬（去心）　黄芪（蜜炙）　五味子（拣净，各二两）　泽泻　山药　酸枣仁（炒，去壳）　桂（去粗皮，各一两）　上为细末，炼蜜丸如梧桐子大，以朱砂一两半，别研细为衣。每服五十丸，枣汤或温酒下，空心，临睡服。此药补心强记，安魂定魄，长养精神，令人爽朗，悦泽颜色，发白变黑，齿落重生，筋骨壮健，容颜不老。此安神补气药中最妙。不热不燥，温平益智，令人气不衰，日记万言，便是孙真人补心强志丸方。一同但添肾形沙苑蒺藜一两炒。

19.《重订广温热论》清·何廉臣

加味导痰汤　制南星（一钱）　小枳实（钱半）　仙露夏（三钱）　赤苓（三钱）　赖橘红（一钱）　炙甘草（六分）　滁菊花（三钱）　钩藤（三钱）　皂角炭（五分）石菖蒲（钱半）　鲜竹沥（一瓢）　姜汁（四滴）　按：此方吴坤安制，专治痰阻肺络，肝风内扰为病。若张路玉加味导痰汤，于导痰汤原方，加白术、黄芩、黄连、栝蒌仁、桔梗、竹沥、姜汁等味，专治温热痰饮，眩晕气塞等症。若陆九芝加味导痰汤，于导痰汤原方，加苏子、白芥子、莱菔子三味，专治痰壅气喘，胸膈痞满等症。又于导痰汤原方，加羌活、天麻、蝎尾、雄黄末，名十味导痰汤，治痰湿上盛，头目不清等症。又于导痰汤原方，加羌活、防风、白术、姜汁竹沥，名祛风导痰汤，专治类中风筋脉颤掉。

20.《张氏医通》清·张璐

平补正心丹（局方）　治心血虚少，惊悸颤振，夜卧不宁。龙齿（煅通红醋淬，水飞净，一两，形如笔架，处理如石，中白如粉，餂之黏舌者真）　远志（甘草汤泡，去骨）人参（各一两）　茯神　酸枣仁（炒，各两半）　柏子仁归身　石菖蒲（各一两）　生地（二两。一作熟地）　肉桂（一两，不见火）　山药（两半）　五味子（半两）　麦门冬（去心，两半）　朱砂（另研，水飞净，半两）上十四味，为末，炼白蜜丸，梧子大，朱砂为衣，每服三五十丸。米汤、参汤、龙眼汤、醇酒任下，空心临卧各一服。

21.《类证治裁》清·林佩琴

堂弟　心力经营，烦劳动火，消谷善饥，坐则手足俱颤，寐则手足如堕，梦则体析为二，神志恍惚，呵欠气泄，右脉小弱，左虚软不受按。因操劳疲神，元气不司镇摄，若转失气，须防暴脱。食下烦嘈稍定，足知中宫底柱乏权，急摄阳以交阴。潞参、茯神、山药、五味、杞子、白芍、龙骨、牡蛎（俱煅研）、枣仁（炒研）。三服神昏安贴，诸症俱减，惟巅痛唾涎。原方加嫩桑叶（炒）、甘菊以熄肝胆风热，加益智、半夏（青盐炒），以摄脾涎。又数服，间服膏方而安。此症因其胃旺能纳，专受滋填，用海参煨鸭，及火腿鸡蛋等，皆血肉有情之品，故未及两旬已瘥。

22.《顾松园医镜》清·顾松园

一闰女病多年，食减肌削。诊脉时，手间筋掣肉颤，身倦气怯。嘉言用茯神、枣仁等补药，数剂不应。因疑处女素无家，惟其神情浑似丧败之余，此何故也？问其面色，曰：时赤时黄，每晚睡去，口流白沫，战栗而绝，以姜汤灌之，良久方苏。嘉言曰：此症确有邪祟附入脏腑，吾有神药驱之，一剂可愈。乃用犀角、羚羊角、龙齿骨、虎威骨、牡蛎粉、鹿角霜、人参、黄芪等药为末，以羊肉半斤，煎浓汁三盏，尽调其末，一次服之，果得安寝，竟不再发。

23.《辨证录》清·陈士铎

（1）素常贪色，加之行役劳瘁，伤骨动火，复又行房鼓勇大战，遂至两足痿弱，立则腿颤，行则膝痛，卧床不起，然颇能健饭易消，人以为食消之症也，谁知是肾火之盛，引动胃火以成肾痿乎。盖胃为肾之关，胃之开阖肾司之也。肾火直冲于胃，而胃之关门曷敢阻之，且同群助势，以听肾火之上炎矣。况肾火乃龙雷之火也，胃中之火，其性亦喜炎上，二火相因而起，销铄肾水，有立尽之势。幸肾火盛，而胃火尚未大旺，故但助肾以消食，不至发汗以亡阳。且饮食易消，犹有水谷以养其阴，虽不能充满于骨中，亦可以少滋于肾内，故但成痿而不至于死亡也。治法急宜大补肾水以制阳光。方用起痿降火汤：熟地（三两）　山茱萸（一两）　薏仁（五钱）　金钗石斛（五钱）　牛膝（五钱）　水煎服。四剂腿颤足痛之病去，十剂可以步履，饮食不至易饥，二十剂全愈。

（2）感湿热之气，复感风邪，发热腹痛，肌肉颤动，四肢坚急，人以为太阴之伤寒也，谁知是太阴之痉症乎。太阴者，脾经也，脾土湿土也。湿土何堪湿邪之再犯乎？湿入于脾，最难分消。湿邪去而湿之根尚在，一再感湿，仍如前湿之病矣。况加热以发其炎蒸，加风以生其波浪，自然中州反乱，而四境骚然，坚急之势成，颤动之形兆，倘用安土之品，则土旺而水无泛滥之虞，水干而土无郁勃之气，风即欲作祟，而平成既奏，亦可以解愠矣。无如世人动辄言下，讵识下多亡阴，无阴以灌注于五脏七腑、胸腹手足，何所资以为养哉。势必坚急颤动，有亡阴而死者矣。方用安土散：白术（一两）　茯苓（五钱）车前子（三钱）　薏仁（五钱）　赤小豆（一钱）　通草（一钱）　柴胡（五分）　石斛（三钱）　水煎服。此方以利水之药为君，仍是健脾之药。盖土旺自能制水，况又有利之者乎。此症原是湿邪之难治，单去攻湿，而风与热邪自易吹散，所谓攻邪必攻其坚也。譬如大敌在前，满山遍野俱是贼党，倘止从偏旁掠阵，则贼且全营俱来死斗，反至败衄，不若竟攻中坚，突围直入，捣擒巨魁，则余氛不战而自遁。痉病之重治湿邪，亦正此意，可借敌而作鉴也。此症用薏术定痉汤亦效。白术（一两）　薏仁　芡实（各五钱）　柴胡　知母　甘草　天花粉（各一钱）　神曲（二钱）　水煎服。

（3）小儿头摇手劲，眼目上视，身体发颤，或吐而不泻，或泻而不吐，人以为惊风之抽搐也，谁知是风热湿三者合之以成痉乎。小儿纯阳，原不宜虚。然而多食瓜果，湿留于胃，湿久则变热，热极则生风，此风起于内，而不来于外也。人见小儿头摇手劲等症，毋论其虚实，投以抱龙丸，不效，改用牛黄丸，又不效乃用金石、脑麝香窜之药，以开其窍而镇其惊，无不立亡。嗟嗟! 惊风二字，自创立以来，杀小儿者不啻数百万矣，并无有一医辟其非者。南昌喻嘉言颇知其失，大声告诫。无如传世既久，一时不可转移，且嘉言有论无方，世亦不识治法。铎闻师言甚悉，因畅论之，而且传其方也。小儿之易于成痉者，因其骨脆皮薄，不耐风邪，故邪一入腠理，便入脏腑，况其饮食，喜寒而不喜热，以致损伤脾胃，而成吐泻之症。上吐下泻，则阴阳两亏，平日所受之湿尽行越出。湿出而热留脏腑之中，无阴相养，遂变成风象以惑人，人亦即为其所惑。但治风而不治正，所以十人十死也。故见此等之症，断不可祛风，一作风治，去生便远。盖其身中实实无风，无风而妄用风药，以倍耗其损伤之气，安得不速其死哉。治法惟补其脾胃，而止其吐泻，则十人十生也。方用救儿回生汤：人参（二钱）白术（三钱）　茯苓（一钱）　　砂仁（三粒）　　炒黑干姜（五分）　山楂（五粒）　　萝卜子（五分）　　车前子（一钱）厚朴（三分）　神曲（三分）　半夏（五分）水煎服。此方以十岁为准，五岁者减半。一剂即吐泻止，二剂即抽搐定，三剂即全愈。此方补中有利，调和于脾胃之内，则阴阳有既济之欢，自然无变动之害矣。或曰补之是矣，少加去风散热之药，未为不可。夫热当夏令，或可少加黄连数分，以解其暑，若值冬令更当增入辛热之品。盖小儿吐泻之后，热必变寒，况加时令之严寒乎，断不可用寒凉也。至于风药，毋论四时俱不可乱增。万不得已，少加柴胡二、三分可也。

（4）人有素常纵欲，又加劳心思虑终宵，仍然交合，以致梦遗不止。其症口渴引水，多饮又复不爽，卧不安枕，易惊易惧，舌上生疮，脚心冰冷，腰酸若空，脚颤难立，骨蒸潮热，神昏魂越，人以为心肾之虚也，谁知是心肾二经之火一齐俱动乎。夫心中之火，正火也，正火必得肾水以相制。肾中之火，虚火也，虚火必得心火以相伏。故心火宁静，而肾火不能动也。肾火之动，由于心火之衰耳。心肾两动，则二火相合，岂能久存于中。火性炎上，自然上胜而不肯止矣。一火动，水犹不升，两火齐动，安望水之下降乎。火升之极，即水降之极也。心肾之气不开，则玉关大开，安得止之。然则何以救之耶，仍补其心肾，气足而关自闭也。方用两益止遗汤：人参（一两） 熟地（二两） 山药（一两） 芡实（一两） 白术（一两） 生枣仁（一两） 黄连（五分） 肉桂（五分） 水煎服。二剂遗即止，服二月诸症全愈。此方乃心肾交合之圣剂。心肾交，则二火自平，正不必单止其遗也。况止遗必用涩药，内火煽动，愈涩而火愈起矣。此症亦可用两宁汤：熟地（二两） 麦冬（二两） 黄连（一钱） 肉桂（三分） 山药（一两） 芡实（一两）水煎服。

24.《风劳臌膈四大证治》清·姜天叙

脾虚者，面黄肌瘦，吐利清冷，腹胀肠鸣，四肢无力，饮食少进，宜益黄散：丁香（四钱，不见火） 陈皮（去白，二两） 青皮（去白） 诃子（泡，去核） 甘草（各一两）每服（一两五钱），水煎服，量大小加减，或参苓白术散，加木香、藿香、香附子。食后便卧，精神短少，补中益气汤加砂仁。手足酸软，行步欹侧，四君子汤、黄芪汤。手足颤振，筋瞤肉惕似风，十全大补汤。手足厥软，不耐劳役，一有动作，多汗困热，十全大补汤。脏腑不调，中气不运，病久不能食，理中丸少加附子。

25.《柳选四家医案》清·柳宝诒

四肢禀气于脾胃，脾胃虚衰，无气以禀，则为振颤，土虚木必摇，故头运也。归芍六君子汤 加黄芪 天麻。诒按：案语说理朴实，立方以扶正为主，似宜再加熄风之品，其所加之黄芪，恐非肝风升动者所宜。

26.《曹仁伯医案论》清·曹存心

（1）又未录住址姓氏 惊悸起因，传为颤振，继以寤寐不宁，左脉细软，右关弦数，数则为火，弦则为痰，细软又主乎虚。虚在肝肾，兼以痰火，结在脾胃，所以肢体软弱，口燥身疼也。连日固本，既属安适，可无更张。惟痰火内胜，不以十味温胆法加减佐之，以为标本兼顾之计，俾得虚不再虚，未知是否？同石盘竹香先生议。人参 大熟地（浮石拌炒）枣仁 归身 天冬 大生地 茯苓 橘红 竹茹 川贝 柏仁龙齿 石决明

（2）病颤振振，乃阴气争胜，颤则阳气不复。其势之来，上冲则鼓颔，四散则肢动。至于肉瞤筋惕，不过来势之轻者。治此病者，平补镇心而已。惟肝不藏魂，寤寐失常，胆又内怯，惊悸时作，加以痰火串入，用法须兼备免厥塞拟方。侯石盘竹香先生均政。龙齿 人参 归身 远志 茯神 橘红 枣仁（川连三分拌炒） 胆星 石决明 半夏（竹沥拌） 秫米 竹茹 钩藤

（3）颤振不发于冬至，已责阳气不复。此在冬至以前发者，尤为阳气不复，不言而喻。至于阴气争胜似未明言，而知阴气之得争以胜者为阳气不充未经来复之故。阴气何能争胜然，阴之争胜固明，而其所争所胜之阴究系何物邪气？曰肝属

阴，痰亦属阴，痰生于脾，脾经所生之痰，内因肝经之阴火下动，动则生风，阴痰亦随之而逆，此颤振之所来也。岂独诸风掉眩皆属于肝而已哉？惟本有惊悸，此因颤振而更剧，无怪乎有寤多寐少等症也。人参 冬术 茯神 炙草 半夏 陈皮 大生地 麦冬 归身 白芍 枣仁 远志 秫米 石决明 竹茹 钩藤 先服磁朱丸三钱，陈皮汤下。

27.《王氏医案绎注》清·王士雄

（1）徐梦香，年近六旬，患手颤不能握管。孟英以通补息风药吞指迷茯苓丸而安。仲秋类中，遗溺痰升，昏瞀妄言，汗多面赤。孟英视之，脉浮弦洪滑，盖吸受暑邪，而连日适服参汤也。予羚角、石菖蒲、连翘、栀子、桑叶、菊花、楝斛、知母、花粉、竹沥、银花、蔷薇等药。（病情为温补助热，肝风煽痰逆升而厥。羚次尖（先煎）四钱，石菖蒲（次入）二钱，连翘壳三钱，黑栀皮三钱，冬桑叶四钱，杭白菊三钱，川楝核（杵，先）二钱，石斛（先煎）一两，酒炒知母三钱，南花粉四钱，姜竹沥两大酒杯（冲），银花一两五钱，鲜青蒿一钱半，香白薇二钱。方以苦甘寒息风救液，菖蒿反佐。）一剂知，二剂神清。乃去羚、菖，加茹、贝、滑石投之，（加姜竹茹三钱，川贝母（杵）四钱，西滑石（先煎）五钱。）下利白如脓垢者数日，始知饥纳谷，继以调理而愈。

（2）其大父患四肢冷颤，常服温补，延久不痊。孟英切其脉弦而缓，曰：非虚也。予通络方，吞指迷茯苓丸而瘥。（方义重涤痰热，参以息风。镑犀角（先煎）四钱，生石膏（先煎）一两六钱，石菖蒲（次入）二钱，陈胆星（炖，和服）八分，姜竹沥两大酒杯（冲），酒炒知母四钱，药送礞石滚痰丸四钱。朱大镛祖脉弦而缓，系为温补窒气，并非阳虚，玩吞指迷茯苓丸便见。通络方：制半夏三钱，浮橘络一钱五分，鲜薤白（打）三钱，石菖蒲二钱，姜竹茹三钱，丝瓜络三钱，姜汁拌茅根四钱，姜汁炒桑枝三钱，陈胆星（炖，和服）八分，药送指迷茯苓丸三钱。)

28.《邹亦仲医案新编》清·邹亦仲

欧阳氏，发热头晕，一身肉颤。医以为虚，服补中益气二帖，病本少停，越四日头偏左痛，项背俱疼，巅顶高肿，涎沫甚多，发热肢汗，脉紧而沉。风阳暴发，既现头晕肉颤于先，又以补中益气提升于后，安得不晕冒而增为头痛，肉颤而进为巅肿乎。不知小愈数日，是风阳来去无常之征，何必归功于药力以为病退耳。法与柔肝涤热为主治。风阳上逆于巅者，佐重坠品以镇之；风阳灼液成涎者，佐辛燥药以祛之。嘱服三帖，闻即霍然，未经善后，想风阳未尝无时越之虞矣。

29.《竹亭医案》清·孙采邻

（1）万松岩大兄大病愈后调理丸方（并详明调治善后之法） 万松岩大兄丸方，年六十三岁，辛卯六月二十四日。大病几危，调理病痊。脾胃久亏，由饮食不节、纵啖厚味、酒湿过度而起。渐自食少，肌瘦体倦，四肢无力，溲少，便溏，口干。舌苔黏腻，面色痿黄。小腿浮肿，朝轻暮重。起自正月，缠绵半载。得予调补脾胃之剂，间佐疏运之法，以后食饮渐贪而渐增，脘腹之胀闷亦渐减可。大便之溏薄亦渐结，而且可间二三日一解，小溲渐多，精神渐健，两手腕之不能举动、颤振者亦渐有力矣，皆得于调补脾胃之功非浅矣。坤土既健，始兼养阴，以熟地、首乌、归、芍、枸杞、女贞辈，合五味异功等法。金土合德，乙癸同源，调治而愈。继以丸方而收全功，亦甚快矣。大熟地（六两，捣入）　山药（三两，炒）枸杞子（二两，焙）　归身（一两半）　山萸肉（二两）

杜仲（二两，炒断丝）　怀牛膝（一两半，酒拌蒸）　破故纸（二两，炒，桃肉同捣）　胡桃肉（三两，同破故纸捣入）菟丝子（二两，酒炒）　益智仁（一两半）　砂仁（一两半）　上药十二味，先将熟地捣杵，再将故纸、桃肉同捣入药，再以炼白蜜和匀，同捣极烂，丸如小绿豆大，晒令极干。外用：西党参（三两）　焦冬术（二两）　茯苓（一两半）炙草（一两半）　山楂肉（二两，炒）　大麦仁（二两，炒）　陈皮（一两半）　鸡内金（二两，炙）　上药八味，各焙，研极细，和匀。用荷叶煎汤洒叠为衣。每服五钱，清晨滚水送下。

（2）汪书蕉乃嫂身热、烦躁、胸闷、呕吐治验　文学汪书蕉乃嫂，寡居，乙亥季秋。肝火内郁，旧恙也。身热烦躁，新病也。新病与旧恙相争，发为寒热，舌绛口干，胸闷兼呕。木火郁而心神扰乱，肝风动而手臂颤振，语言错乱，面容带笑，右寸浮小，左寸关弦数。势非轻候，深虑痉厥，拟逍遥散意。（九月初六日）　柴胡（七分）　薄荷（一钱半）　鲜竹茹（一钱半）　淡黄芩（一钱半）　赤苓（二钱）　青皮（一钱）　广藿香（一钱半）　天竹黄（一钱半）　丹皮（一钱半，炒）　山栀（一钱半，炒）　加梨汁一小酒杯，投生姜汁一匙，冲服。服后，身仍乍凉乍热，左足小腿热肿色红，亦肝经气郁下注而成脚气，又恐挟肝火而上升见厥。惟心烦欲笑之势减，两手臂颤振之势亦缓。

30.《孤鹤医案》清·卧云山人

气与血斗，血虚者多寒，此症血多于气，有时作颤，但寒不热，脉形细。以益气为主。冬术（一钱半）　延胡（二钱）羌活（一钱半）　归身（二钱）　艾绒（一钱）　生芪（二钱）　白芍（一钱半）　橘红（一钱）　枳壳（一钱半）

佛手（五分）

31.《医灯续焰》清·潘楫

（1）圣惠搜风顺气丸　治三十六种风，七十二种气。去上热下冷，腰脚疼痛，四肢无力，多睡少食，羸瘦，颜色不完黄赤，恶疮下疰，口苦无味，憎寒毛耸，积年癥瘕气块，丈夫阳事断绝，女子久无子嗣，久患寒疟，吐逆泻痢，变成劳疾，百节痠疼。小儿、老人皆可服。补精驻颜，疏风顺气。车前子（二两半）　白槟榔　火麻子（微炒、去壳另研）　郁李仁（汤泡、去皮、研）　菟丝子（酒浸，焙、炮、晒干）　牛膝（酒浸一宿）　干山药（各三两）　枳壳（去瓤，麸炒）防风（去叉）　独活（各一两）　锦纹大黄（五钱，半生半熟）　上为末，炼蜜丸如桐子大。每服二十丸，酒茶米饮任下，百无所忌。早晨、临卧各一服。服一月消食，二月去肠内宿滞，三月无倦少睡，四月精神强胜，五月耳目聪明，六月腰脚轻健，一年百病皆除，老者返少。如服药觉脏腑微动，以羊肚肺羹补之。久患肠风便血，服之除根。如颤语蹇涩及瘫痪，服之随即平复。酒后一服，宿酲消尽，百病不生。孕妇勿服。

（2）交加散　治瘫疾，或颤振，或产后不省人事，口吐痰涎。当归　荆芥　上为细末，每服二钱。水一盏，酒少许，煎七分，灌下神效。

32.《沈俞医案合钞》清·沈又彭

颤振不止，脉细带弦，肝风为害也。虎胫骨　牡蛎　归身白芍　生地　牛膝　钩钩

33.《陈莲舫医案》民国·陈莲舫

（1）童，左，六十一。中风门痱与懿合风痹、偏枯为四大证，多主温补，以外风病温凉补泻无不可行。现在见证本非

中脏中腑，而邪在筋络，所以足力弛软，腰不能支，手难提高，指有颤动。究之肝肾两经无不见虚，以腰为肾腑，肝主搐搦，惟痰湿禀体，又当夏令，滋腻温补确属难进，前次所用熟地、附子者，病家急求速效，医者希冀近功，所以出王良诡遇之法。矫其弊者，凉化清解，亦在禁例。针灸似可缓之，行之补针甚少，泻针为多，不过在手法中左旋右旋、就浅就深，以分补泻。欲鼓动其真气，流灌其营阴，恐非针力所能及，拙见一月间针一二次，至于服药间日一服，从容调治似最合宜，请高明辨之，备之候政。潞党参　炒当归　炙虎胫　左秦艽　制首乌　生白芍　炙龟板　片姜黄（四分）　法半夏　梧桐花　炒杜仲　千年健　桑寄生　功劳叶（七片）　复诊：示及舌腻渐退，根苔尚厚，胃纳略开，仍未如常。久有风患，屈伸虽利，步履欠稳。湿由脾生，风从肝发，两者互扰，外则走窜络脉，内则阻遏中宫，外偏于风，内偏于湿，新旧病皆根于此。拟方即候政行。生白术　香独活　晚蚕沙　鲜佛手　采芸曲　桑寄生　干佩兰　焦米仁　宋半夏　木防己　厚朴花（四分）　新会皮　二竹茹（玫瑰露炒）　功劳叶（七片）　复诊：气虚生痰，营虚生风，风邪挟痰走窜经隧，偏左肢骱痠痛，手则不能高举，足则开步不利，脉右部滑大、左部细弦，舌苔黄腻，纳食欠旺，禀体丰腴。气分早亏，以脉合症，又属气虚于营。《经》云：卫气虚则不用，营气虚则不仁。拟宗此旨立方调理，谅无不合，录方即候政行。生於术　桑寄生　海风藤　炒杜仲　炒当归　晚蚕沙　木防己　抱木神　竹沥夏　梧桐花　炒淮膝　新会皮　玫瑰露炒竹茹　丝瓜络

（2）郑，左，十四。痼厥不平，轻发神志模糊，重发手足颤动，一日数十次，甚至身热胃呆。脉息弦细，治以镇养。羚羊　木神　玳瑁　洋参　石决　珠母　龙齿　会皮　杭菊

桑叶　胆星　细菖　白蒺藜　双钩　白芍　竹茹　铁花　又末
服方：珠粉（一分）　　犀黄（五厘）　　琥珀（二分）　　辰砂
（一分）　　川贝（四分）　　天竹黄（二分）　　上味共研细末，
每服二分，竹沥夏一两，再加开水冲服。

34.《医学衷中参西录》民国·张锡纯

（1）来复汤　治寒温外感诸证，大病瘥后不能自复，寒
热往来，虚汗淋漓；或但热不寒，汗出而热解，须臾又热又
汗，目睛上窜，势危欲脱；或喘逆，或怔忡，或气虚不足以
息，诸证若见一端，即宜急服。萸肉（去净核，二两）　　生
龙骨（捣细，一两）　　生牡蛎（捣细，一两）　　生杭芍（六
钱）　　野台参（四钱）　　甘草（二钱，蜜炙）

李××，年五旬，偶相值，求为诊脉，言前月有病服药已
愈，近觉身体清爽，未知脉象何如？诊之，其脉尺部无根，寸
部摇摇有将脱之势，因其自谓病愈，若遽悚以危语，彼必不
信，姑以脉象平和答之。遂秘谓其侄曰："令叔之脉甚危险，
当服补敛之药，以防元气之暴脱。"其侄向彼述之，果不相信
后二日，忽遣人迎愚，言其骤然眩晕不起，求为诊治。既至，
见其周身颤动，头上汗出，言语错乱，自言心怔忡不能支持，
其脉上盛下虚之象较前益甚，急投以净萸肉两半，生龙骨、生
牡蛎、野台参、生赭石各五钱，一剂即愈。继将萸肉改用一
两，加生山药八钱，连服数剂，脉亦复常。按：此方赭石之分
量，宜稍重于台参。

（2）升陷汤　治胸中大气下陷，气短不足以息。或努力
呼吸，有似乎喘。或气息将停，危在顷刻。其兼证，或寒热往
来，或咽干作渴，或满闷怔忡，或神昏健忘，种种病状，诚难
悉数。其脉象沉迟微弱，关前尤甚。其剧者，或六脉不全，或
参伍不调。生箭芪（六钱）　　知母（三钱）　　柴胡（一钱五

分）　　桔梗（一钱五分）　　升麻（一钱）

一人，年三十余。于初夏得温病，医者用凉药清解之，兼用枳实、青皮破气诸品，连服七八剂，谵语不省人事，循衣摸床，周身颤动。再延他医，以为内风已动，辞不治。后愚诊视，其脉五至，浮分微弱，而重按似有力，舌苔微黄，周身肌肤不热，知其温热之邪，随破气之药下陷已深，不能外出也。遂用生石膏二两，知母、野台参各一两，煎汤两茶杯，分二次温服。自午至暮，连进二剂，共服药四次，翌日精神清爽，能进饮食，半日进食五次，犹饥而索食。看护者不敢复与，则周身颤动，复发谵语，疑其病又反复，求再诊视。其脉象大致和平，而浮分仍然微弱。恍悟其胸中大气，因服破气之药下陷，虽用参数次，至此犹未尽复，故亟亟求助于水谷之气，且胃中之气，因大气下陷无所统摄，或至速于下行，而饮食亦因之速下也。遂用野台参两许，佐以麦门冬（带心）三钱、柴胡二钱，煎汤饮下，自此遂愈。

（3）培脾舒肝汤　治因肝气不舒、木郁克土，致脾胃之气不能升降，胸中满闷，常常短气。於术（三钱）　生黄芪（三钱）　陈皮（二钱）　川厚朴（二钱）　桂枝尖（钱半）柴胡（钱半）　生麦冬（二钱）　生杭芍（四钱）　生姜（二钱）

附录：直隶青县张××来函：族侄妇，年二十余，素性谨言，情志抑郁。因气分不舒，致四肢痉挛颤动，呼吸短促，胸中胀闷，约一昼夜。先延针科医治，云是鸡爪风，为刺囟门及十指尖，稍愈，旋即复作如故。其脉左部弦细，右部似有似无，一分钟数至百至。其两肩抬动，气逆作喘。询知其素不健壮，廉于饮食。盖肝属木而主筋，肝郁不舒则筋挛，肝郁恒侮其所胜，故脾土受伤而食少。遂为开培脾舒肝汤。为有逆气上干，又加生赭石细末五钱。嘱服二剂。痉挛即愈，气息亦平。遂去赭石，照原方又服数剂，以善其后。

（4）和血熄风汤　《傅青主女科》曰：产后气血暴虚，百骸少血濡养，忽然口紧牙紧，手足筋脉拘搐，类中风痫痉，虽虚火泛上有痰，皆当以末治之。勿执偏门，而用治风消痰方，以重虚产妇也。当用生化汤，加参、芪以益其气。又曰，产后妇人，恶寒恶心，身体颤动，发热作渴，人以为产后伤寒也，谁知其气血两虚，正不敌邪而然乎？大抵人之气不虚，则邪断难入。产妇失血过多，其气必大虚，气虚则皮毛无卫，邪原易入。不必户外之风来袭体也，即一举一动，风可乘虚而入。然产后之风，易入亦易出，凡有外感之邪，俱不必祛风。况产后之恶寒者，寒由内生也。发热者，热由内弱也。身颤者，颤由气虚也。治其内寒，外寒自散。治其内弱，外热自解。壮其元气，而身颤自除也。

（5）阳明病白虎加人参汤证

一幼女年九岁，于季春上旬感受温病，医者以热药发之，服后分毫无汗，转觉表里大热，盖已成白虎汤证也。医者不知按方施治，迁延二十余日，身体尪羸，危险之朕兆歧出，其目睛上窜，几至不见，筋惕肉瞤，周身颤动，时作噯声，间有喘时，精神昏愦，毫无知觉，其肌肤甚热，启其齿见舌缩而干，苔薄微黄，其脉数逾六至，左部弦细而浮，不任重按，右部亦弦细而重诊似有力，大便旬日未行，此久经外感之热灼耗，致气血两虚，肝风内动，真阴失守，元气将脱之候也。宜急治以白虎加人参汤，再辅以滋阴固气之品，庶可救愈，特虑病状若此，汤药不能下咽耳。其家人谓偶与以勺水或米汤犹知下咽，想灌以药亦如下咽也，于斯遂为疏方。处方：生石膏细末二两，野台参三钱，生怀山药六钱，生怀地黄一两，生净萸肉一两，甘草二钱，共煎汤两大盅，分三次温饮下。此方即白虎加人参汤以生地黄代知母，生山药代粳米，而又加山萸肉也。此方若不加萸肉，为愚常用之方，以治寒温证当用白虎加人参汤而体弱阴亏者。今重加山萸肉一两者，诚以人当元气不固之时，恒因肝脏之疏泄而上脱，此证目睛之上窜，乃显露之朕兆（当属于肝），重用萸肉以收敛肝脏之疏泄，元气即可不脱。且喻嘉言谓上脱之证，若但知重用人参，转令人气高不返，重用萸肉为之辅弼，自无斯弊，可稳重建功。将药三次服完，目睛即不上窜，身体安稳，嗳声已止，气息已匀，精神较前明了，而仍不能言，大便犹未通下，肌肤犹热，脉数已减，不若从前之浮弦，右部重诊仍似有力，遂即原方略为加减，俾再服之。

九、其他疗法

1.《黄帝内经太素》隋唐·杨上善

（1）暴拘挛痫痉，足不任身者，取天柱。

（2）足少阴之筋……其病足下转筋，及所过而结者皆痛及转筋，病在此者主痫瘛及痉，在外者不能俯，在内者不能仰，故阳病者腰反折不能俯，阴病者不能仰……治在燔针劫刺，以知为数，以痛为输，在内者熨引饮药，（痛在皮肤筋骨外者，可疗以燔针；病在腹胸内者，宜用熨法及道引并饮汤液药等也。）

2.《针灸甲乙经》晋·皇甫谧

胸胁楮满，瘈疭引脐腹痛，短气烦满，巨阙主之。

3.《太平圣惠方》北宋·王怀隐等

（1）肾俞二穴，在第十四椎下两傍各一寸半，与脐对，是穴。理虚劳，耳聋，肾虚，及水脏胀，挛急腰痛，小便浊，阴中疼，血精出，五劳七伤，冷呕，脚膝拘急，好独卧，身肿如水。针入三分，留七呼，灸三壮。

（2）身柱一穴，在第三椎节下间，是穴。督脉气所发，灸五壮。主癫疾，瘈疭，怒欲煞人，身狂走，谵言见鬼。针入五分。

（3）命门一穴，一名属累，在第十四椎节下，俯而取之，是穴。督脉气所发，主头痛如破，身热如火，汗不出，瘈疭，里急，腰腹相引痛。针入五分。

（4）少泽二穴者，金也，一名少吉，在手小指端，去爪甲下一分陷者中，是穴。手太阳脉之所出为井也，主疟，寒热行不出，头痛咳嗽，瘛疭，口干项痛。不可顾也。针入一分，留三呼，灸一壮。

（5）阳谷二穴者，火也，在手外侧腕中，兑骨之下陷者中，是穴，手太阳脉之所行为经也。主癫疾狂走，热病汗不出，胁痛颈肿，寒热，耳聋耳鸣，牙齿龋痛，臂腕外侧痛不举，吐舌戾颈妄言，不得左右顾俯，瘛疭头眩，眼痛。针入二分，留寸呼，灸三壮。

4.《圣济总录》宋·赵佶

（1）肺俞不可伤，伤即令人身心颤掉，宜针后心囟门穴救之。

（2）腰胁相引痛急，髀筋瘛，胫痛不可屈伸，痹不仁，环跳主之。

（3）大迎二穴，在曲颔前一寸二分骨陷中动脉，又以口下当两肩，足阳明脉气所发。治寒热颈痛瘰疬，口㖞，齿龋痛，数欠气，风痉口噤，牙疼颊颔肿，恶寒，舌强不能言，针入三分，留七呼，可灸三壮，兼治风壅面浮肿，目不得闭，唇吻瞤动不止，当针之顿愈。

（4）颅息二穴，在耳后间青络脉，足少阳脉气所发，治身热头重，胁痛不得转侧，风痉耳聋，小儿发痫瘛疭，呕吐涎沫，惊恐失精，瞻视不明，不宜针，可灸七壮。

（5）天冲二穴，在耳上如前三分，治头痛，癫疾风痉，牙龈肿，善惊恐，可灸七壮，针入三分。

（6）哑门一穴，一作喑门，一名舌横，一名舌厌，在项中央，入发际五分宛宛中，督脉阳维之会。入系舌本，仰头取之，禁不可灸，灸之令人哑，治颈项强，舌缓不能言，诸阳热气盛，鼻衄血不止，头痛风汗不出，寒热风痉，脊强反折，瘛疭癫疾头重，针入二分。

（7）寒热酸痛，四肢不举，腋下肿瘘，马刀喉痹，髀膝胫骨摇，酸痹不仁，阳辅主之。

5.《针灸神书》宋·琼瑶真人

承山在鱼腹，腨肠在肉间，善治腰背痛，痔病大便难，脚气膝下肿，股重颤酸疼，霍乱转筋急，穴中刺便安，起身立不得，饮食更难飧。

6.《针经指南》金·窦杰

后溪二穴，主治二十四证……手足颤掉　肝三焦。

7.《扁鹊神应针灸玉龙经》元·王国瑞

（1）督脉起下极之俞，主肩背夹脊之病。阳跷在足外踝下白肉际，足太阳膀胱穴。阳维在膀胱下命门穴，与督脉皆属阳，为补泻兼治胫酸、身颤、癫痫之疾。督脉为阳脉之海。

（2）环跳在髀枢，侧身下足舒，上足曲求得，针得主挛拘，冷风并湿痹，身体或偏枯，呆痴针与灸，用此没疏虞。

（3）阳陵居膝下，一寸外廉中。膝腿难伸屈，拘挛似老翁，欲行行不得，冷痹及偏风，诚记微微刺，方知最有功。

（4）曲池　为合土。在肘外辅骨，屈伸、曲手横纹头，以手拱胸取之。治中风半身不遂，遍身风痛，疮疥，两手拘挛红肿，伤寒发热，过经不除。

（5）外关　通阳维，少阳络。在腕后二寸，前踝骨尖后，两筋中，覆手取。治伤寒，自汗盗汗，发热恶风，百节酸疼，胸满，拘急，中风半身不遂，腰脚拘挛，手足顽麻冷痛，偏正头风，眼中冷痛冷泪，鼻衄，耳聋，眼风。

（6）商丘　为经金。在内踝下微前陷中。治身体拘急，腿脚内廉疼，腹胀肠鸣，身寒气逆，绝子。

（7）申脉，通阳跷。在外踝下容爪甲，白肉际。治一身，四肢拘挛痛肿，麻痹疼痛，历节风，头风，眉棱疼痛，目赤，鼻衄，耳聋。女人吹乳。

（8）承山　在兑端腨肠腿肚下，分肉间，离足跟上八寸。治腰脊腿足拘挛，寒湿脚膝肿痛，大便难，痔疮、肠风，脏毒，便痛，霍乱，转筋。

8.《西方子明堂灸经》元·西方子

（1）曲泽二穴，在肘内廉下陷者中，屈肘得之。灸三壮。主心痛。主逆气呕涎或血。主掣痛，手不可伸。主心下澹澹善惊。主伤寒温病身热，心口干，肘瘛善摇、头颜清。

（2）蠡沟二穴　足内踝上五寸。灸三壮。主卒疝，少腹肿，时少腹暴痛，小便不利如癃闭，数噫，恐悸，少气不足，腹中痛，悒悒不乐，咽中闷，如有息肉状，背拘急不可俯仰，女子赤白淫下，时多时少，腹暴痛刺。

9.《类经》明·张介宾

故刺痹者，必先切循其下之六经，视其虚实，及大络之血结而不通，及虚而脉陷空者而调之，熨而通之，其瘛坚转，引而行之。（下之六经，足六经也。大络之血结者，宜泻之；虚而脉陷空者，宜补之；寒凝而气不周者，宜熨而通之；其瘛坚转者，瘛急转筋之谓，当针引其气而行之也。瘛音炽。）黄帝曰：善，余已得其意矣，亦得其事也。九者，经巽之理，十二经脉阴阳之病也。（意者，病之情也。事者，治之法也。九者，针也。巽者，具也。言其意其法，在乎九针，而经具其理，凡十二经脉阴阳之病，无不尽于是也。）

10.《类经图翼》明·张介宾

（1）《捷法》云：疗手足挛急，屈伸艰难，手足俱颤，不能行步握物，颈项强痛，不能回顾，颏颊红肿，咽喉闭塞，水饮不下，心肺二经热病，双蛾喉痛，肺与三焦热病，单蛾咽肿，上下牙两颊疼痛，牙关紧急不开，颈项红肿，耳聋气痞疼痛，耳内或鸣或痒或痛，雷头风，眩晕，呕吐痰涎，肾虚头痛，头重不举，肝厥头晕，及头目昏沉，偏正头风疼痛，两额颅眉角疼痛，太阳痛，头项拘急，痛引肩背，醉后头风，呕吐不止，恶闻人言，眼赤痛，冲风泪下不已，破伤风因他事触发，浑身发热，癫狂。以上凡三十余证，先以后溪主治，后随证加各穴分治之。

（2）《捷法》云：治足跗肿痛不消，手足麻痹不知痛痒，手足颤掉不能握物行动，手足指拘挛疼痛，足心足踝足跗膝腑发热或为红肿，两手发热，臂膊痛连肩背，腰脊腿胯疼痛，白虎历节走注游风疼痛，浮风浑身瘙痒，头项红肿强痛，肾虚挫闪，腰痛举动艰难，诸虚百损，湿滞四肢行动无力，胁下肝积气块刺痛。以上诸证，先以临泣为主，后随证分穴治之。

（3）脊因闪挫腰难转，举动多艰行履颤。游风偏体生虚浮，复溜一刺人忻羡。

（4）曲泽　在肘内廉横文陷中，筋内侧动脉，屈肘得之。手厥阴所入为合。刺三分，留七呼，灸三壮。治心痛善惊，身热烦渴，臂肘摇动掣痛不可伸，伤寒呕吐气逆。

11. 《赤水玄珠》明·孙一奎

肝痫面青，反视，手足摇动。灸丘墟三壮。

12. 《针方六集》明·吴昆

（1）长强一穴，治九般痔瘘，脏毒，大便洞泄，小便不通，五淋，䘌食下部，头重颤摇，腰偻脊痛，狂病，小儿囟陷，惊痫瘛疭，呕血，惊恐失神，瞻视不正。两肘拘挛筋骨疼，举动艰难实可憎，若苦屈伸针泻动，曲池尺泽可兼行。

（2）曲池，穴在手曲肘骨内横纹尖，以手横胸取之。针入一寸半，灸三七壮。两手拘挛，筋紧不开，先泻后补；筋脉拘挛，先补；手握不伸，单补。

13.《针灸大全》明·徐凤

（1）黄帝岐伯针灸诀，依他经里分明说。三阴三阳十二经，更有两经分八脉。灵光典注极幽深，偏正头疼泻列缺。……心痛手颤针少海，少泽应除心下寒。

（2）心虚胆寒，四体颤掉。胆俞二穴　通里二穴　临泣二穴。临泣二穴，通带脉、胆之经，在足小指次指间，去侠溪一寸五分。令患者垂足取之。主治二十四证。

（3）足颤掉，不能移步。太冲二穴　昆仑二穴　阳陵泉二穴。

（4）两手颤掉，不能握物。曲泽二穴　腕骨二穴　合谷二穴　中渚二穴。

（5）足指拘挛，筋紧不开。丘墟二穴　公孙二穴　阳陵泉二穴。

（6）手足俱颤，不能行步握物。阳谿二穴　曲池二穴　腕骨二穴　阳陵泉二穴　绝骨二穴　公孙二穴　太冲二穴。

（7）手腕动摇　曲泽。

14.《普济方·针灸门》明·朱橚、滕硕、刘醇等

（1）后溪二穴。主治二十四证，手足挛急（肝），手足颤掉（肝、三焦）……上件病证，后溪悉主之。先取后溪，后取申脉（秋冬五分，春夏三分，灸五七壮）。

（2）五处二穴　在上星两旁寸半。针三分，留七呼，灸三壮。明堂经云，灸五壮。《铜人经》云：足太阳脉气所发，

治目不明，头风目眩瘈疭，目戴上不识人。西方子云：在头上去上星傍一寸，主脊强反折，癫疾，头痛。又云：在头督脉傍，去上星二寸半，主风痹闷。

（3）络却二穴 一名强阳，又名脑盖，在通天后寸半，灸三壮。《素问注》云：刺三分，留五呼。西方子云：主癫疾作，呕吐，狂走，瘈疭，恍惚不乐，腹胀满不得息，暂起僵仆。《铜人经》云：足太阳脉气所发，治青风内障，目无所见，头旋耳鸣。

（4）瘈脉二穴 一名资脉，在耳本后鸡足青络脉，刺出血，如豆汁，不宜出血多。灸三壮，针一分。《明堂经》云：在耳内鸡足青脉。《铜人经》云：治头风耳鸣，小儿惊痫，瘈疭，呕吐，泄痢无时，惊恐眵瞢目睛不明，耳后痛。西方子云：不可灸。

（5）曲泽二穴 水也，在肘内廉陷中，屈肘取之。灸三壮，针三分，留七呼。素问注云：内廉下。《铜人经》云：厥阴心主脉之所入也，为合。治心痛善惊，身热，烦渴口干，逆气呕血，风胗，臂肘手腕善动摇。又云：主心下澹澹，时瘈疭喜摇头，颜清汗出不过肩，伤寒病温温身热。西方子云：主呕涎或血，掣痛手不可伸。

（6）治瘈疭，里急腰腹相引痛，穴命门。治瘈疭气实胁满，穴大椎。治瘈疭不仁，穴屋翳。治瘈疭，穴阳谷。治肘瘈疭，穴曲泽。治瘈疭，穴少泽。治瘈疭，脚酸，穴承筋。治瘈疭癫疾，穴少泽、曲池。治癫疾瘈疭，怒欲杀人，身热狂走，谵言见鬼，穴身柱。治痫瘈，穴商丘。治痫发瘈疭，狂走，穴攒竹、小海、后顶、强间。治痫瘈，口闭不开，穴昆仑、天井。治惊疭，穴阳溪、天井。治瘈疭而惊，穴解溪。治瘈疭沫出，寒热，痉引骨痛，穴上关。治瘈疭，引脐腹短气，穴巨阙、照海。治骨酸，眩狂，瘛疭，口噤喉鸣沫出，暗不能言，穴脑户、听会、听宫、风府、翳风。治脊强反折瘛疭，癫疾头痛，穴五处、身柱、委中、委阳、昆仑。治狂走瘛疭，恍惚不乐，穴络却、听会、身柱。治寒热风痉，脊强反折，瘛疭，癫疾头重，穴哑门。治头风，目眩瘛疭，目戴上不识人，穴五处。治瘛疭口，穴巨髎。治瘛疭口沫出，目眩，牙车不开，口噤，穴上关。治臂痛瘛疭，咳嗽，颈项急不可顾，穴少泽。治瘛疭，穴跗阳、天井。治惊风瘛疭五指掣，穴腕骨。治癫病瘛疭，身热目眩项急，卧不安，穴大椎。治癫痫瘛疭，穴阳跷，昼发者灸二七壮，阴跷夜发者，灸二七壮。

（7）治风痉，穴颅囟。治风痉口噤牙疼，颊肿恶寒，舌强不能言，穴大迎。治寒热风痉，脊强反折，瘛疭，穴哑门。治癫疾风痉，牙龈肿，善惊，穴天冲。治热痉引骨痛，穴脾俞、膀胱俞。治瘛疭沫出，寒热，痉引骨痛，穴上关。治寒热痉反折，穴肾俞、中膂俞、长强。治筋寒热痉，筋急手相引，穴肝俞。治痉上气失音不能言，穴鱼际。治反折，穴腰俞。治角弓反张，穴百会。治脊强反折，穴上髎、腰俞。

（8）治腰膝拘挛，穴阴交。

（9）治髀枢痛，膝胫骨摇，酸痹不仁，筋缩，诸节酸折，穴绝骨。

（10）治中风肘挛，实则心暴痛，虚则心烦惕惕，头风耳后痛烦心，足不收失履，口眼㖞僻，头项痹痛，牙车急，穴内关、完骨。

（11）治偏风半身不遂，热风瘾疹，手臂挛急，捉物不得，挽弓不开，臂细无力，筋骨酸痛。又治手不得向头，穴肩髃（若灸偏风，可七七壮，不宜多）。

（12）治犬痫，手屈拳挛。穴两手心、足太阳、肋户各一壮。

15.《针灸聚英》清·高武

（1）少海（一名曲节）肘内廉节后，大骨外，去肘端五分，屈肘向头得之。心脉所入为合，水。《铜人》针三分，灸三壮。甄权云：不宜灸，针五分。《甲乙》针二分，留三呼，泻五吸，不宜灸。素注：灸五壮。《资生》云：数说不同，要之非大急不灸。主寒热，齿龋痛，目眩发狂，呕吐涎沫，项不得回顾，肘挛，腋胁下痛，四肢不得举，脑风头痛，气逆噫哕，瘰疬，心疼，手颤，健忘。

（2）窍阴　足小指次指之端，去爪甲角如韭叶。足少阳胆脉所出为井，金。素注：针一分，留一呼。《甲乙》留三呼，灸三壮。《铜人》灸三壮，针二分。主胁痛，咳逆不得息，手足烦热，汗不出，转筋，痈疽，头痛心烦，喉痹，舌强口干，肘不可举，卒聋不闻人语，魇梦，目痛小眦痛。少阳根于窍阴，结于窗笼，窗笼者，耳中也。又曰：少阳为枢，枢折即骨繇而不安于地。故骨繇者，取之少阳，视有余不足，骨繇者，节缓而不取也。所谓繇者，摇故也，当穷其本也，今按病筋痿而颤掉者，当取窍阴、窗笼，但窗笼未有所考，恐是太阳小肠听宫是。盖手足太阳、少阳三脉之会，否则听会未可知，俟当别考。

（3）大椎　一椎上，陷者宛宛中。手足三阳，督脉之会。《铜人》针五分，留三呼，泻五吸，灸以年为壮。主肺胀胁满，呕吐上气，五劳七伤，乏力，温疟痎疟，气注背膊拘急，颈项强不得回顾，风劳食气，骨热，前板齿燥。仲景曰：太阳与少阳并病，颈项强痛，或眩冒，时如结胸，心下痞硬者，当刺大椎第一间。

16. 《松峰说疫》清·刘奎

此症因气逆而血不行，并恶血上攻于心也。多由怒气相冲，或忧郁气结不散，或恼怒复伤生冷，或房劳后受寒湿，以致精神恍惚，心慌气喘，噎塞上壅，呕哕恶心，头目昏眩，胸膈痞满，心腹刺痛，胁肋腰背痛，头痛脑痛，口苦舌干，面青唇黑，四肢沉困，百节酸痛，或憎寒壮热，遍身麻痹，手足厥冷，颤掉，默默不语，不思饮食等症，皆恶血攻心所致。古无治法，惟刺两手曲池上青筋，出瘀血可愈。或屡患屡刺，莫之能除。

17. 《刺灸心法要诀》清·吴谦

（1）手足拘挛战掉眩，中风不语并癫痫，头疼眼肿涟涟泪，背腰腿膝痛绵绵，项强伤寒病不解，牙齿腮肿喉病难，手足麻木破伤风，盗汗后溪穴先砭。

（2）腰背脊强足踝风，恶风自汗或头疼，手足麻挛臂间冷，雷头赤目眉棱痛，吹乳耳聋鼻衄血，癫痫肢节苦烦疼，遍身肿满汗淋漓，申脉先针有奇功。

（3）阴市主刺痿不仁，腰膝寒如注水侵，兼刺两足拘挛痹，寒疝少腹痛难禁。曲泽主治心痛惊，身热烦渴肘掣疼，兼治伤寒呕吐逆，针灸同施立刻宁。

18. 《针灸易学》清·李守先

（1）筋拘挛：尺泽针。

（2）手臂拘挛：肩髃。

（3）手背拘挛不仁：尺泽。

（4）阴维脉……治病：手足拘挛战掉，中风不语痫癫，头疼眼肿泪涟涟，腿膝背腰痛遍。项强伤寒不解，牙齿腮肿喉咽，手足麻木破伤牵，盗汗后谿先砭。

19.《针灸逢源》清·李学川

（1）痉者，强也。《千金》云：太阳，中风，重感寒湿则变痉。盖太阳中风，身必多汗，或衣被不更，寒湿内袭，或重感天时之寒，地气之湿，因而变痉。风挟寒则血涩无汗，为刚痉。风挟湿，则液出有汗，为柔痉。亦有血虚筋脉无所荣养而成痉者。筋急而缩为瘛，筋弛而缓为纵，伸缩不已为瘛疭，俗谓之搐搦是也。（有补遗）　百会　风池　曲池　合谷　复溜　昆仑　太冲

（2）头项拘急，引肩背痛。百会　承浆　肩井　中渚

20.《内经评文》清·周学海

足少阴之筋，起于小趾之下，并足太阴之筋，邪走内踝之下，结于踵，与太阳之筋合而上结于内辅之下。并太阴之筋，而上循阴股，结于阴器，循脊内挟膂，上至项，结于枕骨，与足太阳之筋合，其病足下转筋，及所过而结者，皆痛及转筋。病在此者，主痫瘛及痉。在外者，不能俯，在内者，不能仰。故阳病者，腰反折不能俯，阴病者不能仰。治在燔针劫刺，以知为数，以痛为输。在内者熨引饮药，此筋折纽，纽发数甚者，死不治，名曰仲秋痹也。

21.《金针秘传》清·方慎安

（1）灵道：二穴金也，去掌后一寸五分或一寸。手少阴脉之所行也，为经。治心痛悲恐，相引瘛疭，肘挛，暴喑不能言。可灸三壮，针入三分。

（2）少泽：二穴金也，一名小吉，在手小指之端，去爪甲下一分陷中。手太阳脉之所出也，为井。治疟，寒热，汗不出，喉痹，舌强，口干，心烦，臂痛，瘛疭，咳嗽，颈项急不可顾，目生肤翳覆瞳子。可灸一壮，针一分。

（3）腕骨：二穴在手外侧，腕前起骨下陷中。手太阳脉之所过也，为原。治热病汗不出，胁下痛，不得息，颈颔肿，寒热，耳鸣，目冷泪生翳，狂惕，偏枯，臂肘不得屈伸，痎疟，头痛，烦闷，惊风瘛疭，五指掣。可灸三壮，针入二分，留三呼。

（4）阳谷：二穴火也，在手外侧腕中，兑骨之下陷中。手太阳脉之所行也，为经。治癫疾狂走，热病汗不出，胁痛，颈颔肿，寒热，耳聋耳鸣，齿龋痛，臂腕外侧痛不举，妄言左右顾，瘛疭，目眩。可灸三壮，针入二分，留二呼。

（5）付阳：二穴在足外踝上三寸，太阳前，少阳后筋骨间。阳跷之郄，治痿厥风痹，头重颠痛，髀枢股骱痛，瘛疭，风痹不仁，时有寒栗，四肢不举。可灸三壮，针入五分，留七呼。

（6）身柱：一穴，在第三椎节下间，督脉气所发。治癫疾，瘛疭，怒欲杀人，身热狂走，谵言见鬼。针入五分，灸七七壮。

（7）命门：一穴，一名属累。在第十四椎节下间，伏而取之，督脉气所发。治头痛不可忍，身热如火，汗不出，瘛疭里急，腰腹相引痛。针入五分，可灸三壮。

（8）大抒：二穴在项后第一椎下，两傍相去各一寸五分陷中。《甲乙经》云足太阳、少阳之会。疗疟，颈项强不可俯仰，头痛，振寒，瘛疭，气实胁满，伤寒汗不出，脊强喉痹，烦满风劳，劳气咳嗽，胸中郁郁，身热目眩。针入五分，可灸七壮。

（9）经渠：二穴金也，在寸口陷中。手太阴脉之所行也，为经。治疟寒热，胸背拘急，胸满膨膨，喉痹，掌中热，咳嗽上气，数欠，热病汗不出。暴痹喘逆，心痛，呕吐。针入二分，留三呼。禁不可灸，灸即伤人神。

（10）臂臑：二穴在肘上七寸䐃肉端，手阳明络。治寒热，颈项拘急，瘰疬，肩背痛不得举。可灸三壮，针入三分。

（11）昆仑：二穴，火也。在足外踝后，跟骨上陷中。足太阳脉之所行也，为经。治腰尻痛，足端肿不得履地，鼽衄，脚如结，踝如裂，头痛，肩背拘急，咳喘，暴满，阴肿痛，小儿发痫瘛疭。炷如小麦大，可灸三壮，针入三分。

（12）承筋：二穴，一名䐃肠，一名直肠。在䐃肠中央陷中。治寒痹转筋，肢肿，大便难，脚腨酸重引少腹痛，鼻鼽衄，腰背拘急，霍乱。可灸三壮，禁针。

（13）曲垣：二穴在肩中央曲胛陷中，按之应手痛。治肩痛，周痹，气注，肩膊拘急疼闷。可灸三壮，针入五分。

（14）大顀：一穴，一本作椎。今从页作顀，余皆仿此。在第一椎上陷中，手足三阳、督脉之会。疗五劳七伤，温疟痎疟，气疰，背膊拘急，颈项强不得回顾，风劳，食气。针入五分，留三呼，泻五吸。若灸以年为壮。《甲乙经》云：大椎下至尾骶骨，二十一椎，长三尺，折量取腧穴。凡度周身孔穴，远近分寸，以男左女右，取中指内纹为一寸，《素问》云同身寸是也。又多用绳度量孔穴，绳多出缩，取穴不准。今以薄竹片点量分寸，疗病准的。

（15）三焦腧：二穴在第十三椎下，两傍相去各一寸五分。治肠鸣腹胀，水谷不化，腹中痛，欲泄注，目眩头痛，吐逆，饮食不下，肩背拘急，腰脊强不得俯仰。针入五分，留七呼，可灸三壮。

（16）肾腧：二穴在第十四椎下，两傍相去各一寸五分，与脐平。治虚劳羸瘦，耳聋，肾虚水藏久冷，心腹膜胀，两胁满引少腹急痛……脚膝拘急，足寒如冰，头重身热，振栗，腰中四肢淫泺，洞泄食不化，身肿如水。针入三分，留七呼，可灸以年为壮，慎如前法。

（17）附分：二穴在第二椎下，附项内廉，两傍相去各三寸，手足太阳之会，正坐取之。治肩背拘急，风冷客于膝理，颈项强痛不得回顾，风劳，臂肘不仁。可灸五壮，针入三分。

（18）阴交：一穴，一名横户。《素问》云：在脐下一寸。任脉气所发。治脐下疠痛，寒疝引少腹痛，腰膝拘挛，腹满，女子月事不绝，带下，产后恶露不止，绕脐冷痛。针入八分，得气即泻，可灸一百壮止。

22.《脉经钞》清·孙鼎宜

肝病其色青，手足拘急，胁下苦满，或时眩冒，其脉弦长，此为可治，宜服防风竹沥汤、秦艽散。春当刺大敦，夏刺行间，冬刺曲泉，皆补之。季夏刺太冲，秋刺中郄，皆写之。又当灸期门百壮，背第九椎、五椎五十壮。

23.《针灸聚英》明·高武

（1）手足中风不举，痛麻发热拘挛，头风痛肿顶腮连，眼肿赤痛头旋，齿痛耳聋咽肿，浮风瘙痒筋牵，腿疼胁胀肋肢偏，临泣针时有验。

（2）手足急挛战掉，中风不语痫癫，头疼眼肿泪涟涟，腿膝背腰痛遍，项强伤寒不解，牙齿腮肿喉咽，手麻足麻破伤牵，盗汗后溪先砭。

24.《凌门传授铜人指穴》清·作者不详

腰背项疼腿肿，思风自汗头疼，头眩赤目痛眉棱，手足麻挛臂冷，吹乳耳聋鼻衄，痫癫肢节烦憎，遍身肿满汗头淋，申脉先针有验。

25.《针灸甲乙经》晋·皇甫谧

痉反折互引，腹胀腋挛，背中怏怏，引胁痛，内引心，中膂内，肺俞主之。

26.《针灸大成》明·杨继洲

（1）中风手弱不仁，拘挛不伸：手三里（针灸）。

（2）中风痰咳，肘挛，寒热惊痫：列缺（针灸）。

27.《灵枢识》日本·丹波元简

（1）暴挛痫眩足不任身。《甲乙》"足"下有"痛欲折"三字。马云：暴挛者，拘挛也。暴痫者，癫痫也。暴眩者，眩晕也。合三证而足不任身，当取天柱。

28.《针灸学纲要》日本·摄都管周

（1）商阳　手大指次指内侧，去爪甲角，如韭叶。主治手脚拘挛。

（2）阳陵泉　膝下一寸，外廉陷中，蹲坐取之。主治足膝冷，痹不仁，脚气筋挛。难经曰：筋会阳陵泉。故凡膝胕足筋缩拘挛等，皆治此。

十、预防调护

1.《养生导引法》明·胡文焕

（1）导引气功　养生导引法　十法：立身，上下正直，一手上拓，仰手如似推物势，一手向下如捺物，极势，上下来去换易四七。去膊内风，两膊井内冷血，两腋筋脉挛急。〔解说〕采用站式，使身体上下正直，一手向上举，仰掌象推东西一样，一手向下象按捺东西，两手尽量用力，上下反复交替进行二十八次。这种功法可祛除肩膀内的风邪，两肩井内血脉受寒，两腋筋脉拘急痉挛。

十一、预后转归

1.《望诊遵经》清·汪宏

瘈疭不定者，筋脉相引而难瘥，振摇不定者，血气俱亏而可疗。

2.《奉时旨要》清·江涵暾

瘈者，筋脉拘急也；疭者，筋脉弛纵也。俗谓之搐。暴病得之为风痰，及肝火袭于经脉；久病得之，亦属痰火乘虚肆虐。治新病脉满实者，搜涤风痰为主。治久病，必补中寓搜。总之，脉虚缓者可治，脉弦急者难愈。

3.《伤寒论翼》清·柯琴

夫痉之始也，本非正病，必夹杂于他病之中。人之病此者，世医悉指为风，所以不明其理。善医者，必于他症中审察而预防之。如头项强痛，即痉之一端，是太阳之血虚，故筋急也。今人但知风寒，不惜津液，所以发汗太多，因致痉者多矣。夫痉之征，本有由来，一经妄治，即奇形毕现。项背强，是痉之征兆，故用葛根；身体强，是痉状已著，故用栝蒌根；卧不着席，脚挛急，口噤齿龄，是痉之极甚，故用大黄、芒硝。无非取多津多液之品，以滋养阴血，不得与当汗不汗者同例也。观伤寒脉浮，自汗心烦恶寒，而见脚挛急，是痉势已成，便当滋阴存液，不得仍作伤寒主治。故与桂枝汤则厥，与芍药甘草汤，其脚即伸，此明验矣。第以表症未除，不得用承气，若谵语者，少与调胃承气，是又与不着席者与大承气汤，同一机彀也。凡痉之为病，因外邪伤筋者少，因血虚筋急者多。